KB269620

신진대사
비만 OUT

신진대사
비만 OUT

Ultrametabolism

신진대사
비만 OUT

마크 하이만 · 캐스 스위프트 지음 / 진용희 · 윤혜영 옮김

한진

최신 과학과 임상학적 지식을 두루 섭렵한 하이만 박사는 체중감량과 건강을 위한 개인맞춤형 청사진을 명확하게 제시하였다. 이 책은 매우 단순하면서도 무엇을 어떻게 해야 할지 구체적으로 알려준다. 지금까지 이 분야에서 나온 책 중 단연코 최고라고 말하고 싶다!

_제임스 S. 고든James S. Gordon, 심신의학센터 설립자

나이가 들수록 건강의 핵심은 건강한 생활습관에 달려 있음을 깨닫게 된다. 이 책은 건강한 삶을 위해 필요한 식습관과 생활습관에 대해서 유용한 정보를 제공한다. 이를 생활화한다면 심장혈관 질환을 비롯한 그 밖의 만성적인 질병에 걸릴 위험을 획기적으로 낮출 수 있을 것이다.

_피터 리비Peter Libby, 하버드 의과대학 의학 박사

이 책의 저자인 하이만 박사는 서양의학, 대체의학 등 다양한 분야를 넘나들며 20년 넘게 건강 문제를 연구해왔다. 그는 몸에 강력한 신진대사 체계를 갖춤으로써 체중을 감량하는 획기적인 처방을 오랜 경험과 연구로부터 뽑아내 이 책을 완성하였다. 나는 이 책이 수많은 사람들에게 체중감량뿐만 아니라 궁극적으로 건강하고 행복한 삶을 선사할 것이라고 확신한다.

_데이비드 루드비히David Ludwig, 보스턴 아동병원 비만 프로그램 책임자

영양학과 면역의학계의 선각자이자 독자와 교감하는 글쓰기에도 능숙한 하이만 박사는 이 책에서 실질적인 프로그램을 제시한다. 이 책은 교육적인 가치가 높을 뿐 아니라 독자에게 영감과 동기도 불어넣는다. 이 책이 제시하는 '초강력 신진대사 처방'을 따라한다면 독자들은 스스로 이상적인 신진대사 체계를 만들고 몸의 기능을 건강하게 개선할 수 있다. 이 책은 건강한 삶을 위한 '훌륭한 촉매제'가 될 것이다!

_제프리S. 블랜드Jeffrey S. Bland, 기능의학(Functional Medicine)협회 회장

지난 5년간은 내 인생에서 최고로 건강한 상태였다고 말할 수 있다. 하이만 박사의 프로그램을 따라하면서, 나의 몸의 상태를 깊이 이해할 수 있었고 이를 바탕으로 내가 원하는 체중감량을 실행할 수 있었다. 그 과정에서 나는 콜레스테롤 수치가 240에서 160으로 낮아지는 놀라운 경험을 하게 됐다. 결과적으로 나는 20kg의 체중을 줄이고 4년째 매우 건강한 몸 상태를 유지하고 있다!

_이 책의 독자, 조셉 번스타인Joseph Bernstein

우리는 지금 영구적인 체중감량의 비밀이 밝혀진 의학혁명의 한가운데에 있다. 이러한 놀라운 발전은 전 세계에 퍼져 있는 비만문제를 해결하는 데 도움을 줄 것이다. 하지만 이것에 대한 정보를 알거나 이를 근거로 행동하는 사람이 아무도 없다는 사실에 나는 화가 난다. 게다가 의학 전문가들이나 정부, 식품업계가 고의든 무지든 간에 이러한 정보를 무시하고 있다는 것에 실망을 금할 수 없다.

일반인들에게는 아직까지 생소한 이 같은 최첨단 정보를 나는 거의 10년 동안 활용해왔다. 그리고 이를 통해 세계 최고의 요양원인 캐니언 랜치Canyon Ranch에서 수천 명의 체중감량을 도왔고 결과는 긍정적이었다. 나는 그곳에서 우리 몸이 어떻게 작용하는지 알아보는 혁신적인 실험을 수행하면서 체중감량과 건강을 위한 해답을 찾고자 수년 동안 이 실험 자료들을 분석했다. 또한 영구적인 체중감량에 효과적인 것이 무엇인지 알아내기 위해 환자들에게 여러 가지 방법을 시도하기도 했다.

　그리하여 나는 마침내 기존에 알려진 체중감량의 비밀들을 하나로 연결할 수 있었다. 이것은 그동안 한 번도 시도되지 않았던 내용으로 이 책을 통해 처음으로 다른 사람들에게 공유되는 것이다. 영양유전체학(Nutrigenomics)*을 바탕으로 한 이 의학혁명은 신진대사의 활성화, 체중감량과 유지, 그리고 건강한 삶을 여러분에게 약속할 것이다.

　많은 사람들이 체중감량 때문에 끊임없이 고생하는 이유는 그들에게 권장된 방법이 자신에게 맞는 것이 아니기 때문이다. 모든 사람에게 적합한 완벽한 식단이나 건강 보충제, 약물, 운동 프로그램 같은 것은 없다. 단지 유전자와 영양유전체학에 대한 최근의 연구결과만이 그러한 체중감량 비법에 대한 흥미로운 가능성을 제시하고 있을 뿐이다.

　체중감소가 아니라 체중증가를 부추기는 기존의 잘못된 지식들과 오해를 나는 이 책을 통해 말끔히 해소하려 한다. 기존에 당신이 알고 있던 지식은 사실이 아닐 뿐더러 오히려 당신을 살찌게 만들어왔다는 것을 알게 되면 아마 놀랄 것이다.

　나는 이 의학혁명의 핵심정보와 지식을 바탕으로 8주 동안 당신이 5~10kg을 감량하도록 돕는 쉽고 단순한 프로그램을 제공하려 한다. 이것을 수행했던 많은 환자들이 5~10kg 이상의 체중감량을 경험했으며, 이에 못 미치는 환자들도 여럿 있었지만 대부분은 기대했던 만큼의

---

* 옮긴이 주: 우리 인체에 들어온 영양성분(미네랄, 비타민, 지방산)이나 비영양성분, 모든 생리활성물질은 유전자를 조절하는 신호로서 작용하고 있다. 식품을 구입하는 사람들은 주로 맛, 편리성, 가격에 초점을 맞추지만 식품의 중요한 효과는 분자수준(molecular level)에서 발생하며 이것이 인간의 질병 등에 중요한 영향을 주고 있다. 이렇게 음식물로 섭취하는 생체 생활효소가 유전자 발현에 미치는 영향에 관해서 연구하는 학문이 영양유전체학이다.

결실을 보았다.

1부에서는 체중감량과 건강 때문에 고생하는 우리를 혼란시키는 잘못된 오해들에 대해 알아볼 것이다.

한편 2부에서는 신진대사와 지방연소 유전자를 어떻게 작동시키는지와 체중증가를 유발하는 유전자의 작동은 어떻게 중단되는지 알려주려 한다. 그리고 이를 통해 저절로 체중이 줄어드는 프로그램 또한 제시할 것이다.

마지막으로 3부에서는 개인의 유전적 특성에 따라 체중감량을 돕는 쉽고 구체적인 8주간의 프로그램을 제시한다. 우리 몸은 모든 사람이 다 다르고 지방연소 유전자를 활성화하기 위한 영양소의 필요량도 각기 다르다. 따라서 각자의 특성에 맞게 프로그램을 짤 수 있는 방법을 정확히 제시해야 한다. 이 프로그램은 식단과 요리법, 쇼핑 리스트로 구성되어 있다. 그리고 건강한 신진대사를 평생 유지할 수 있도록 하는 건강 보충제와 운동, 생활습관 처방도 소개할 것이다.

이 의학혁명은 왜 우리가 전에 없이 비만과 만성적인 건강문제를 겪는지 설명해준다. 따라서 당신이 섭취하는 칼로리나 지방을 일일이 계산하지 않고도 성공적으로 체중을 감량하고 체력을 유지하며 결국에는 건강해질 수 있는 길을 이 책이 안내할 것이다. 이 책의 가장 중요한 메시지는 '유전자와 조화를 이루는 식습관'을 가져야 한다는 것이다.

차례

1부: 음식에 대한 7가지 오해

CHAPTER 1.

CHAPTER 2.

CHAPTER 3.

CHAPTER 4.

CHAPTER 5.
스모 선수에 대한 오해:

CHAPTER 6.
프랑스인에 대한 오해:

살이 찌는 것은 우리의 운명이다

우리는 살이 찐다. 그리고 우리 몸은 어떤 대가를 치르더라도 그 살들을 보호하도록 설계됐다. 왜냐하면 우리의 생존이 체중에 달려 있기 때문이다. 건강한 몸을 만들고 그것을 유지하고 싶다면 체중에 얽힌 이 같은 과학적 사실을 먼저 받아들여라. 대부분의 사람들, 심지어 의사들조차도 과식과 폭식이 비만 유행의 원인이라고 믿는다. 하지만 과학적으로 설명하면 그것은 사실이 아니다. 다시 말하지만 '살이 찌는 것은 우리의 잘못이 아니다.'

유전자는 우리의 생존방식을 통제한다. 즉 유전자가 비만문제의 근원인 것이다. 우리의 몸은 기회가 있을 때마다 더 많이 먹고, 지방의 저장을 돕는 수십 개의 물질들을 생산하도록 설계돼 있다. 게다가 식품업계와 정부는 우리의 식욕을 부추긴다. 따라서 음식에 대한 우리의 본능이 변하길 기대하는 것은 매우 어려운 일이다.

우리는 식량 부족을 경험하면서 수천 세대를 거쳐 진화해왔다. 즉 기회가 있을 때마다 먹게 하는 유전자와 지방으로 저장하려는 물질들은 그러한 진화를 거쳐 형성된 것이다. 결국 야생에서 식량을 구해야 했던 오랜 시간이 지금 우리의 유전자를 형성했고 그 결과 우리 몸은 지방을 축적하도록 설계된 것이라 할 수 있다.

다시 말하지만 우리 몸의 체중조절 시스템은 식량이 부족한 환경에서 진화되었기 때문에 체중을 줄이는 것이 아니라 늘리도록 설계되었다. 따라서 이러한 사실을 무시한다면 우리의 건강이나 외모 모두에 도움이 되지 않을뿐더러 위험할 수도 있다.

유전자와 비만은 어떤 관계일까?

나는 체중조절과 식습관에 대한 과학적인 설명을 여러분이 이해하고, 유전자와 싸우지 않고 조화를 이루는 체중감량을 할 수 있도록 이 책을 썼다. 여기서 말하는 체중감량이란 바로 '영양유전체학'이라는 새로운 과학에 근거한 것이다. 이것은 단지 다이어트 법을 찾는 데 그치지 않고, 음식과 영양소가 어떻게 유전자와 상호작용하여 건강과 질병, 그리고 체중감량과 체중증가의 신호를 보내는지 설명하는 과학이다.

모든 사람들에게 적용되는 해결책은 없듯이[1] 체중감량에 있어서도 마찬가지다. 이 책은 '당신만을 위한' 올바른 다이어트 법에 관한 것으로 유전자와 신진대사의 상호작용이라는 독특한 방법을 바탕으로 했다. 특히 2부에서 다룰 '초강력 신진대사(Ultrametabolism, 신진대사 기능을 최상으로 끌어올린 상태를 의미하는 것으로 이 책의 원제이기도 함 ―옮긴이)'

로 가는 7가지 열쇠는 영양유전체학, 개인 맞춤형 의학, 영양치료라는 혁신적인 분야를 처음으로 실용적인 형태로 풀어낸 것이다.[2]

미국에서 매년 체중감량을 위해 사용되는 비용은 500억 달러(약 50조 원)나 된다. 하지만 여전히 체중감량을 보장하는 기적 같은 다이어트 방법이나 약물, 운동법은 존재하지 않는다. 또 알려져 있는 대부분의 다이어트 방법은 실패로 끝난다. 결국 미국인들은 계속해서 비대해지고 매번 좌절하고 만다.

1960년대 이후 미국인의 비만*율은 3배나 증가했으며 성인 인구의 2/3 이상과 청소년의 1/3이 과체중이다. 심장병과 뇌졸중, 암, 치매, 당뇨 증가의 원인이 되는 비만은 미국에서 사망원인 1위인 흡연을 추월하고 있다.[3] 만약 당신이 20살에 과체중이라면 당신의 수명은 평균 체중을 가진 동시대의 다른 사람보다 13년이나 짧을 것이다.[4] 또한 체중감량 시도 중 2~6% 정도만이 성공한다.[5] 그리고 어떤 다이어트를 하든지 마지막에는 처음보다 약 2kg 이상의 체중증가를 경험하게 된다. 단언컨대 다이어트는 효과가 없다!

미국의학협회지(The Journal of American Medical Association)[6]가 최근 유행하고 있는 다이어트인 앳킨스 다이어트(Atkins diet, 일명 황제 다이어트로 알려져 있으며, 탄수화물 섭취를 줄이고 단백질 섭취를 늘리는 다이어트), 오니시 다이어트(Ornish diet, 채식주의를 변형한 것으로 권장 지방 섭취 비율 30%를 10%로 낮추는 다이어트), 웨이트 와처(Weight

---

* 비만은 카우프지수(BMI: Body Mass Index)로 정의된다. BMI는 체중(kg)을 신장(m)의 제곱으로 나눈 수치로, 결과가 25 이상이면 과체중이고 30 이상이면 비만이다.

watchers, 운동량에 따라 칼로리 섭취를 제한하는 미국 다이어트 프로그램 서비스 브랜드를 말함), 존 다이어트(Zone diet, 탄수화물, 단백질, 지방의 섭취 비율을 4:3:3의 비율로 섭취하는 다이어트)를 비교한 것을 살펴보자. 이러한 다이어트를 시도했을 때와 그렇지 않을 때의 체중 차이가 1년에 2~3kg 정도밖에 되지 않는다는 사실에 놀랄 것이다.

이와 함께 수록된 사설에서 에클Eckle 박사는 다음과 같이 결론지었다. "감소된 몸의 부피를 유지한다는 것은 가능하다. 올바른 다이어트 방법이 환자에게 적용된다면 말이다. 궁극적으로는 영양유전체학적 접근이 결정적인 역할을 할 수 있을 것이다."[7] 유전자는 평생 끝나지 않는 다이어트와 실패로부터 우리를 구원해줄 비밀을 쥐고 있다.

얼마나 많은 사람들이 요요현상으로 좌절하고 우울해하는가? 우리는 유전자와 싸워서 억지로 이상적인 체중을 만들고 그것을 유지하려 해서는 안 된다. 오직 유전자와 조화를 이룰 때만 진정한 체중감량에 성공할 수 있다는 것을 기억해야 한다. 그리고 우리는 요요현상이라는 악순환을 부르고, 살이 찌게 하는 기존의 잘못된 생각들을 버려야 한다. 마지막으로 이 책에서 다룰 초강력 신진대사로 가는 7가지 열쇠를 사용하면 지방연소 유전자를 깨어나게 하는 방법을 배울 수 있을 것이다.

신진대사란 무엇인가?

그렇다면 신진대사란 무엇일까? 그리고 그것이 체중과 무슨 관련이 있을까? 대부분의 사람들은 신진대사에 대해 칼로리를 소모하는 속도와 관련 있는 것 정도로 생각한다. 우리는 흔히 과체중이거나 저체중인 사람을 보면 "그 사람은 신진대사가 느려" 혹은 "그 사람은 신진대사가 빨라"라는 식으로 얘기한다.

대체로 이것은 맞는 말이다. 하지만 신진대사란 우리 몸에서 일어나는 화학작용을 총칭하는 것이다. 우리 몸속의 물질들은 마치 잘 짜인 군무처럼 일사분란하게 움직이며 건강과 질병을 결정한다. 따라서 이 책에서 '신진대사'란 모든 물질과 호르몬, 뇌, 소화기관, 지방세포 간의 화학적 전달과정을 의미한다. 그리고 이 화학적 전달과정은 무엇보다도 우리의 칼로리 소모 속도와 체중을 통제한다.

우리의 식습관, 식품의 질, 환경의 변화, 스트레스 정도, 그리고 육체적 활동은 음식을 처리하고 칼로리를 소모하며 체중을 통제하는 신진대사에 영향을 미친다. 따라서 2부에서 다룰 초강력 신진대사로 가는 7가지 열쇠는 우리의 환경과 유전자, 습관에 영향을 받는 신진대사의 다양한 면을 보여줄 것이다.

지난 몇십 년 동안 이루어진 과학적 진보 덕분에 우리는 처음으로 인체가 어떻게 작동하고 다이어트가 어떻게 유전자에 영향을 미치는지 이해할 수 있게 되었다. 그리고 이러한 지식은 건강한 신진대사를 이루는 열쇠가 될 것이다.

내 몸을 위한 안내서

나는 이 책이 여러분들에게 다이어트에 관한 것이 아닌 우리의 몸을 위한 안내서로 받아들여지길 바란다. 이 책에는 식욕과 신진대사의 기본적인 기능을 통제하는 방법이 들어 있다. 식욕과 신진대사(몸이 칼로리를 사용하고 소모하는 법)를 통제하는 것이 무엇인지 이해하는 것은 성공적인 체중감량을 위해 가장 중요하다. 만약 여러분이 이 책을 통해 우리 몸에서 일어나는 신진대사를 이해하여 유전자와 조화를 이룬다면 맞지 않던 청바지를 다시 입게 될 것이다.

나의 이야기

결코 체중이 5kg 이상 빠진 적은 없었지만 오랫동안 나는 끊임없이 음식과 사투를 벌였고, 음식이 내게 어떤 영향을 끼치는지 살펴봤다. 수련의 시절의 스트레스와 고생, 응급실 근무경험, 만성적인 통증을 통해서 말이다.

나는 응급실 교대가 돌아올 때마다 에스프레소 세 잔을 마셨으며, 커다란 초코칩 쿠키를 먹거나 아이스크림 반 통을 먹었다. 그리고 그때마다 내 활력과 기분이 심하게 왔다 갔다 하는 것을 발견할 수 있었다. 나는 음식과 건강, 기분, 활력을 위해 사투를 벌여야 했고, 주기적인 만성피로 때문에 고생했다. 그리고 이러한 경험을 통해 같은 문제로 고생하는 사람들에 대한 동정심을 갖게 됐다.

그리하여 나는 나 자신과 이와 같은 문제를 겪는 다른 이들을 돕기 위해 수천 부의 과학논문을 읽으며, 우리 몸이 실제로 어떻게 작동하는지 이해하려고 했다. 그리고 캐니언 랜치에서 공동 병원장으로 재직했던 시기와 개인적으로 환자들을 치료하고 있는 지금까지 나는 수천 명의 사람들이 수백 kg의 체중을 감량할 수 있도록 도왔다. 약물과 수술을 포함하여 유명하다는 다이어트를 모두 시도하고도 결국에는 실패하고 만 환자들은 최후의 희망을 가지고 나를 찾아왔다. 나는 그들이 왜 실패했는지 알아야 했을 뿐만 아니라 다른 문제들도 해결해야 했다. 왜냐하면 그들 중에는 과체중 문제뿐만 아니라 여러 가지 의학적 문제들을 동시에 안고 있는 이들도 있었기 때문이다. 이것이 내가 스스로를 종합의사(whole-listic)라고 부르는 이유이다.

《Ultraprevention》에서 기술했듯이 나는 내 만성피로증후군을 고친 경험이 있다. 덕분에 이와 같은 만성적인 건강문제를 해결하는 데 더 많은 통찰력을 가질 수 있었다.

응급실 근무경험과 정신적으로 충격이 컸던 이혼, 중국 베이징에서 경험했던 수은 중독과 식중독을 경험하면서 나는 완전히 병들었었다. 그런데 불치라고 여겨졌던 비만과 같은 만성적인 문제를 완전히 해결하면서 나는 내 몸의 모든 시스템이 어떻게 작동하는지 알 수 있게 되었다.

또한 나는 정말 다양한 식사 방법을 경험해왔다. 많은 양의 설탕과 커피, 정크푸드(칼로리는 높으나 건강에 좋지 않은 인스턴트 식품)를 먹기도 했고, 첨가제를 뺀 무첨가 식품을 먹기도 했다. 또 고단백, 저탄수화물, 고지방과 같은 요소들을 조합한 식단을 만들어보기도 했다. 말하자면 나는 내 체중과 활력, 기분에 영향을 미치는 음식의 힘을 경험했다고 할 수 있다.

이미 수세기 전에 히포크라테스는 음식이 곧 약이며, 의학이라는 사실을 우리에게 가르쳤다. 그리고 알다시피 좋은 약과 나쁜 약이란 우리가 어떻게 사용하느냐에 달려 있다.

이 책은 나의 모든 지식과 경험의 산물이다. 여기에는 음식과 에너지, 질병과 싸웠던 나의 고군분투, 환자들의 사례 그리고 나의 학문적인 지식이 담겨 있다. 그러나 이것은 마법과 같은 치료방법, 초스피드 다이어트나 일시적인 유행이 아니다. 이것은 하나의 삶의 방식이며 우리의 유전자와 조화롭게 사는 방법이다. 또한 우리 몸을 돌보는 방법에 대한 혁신의 첫 단계이며, 최근의 과학적 진보를 실질적인 프로그램으로 옮긴 첫 번째 시도가 될 것이다.

21세기 과학혁명의 비밀

새로운 과학적 사실은 반대자들에게 인정받거나 그 사실이 빛을 보게 될 때 승리하는 것이 아니다. 그보다는 반대자들이 모두 죽고 그 사실에 친숙한 새로운 세대가 자라면서 승리하는 것이다.

_막스 플랑크Max Planck(1858~1947),[8] 노벨상 수상자, 양자물리학자

오늘날 의학계를 휩쓸고 있는 혁명이란 우리의 DNA, 즉 개인마다 모두 다른 독특한 유전자 구조에 근거한 것이다. 대부분의 환자들과 의사들은 아직 게놈genome 혁명에 친숙하지 않고 그것이 체중과 어떤 관련이 있는지 잘 알지 못한다. 게놈 혁명은 우리 몸의 작동원리와 우리가 유전자에 대항하지 않고, 협력할 수 있는 방법에 대한 새로운 장을 열었다.

그리고 유전자 지도의 완성을 통해 우리는 개인마다 다른 유전자의 방대함과 다양함을 이해할 수 있게 되었다. 즉 인간 게놈 프로젝트로 3만 개의 유전자를 구성하는 80억 개의 문자(letters)를 밝혀낸 것이다. 그러나 이 문자의 의미는 고대 양피지 문서나 이집트 상형문자처럼 아직까지 판

독도고 있는 중이다.

인류는 유전자 문자 안에 우리 모두를 각각 다르게 만드는 약 3백만 개의 유전자 변이를 가지고 있다. 그리고 이러한 유전자의 차이가 신진대사에 어떤 영향을 미치는지에 대한 과학적 연구는 날이 갈수록 깊어지고 있다. 즉 유전자(유전체학: genomics)가 생산하는 단백질(단백질체학: proteomics)이 신진대사(대사체학: metabolomics)를 어떻게 통제하는지 알아내는 데 오늘날 의학의 미래가 달려 있다고 할 수 있다. 나는 이러한 과학적 사실을 건강과 장수, 체중감량을 위한 실용적인 방법에 적용하기 위해 이 책을 썼다.

유전자와 다이어트, 환경 간의 상호관계는 왜 몸이 제대로 작동하지 않는지, 어떻게 하면 몸을 최상의 상태로 만들 수 있는지에 대한 단서를 제공한다. 최근의 과학적 진보를 통해 우리는 인체의 내부 작용에 대해 더 깊이 이해할 수 있게 된 것이다. 그리고 역사상 처음으로 자신만을 위한 '내 몸 안내서'를 가질 수 있게 되었다.

과학적 연구를 의학에 적용하기

지난 20여 년 동안의 생물학이 엄청나게 진보했음에도 불구하고 그러한 지식들은 아직도 의학에 적용되지 않고 있다.

_사탸나라얀 · 쇼스키스SATYANARAYAN and SHOSKES[9]

연구원들과 임상학자들은 이 새로운 지식을 건강한 체중으로 조절하고 유지하는 데 아직 적용하지 못하고 있다. 유전자 지도를 완성할

퍼즐 조각들이 빠른 속도로 발견되고 있는데도 아직도 밝혀낸 정보를 효과적으로 종합해 실용화하지 못하는 것이다.

21세기의 가장 난해한 건강문제에 대한 답이라고는 여기저기 흩어져 있는 수많은 연구소들과 연구논문들이 전부이다. 최근에 미국 상원 원내 지도자 빌 퍼스트Bill First는 "의사들이 기초연구의 결과물들을 대중적인 치료법으로 발전시키는 데 평균적으로 17년이 걸린다"며 안타까워했다.[10]

이 책에 있는 정보들은 진료실이나 정부의 체중감량 프로그램 또는 다른 다이어트 책에 들어 있는 것과는 다르다. 의학은 아직 과학을 따라잡지 못하고 있으며, 새로운 정보는 아직 실질적인 지식이 되지 못하고 있다. 즉 아직 우리가 원하는 체중감량이나 건강을 위한 처방으로 변화되지 못하고 있는 것이다. 이것이 바로 내가 이 책을 쓰게 된 이유이다. 과학에서의 혁명을 당장 당신이 이용할 수 있게 말이다.

초강력 신진대사 처방: 지방연소 유전자 작동시키기

'초강력 신진대사 처방'은 지금까지 밝혀진 단편적인 정보들을 하나로 모아 실질적인 전략을 제시한다. 이러한 전략들은 나의 20년간의 진료경험과 기존의 의학을 접목시킨 것으로, 당신이 건강을 유지하고 체중감량을 하는 데 도움을 줄 것이다. 의사생활을 시작하고 나서 처음 10년간은 환자들의 체중과 혈압, 혈당, 통증 등의 문제를 해결할 때 의대에서 배운 기술에 많이 의존했다. 하지만 최근 10년 동안은 환자들을 치료하면서 어떤 것이 효과가 있고 없는지 좀 더 직접적으로 알 수 있게 되었다.

나는 그동안 환자들로부터 수천 가지의 이야기를 듣고 그들의 신진대사에 관한 모든 면을 살펴볼 수 있는 특별한 기회를 가질 수 있었다. 그리고 과학, 환자, 치료경과를 연결하는 어떤 연결고리를 찾아냈고, 거기서 새로운 발견을 했다. 그리고 이 시기 동안 나는 세계 최고의 요양원인 캐니언 랜치에서 일하면서 수천 명의 사람들이 수천 kg의 체중감량을 할 수 있도록 도왔다.

체중과 건강을 위한 해법 중 대다수는 수천 개의 연구논문 속에 묻혀 있다. 대부분의 의사들은 이러한 연구결과들을 살펴보거나 종합해볼 시간이 없다. 그러나 나는 그 논문들을 읽고 소화할 수 있었다. 그러자 유전자와 음식의 상호작용이라는 큰 그림을 볼 수 있었고, 그것을 실제 진료에 적용해왔다.

수많은 사상가들과 과학자들의 도움으로 나는 지난 20년간 의학 분야에서 일어난 위대한 진보를 종합하고 연구할 수 있었다. 이러한 진보들은 실제 의학에 적용하려면 수십 년이 걸릴 뿐만 아니라, 불행히도 일반 사람들이 이용할 만한 것도 아니다. 그러나 초강력 신진대사는 이러한 진보적인 생각과 함께 생물학의 기본적 법칙, 자연법칙, 그리고 이러한 것들이 어떻게 체중과 신진대사에 영향을 미치는가에 대한 이해에 바탕을 두고 있다.

서로운 종류의 혁명적인 실험들과 세계 최고의 영양학자들, 운동전문가 인간 행동과 스트레스 관리 전문가들을 통해 나는 이 책의 바탕이 되는 생각이 사람들의 삶을 영원히 바꿀 수 있다는 것을 목격했다. 이것은 사람들이 꿈에 그리던 집에 살게 되는 것에 비유될 수 있다. 즉 사람들이 항상 건강한 상태로 보기 좋게 균형 잡힌 몸을 갖게 되는 것이다. 《Ultraprevention》이란 책에서 나는 건강에 대한 새로운 사고 모델을 제시했다. 그것은 질병을 일으키는 원인에 대해 분석한 것으로, 질병의 증상에만 초점을 둔 지금까지의 치료법과 근본적으로 다른 것이다.

현재 비만에 가장 효과적인 약은 지방의 흡수를 막는 제니칼Xenical이다. 하지만 이 약은 지방을 섭취했을 때 멈출 수 없는 설사와 끔찍한 복통을 안겨주기도 하다. 뿐만 아니라 빠른 노화를 유발하는 호르몬을 촉진하며, 영양상의 심각한 불균형을 초래하기도 한다. 한편 새로운 약물인 아콤플리아(Acomplia, rimonabant 성분의 비만 치료제)는 캐나비노이드 수용체(cannabinoid receptors, 식욕을 증가시키는 수용체)를 막는다. 그러나 이 약 역시 우울, 불안, 메스꺼움 같은 부작용이 있으며, 약의 복용을 중단했을 경우 통제 불능의 배고픔을 느끼게 된다.

결국 기적의 약이란 없다. 어떠한 체중감량 약이든 효과를 지속하기 위해서는 영원히 복용하는 수밖에 없다. 그리고 이것은 신진대사나 건강을 위한 것이 아닌 체중감량을 위한 비참한 접근법에 불과하다. 올바른 접근법은 비만의 원인을 찾고 치료하는 것이다. 나는 결코 환자에게 살빼라고 말하지 않는다. 나는 환자들이 자신의 몸을 이해하여 몸에 대항하기보다는 협력하도록 돕는다. 또한 환자들의 건강을 해치는 요소를 찾아내 제거하고, 그들이 자신에게 진정으로 필요한 것이 무엇인지 알도록 애쓴다. 그러면 체중은 노력하지 않아도 저절로 줄어든다. 이것이 바로 초강력 신진대사의 약속이다.

1부: 음식에 대한 7가지 오해

많은 사람들이 믿고 있지만 결국에는 체중감량을 방해하고, 사람들을 혼란스럽게 하는 음식에 대한 7가지 오해가 있다. 이러한 생각은 건강의 방해물이기 때문에 나는 1부에서 이러한 오해를 하나씩 없애나가려 한다.

1. 굶기에 대한 오해: 적게 먹고 운동을 많이 하면 체중이 준다.
2. 칼로리에 대한 오해: 모든 칼로리는 같다.
3. 지방에 대한 오해:지방을 먹으면 살찐다.
4. 탄수화물에 대한 오해:탄수화물을 먹지 않거나 적게 먹으면 날씬해진다.
5. 스모 선수에 대한 오해: 식사를 거르면 체중감량에 도움이 된다.
6. 프랑스인에 대한 오해: 프랑스인들은 와인과 버터를 먹어서 날씬하다.
7. 국가 정책에 대한 오해:정부의 식품 규제 정책이 우리의 건강을 지켜준다.

이러한 오해들을 믿으면 당신은 수많은 문제에 부딪히게 될 것이다. 실제로 이러한 잘못된 생각들이 체중증가에 얼마나 많은 영향을 미치는지 알아야 한다. 그래야 이상적인 체중과 건강을 달성하는 데 방해되는 잘못된 습관과 믿음에서 자유로워질 수 있으니 말이다. 1부에서 다룰 이러한 오해들에 대한 진실은 체중감량과 건강에 해가 되는 습관과 행동들을 변화시킬 실질적인 수단이 될 것이다.

굶기에 대한 오해:
적게 먹고 운동을 많이 하면 체중이 준다

"적게 먹는데도 살이 빠지지 않아요"

한 회사의 비서실장이자 세 아이의 엄마인 조안나Joanna는 좌절과 혼란으로 고통받고 있었다. 그녀는 나와 상담을 했는데 그것은 내가 그 동안 수백 명의 환자들에게서 들었던 것과 같은 내용이었다. 그녀는 저탄수화물 다이어트, 저지방 다이어트, 유행 다이어트(fad diet), 선식 대용식, 생식, 유동식까지 안 해본 다이어트가 없었다. 그리고 매번 같은 일이 반복되었다. 처음에는 살이 빠졌지만 곧 원래 상태로 돌아왔고 오히려 좀 더 찔 때도 있었다. 이제 그녀는 "나는 별로 먹지 않는데도 살이 빠지지 않아요"라며 하소연했다.

초보의사 시절의 나라던 그녀가 자기 자신을 속이고 있거나 나에게 자신의 식습관을 숨기고 있다고 생각했을 것이다. 실제로 나는 운동은 하지 않고 많이 먹기만 하는 의지박약한 환자들에 대해 불평을 늘어놓곤 했다. 그러다 마침내 환자들의 이야기에 뭔가 다른 것이 있을 거라는 것을 깨달았다.

조안나가 나를 찾아 왔을 때 나는 더 이상 초보의사가 아니었다. 나는 그녀에게 3일간 섭취한 모든 음식의 목록을 구체적으로 작성할 것을 요구했다. 사실 그녀는 질 낮은 음식으로 다이어트를 하고 있었고 그녀의 몸은 심하지는 않았지만 만성적인 굶주림 상태에 있었다.

나는 그녀가 '안정 시 대사량(resting metabolism rate, RMR: 안정 상태에 있는 신체가 소모하는 열량)'을 측정했다. 그리고 예상했던 대로 그녀의 신진대사가 느리다는 결과가 나왔다. 그녀는 본인의 나이와 성별, 체중, 키가 요구하는 것보다 더 적은 칼로리를 소모했다. 체지방 측정결과 그녀는 마른비만(이러한 상태는 종종 비만과 함께 나타나지만 늘 그런 것은 아니다)이었다. 말하자면 그녀는 체중에 비해 근육량이 적었던 것이다.

왜 그럴까? 칼로리 제한과 굶기 다이어트는 근육을 손실시킨다. 그리고 체중이 원 상태로 돌아오면 지방이 그만큼 늘어난다. 결국 이런 과정이 반복돼 신진대사가 느려지는 것이다.

지방은 칼로리 소모량이 근육보다 70배나 적다. 결국 지방을 많이 갖고 있는 사람은 체중증가를 막기 위해 다른 사람보다 훨씬 더 적은 칼로리를 섭취해야 한다. 적게 먹으면 살이 빠진다는 생각이 실제로는 상황을 더 악화시킨 셈이다.

좋은 음식(전혀 가공하지 않은)을 적당히 먹자 그녀의 안정 시 대사량이 올라갔다. 그리고 곧 안정적이고 지속적인 체중감량이 일어났다. 요요현상이나 회전목마 현상(merry-go-round, 원래대로 돌아오는 현상)과 같은 다이어트의 악순환에서 벗어난 것은 말할 것도 없다. 나는 다른 환자들에게 하듯이 그녀에게 모순되는 충고를 했다. 바로 적게 먹는 것이 아니라 많이 먹어야 살이 빠진다고 말이다.

과체중은 당신의 잘못이 아니다

매우 역설적이게도 우리는 모두 거짓말인 '진실'을 들으며 살아왔다. 이것은 체중감량만이 살길이라고 가르치는 우리 문화 속에 널려 있다. "적게 먹고, 많이 운동하라." "과식하지 마라." "모든 것이 의지에 달렸다." "과체중인 사람들은 게으르고 규칙적이지 않으며 스스로에게 관대하다."

이런 문화 속에서 살다 보니 체중을 감량하려는 대부분의 사람들이 '뚱뚱한 것은 나의 잘못'이라고 생각한다. 나 역시 의사로서 일을 시작했을 때 체중감량을 위한 공식은 단순한 것이라 생각했다. '적게 먹기＋운동 많이 하기＝체중감량'처럼 말이다. 나는 다음의 이유 때문에 사람들이 살을 빼지 못한다고 여겼다.

1. 과식
2. 게으름과 운동부족
3. 많이 먹지만 운동은 하지 않음

그러나 지금 나는 진실에 대해 잘 알고 있다. 과체중이거나 비만긴 많은 사람들에게 이러한 설명은 지나치게 단순화된 것이다. 20년 동간 의사 생활을 하면서, 체중감량에 대한 이러한 오해를 믿는 것은 매우 적절치 못하다는 것을 깨닫게 됐다. 이러한 사실들은 과학적 근거가 젔을 뿐 아니라, 체중 때문에 고생하고 있는 사람에게 '노력이 부족하다'며 노골적으로 비난하는 것에 불과하다. 이러한 관점에 대한 문제점은 딱 하나이다. 즉 그것이 진실이 아니라는 점이다.

살이 찌는 이유는 결코 단순하지 않다

누구도 살찌기를 원하지 않는다. 체중문제를 갖고 있고 그것 때문에 고생하는 것은 당신의 잘못이 아니다. 식욕을 자제할 충분한 의지력이 있다고 해도 체중을 감량할 수 없을지 모른다. 그 이유는 인간은 유전적으로 살이 찌고 그것을 유지하도록 설계됐기 때문이다. 당신도 이렇게 기본적이고 생물학적이며 혁명적인 사실에서 예외일 수 없다. 물론 체중에 변화를 줄 수는 있을 것이다.

신진대사를 통제하는 방법을 배우고, 몸의 자연스러운 칼로리 소모 능력을 사용해 체중을 감량하고 건강해지는 것이 이 변화의 핵심이다. 우리의 문화는 체중감량을 단순히 생각하도록 부추기지만 이것은 장기간의 체중감량과 유지에 전혀 도움이 되지 않는다. 인간의 몸이란 우리가 생각하는 것보다 훨씬 복잡하기 때문이다.

날씬하든 뚱뚱하든 혹은 보통이든 간에 우리의 몸매가 먹고 운동하는 것과 관련이 있음은 부정할 수 없다. 그러나 지나친 단순화는 여기서 끝이다. 우리의 신체기관과 체중, 신진대사를 통제하는 것은 복합적인 힘이다. 실제로 단순히 한 가지 이유 때문에 살이 찌는 경우는 없다.

지난 10여 년 동안 이루어진 연구를 보면, 체중감량 방법은 적게 먹고 운동을 많이 해야 한다는 우리의 진부한 선입견보다 훨씬 더 복잡하다는 것을 알 수 있다. 우리는 신진대사, 그중에서도 체중조절에 관여하는 신진대사에 대한 7가지 열쇠를 발견한 것이다.

초강력 신진대사는 이 7가지 열쇠에 근거한 것이다. 7가지 열쇠, 즉 체중감량의 해법에 대한 내용은 이 책의 2부에서 소개하려 한다. 뿐만 아니라 체중감량과 건강유지에 최대한 활용할 수 있도록 각 열쇠의 핵심내용을 실행할 있는 실용적인 방법 역시 소개할 것이다.

신진대사와 체중감량에 대한 이 새로운 연구는 적게 먹고 많이 운동해야 살을 뺄 수 있다는 기존의 생각을 날려버린다. 이렇게 비유하면 이해가 더 쉬울 것이다. 누군가에게 살을 빼기 위해서는 적게 먹고 많이 운동해야 한다고 말하는 것은 가난한 사람에게 소비를 더 줄이라그 말하는 것과 같다.

'적게 먹기+운동 많이 하기=체중감량'라는 등식에는 많은 요소들이 빠져 있다. 그중 첫 번째 요소는 내가 '굶기에 대한 오해'라고 부르는 것이다. 만약 당신이 적게 먹기라는 체중감량법에 사로잡힌다면 칼로리가 적은 식단이 필요하다고 스스로 확신하게 될 것이다. 실제로 인기 있는 다이어트의 대부분은 칼로리를 줄이라고 권장한다. 그러나 이 방법은 언제나 기대에 어긋나고 만다. 왜일까? 그것은 칼로리를 줄이면 우리의 몸은 굶어죽을지도 모른다그 인식하게 되고 내부에서 식욕을 자극하는 화학작용을 가동하기 때문이다. 이것이 바로 '굶기증후군(star-vation syndrome)'이 작동하는 방식이다.

적은 칼로리의 섭취가 다이어트를 망친다

세계보건기구(WHO)는 남성의 경우 하루에 2,100cal 이하, 여성의 경우 하루에 1,800cal 이하를 섭취하는 다이어트를 굶기 다이어트로 분류했다(우리나라의 경우 평균 권장 칼로리는 남자 2,500cal, 여자 2,000cal이며, 저열량 다이어트는 하루 1,200cal 이하를 의미한다—옮긴이).

미국에서 다이어트를 하고 있는 여성의 경우 보통 하루에 1,500cal 이하를 섭취하려 한다. 이는 그 여성이 지속적인 굶주림 상태에 있다는 것을 의미한다. 결국 굶기와 과도한 체중감량을 칭찬하는 문화 속에서 우리는 매일 굶기증후군을 겪고 있는 것이다.

요즘 패션모델들은 40년 전의 모델들보다 40%나 더 말랐다. 그들은 이를 위해 먹고 토하기, 설사약 복용, 흡연, 다이어트 소다 섭취, 과도한 운동 등의 방법을 사용한다. 이러한 행동은 몸에 엄청난 충격을 주는 심각한 다이어트와 폭식으로부터 몸을 보호하려는 혈액 속 분자들의 연쇄반응에 방아쇠를 당기는 것이다. 그래서 그들은 이전보다 더 많이 먹고, 토하기를 반복하며 다이어트를 할 수밖에 없다. 이것은 몸의 자연스러운 화학반응에 반발하는 매우 심각한 악순환이다.

이 분자들의 연쇄반응은 우리 몸이 굶주림에 대비하는 방법이다. 이 것이 바로 유전자의 힘이다. 생존을 위한 가장 근본적인 생물학적 본능은 굶주림으로부터 스스로를 지키는 것이다. 우리 몸은 이러한 메커니즘 속에서 더 많이 먹도록 명령을 받을 뿐만 아니라 자신을 보호하기 위해 살이 빠진 만큼 다시 찌려고 한다. 우리 몸은 굶주림을 겪게 되면 스스로 위험에 처했다고 인식한다. 그리고 자신을 구하기 위해 더 먹으라는 신호를 우리에게 보낸다. 그런데 이러한 신호를 무시하면 몸의 노화 속도가 빨라진다. 이것은 마치 자신이 쳐놓은 덫에 스스로 걸어가는 것과 같은 악순환이다.

만약 당신이 다이어트를 하고 칼로리 양을 제한해왔다면 당신의 몸은 기능을 정상화하기 위해 앞서 언급한 분자의 연쇄반응을 작동하고 있을 것이다. 결국 당신은 배고픔을 견디기 더 어려워지게 되고, 줄었던 체중이 다시 돌아오게 될 것이다. 대부분의 경우 처음에 빠졌던 것보다 더 갎이 살이 찐다. 이것이 바로 전형적인 요요현상이자 굶기증후군이다.

도마뱀 뇌: 살이 찔 수밖에 없는 이유

이쯤 되면 인류의 진화가 진보가 아닌 퇴보인 것처럼 보이기도 한다. 만약 우리가 유전적으로 살이 찌도록 설계된 것이 사실이라면 잘못 설계된 것이 아닐까? 왜 우리는 많이 먹고 살이 찌도록 설계되었을까?

이것은 우리의 뇌 중 가장 오래되고 원시적인 부분인 '대뇌변연계'와 관련이 있다. 대뇌변연계는 가장 먼저 진화한 우리 뇌의 한 부분으로 파충류의 뇌와 비슷해 '도마뱀 뇌'라고도 불린다. 이것은 생존과 관련된 행동을 지배하고 당신이 의식적으로 통제할 수 없는 어떤 화학반응을 끌어낸다. 이러한 원초적인 뇌가 지배하는 3가지 기본적인 생존행위는 다음과 같다.

1. 투쟁-도피 반응(fight-or-flight response)
2. 음식 섭취 행위(feeding behavior)
3. 생식 행위(reproductive behavior)

첫 번째는 투쟁-도피 반응이다. 이것은 생명을 위협하는 위험한 환경에 대처하는 화학적, 육체적, 심리적 반응이다. 이러한 반응은 굶주린 야생동물의 공격으로부터 벗어나야 했던 초기 인류로부터 발전된 것이다. 나는 최근에 아프리카에서 검은 코뿔소를 쫓아 사파리를 하는 동안 이를 직접 체험했다. 사람들의 사냥으로 인해 검은 코뿔소들은 거의 멸종된 상태였다. 그들은 경험을 통해 사람들을 먼저 공격하면 총에 맞지 않을 수 있다는 것을 알았다.

나는 경험이 많은 가이드 덕에 쉽게 코뿔소를 찾아냈지만 곧 코뿔소의 공격을 받아야 했다. 그때 내 심장은 빠르게 뛰었고 숨은 가빠졌다. 불안과 두려움이 엄습해옴과 동시에 혈관 속에서 피가 솟구치는 듯했다. 이 순간 나는 사자 같은 힘과 바람처럼 달릴 수 있는 능력이 솟아나는 것을 느낄 수 있었다.

코뿔소의 공격을 겪는 동안 나의 몸은 투쟁-도피 반응을 관장하는 화학반응에 의해 완전히 무의식적으로 통제되었다. 왜일까? 이것이 바로 우리에게 내재되어 있는 생존본능이다. 나는 위험에 처했고 내 몸은 프로그램된 대로 행동했던 것이다. 다시 말해 '목숨을 보존하기' 위해서 말이다. 음식에 관해서도 이와 같다. 뇌의 투쟁-도피 반응을 관장하는 부분은 음식 섭취 행위도 지배한다. 우리는 스스로 마음을 완벽하게 통제하고 있다고 생각하지만 사실 음식에 둘러싸여 있을 때 우리가 내리는 선택은 무의식적인 것이며, 거의 통제할 수 없는 것이다.

건강한 신진대사로 가는 열쇠는 그러한 반응들이 무엇이고 어떻게 작동하며 어떻게 멈출 수 있는지 배우는 데 있다. 우리는 맛있는 음식의 유혹을 거부해야 하는 상황에 놓이는 것을 원하지 않는다. 그것은 음식에 대한 우리의 욕구가 체중감량을 위한 어떠한 의지도 뛰어넘는 강력한 것이기 때문이다. 이것은 죽느냐 사느냐와 관련된 것이고, 맛있는 음식이 언제나 승리한다.

따라서 체중감량의 가장 중요한 원칙 중 하나는 결코 굶어서는 안 된다는 것이다. 문제는 우리가 얼마나 많이 먹느냐에 달린 것이 아니다. 충분한 칼로리를 섭취하는가가 무엇보다 중요한 것이다. 단지 우리에게 필요한 것은 우리의 몸이 굶주림 상태가 되지 않기 위해 필요한 양이 얼마인가하는 기준이다.

대부분의 다이어트가 실패하는 이유

거의 모든 경우에 다이어트가 실패하는 이유는 사람들이 체중을 너무 많이 줄이기 때문이다. 바꿔 말하면 사람들은 보통 섭취해야 할 칼로리를 '안정 시 대사량' 이하로 정한다. 앞에서 말했듯이 '안정 시 대사량'이란 하루 동안의 신진대사를 위해 필요한 에너지나 칼로리의 기본적인 양이다.

보통 사람의 '안정 시 대사량'은 체중(파운드pound 단위, 1kg은 약 2.2파운드)의 10배 정도가 된다. 만약 내 체중이 180파운드(약 81kg)라면 '안정 시 대사량'은 1,800cal인 셈이다. 이것은 우리가 침대 속에 가만히 있거나 전혀 움직이지 않을 때 소모하는 최소한의 양이다. 만약 우리가 '안정 시 대사량'보다 적게 섭취한다면 우리 몸은 즉각 위험을 인지하고 굶주림으로부터 우리를 보호하기 위해 경보체제를 가동할 것이다. 그러면 신진대사는 느려지고 자연히 우리 몸은 굶주림 상태로 들어가게 된다.

아침을 먹지 않고 출근해서 점심까지 거르고 일하다 저녁때 집에 돌아왔을 때 어떤 일이 생길지 생각해보라. 당신은 눈에 들어오는 대로 집어 먹고서는 더부룩한 포만감 때문에 불쾌함과 죄책감을 느끼게 될 것이다. 그리고 애초에 부엌에 들어간 것을 후회할지도 모른다.

도대체 무엇이 위가 아플 정도로 많이 먹게 하는 것일까? 우리는 이성적인 사람들이고 과식해서는 안 된다는 것을 알고 있다. 우리는 전에도 과식한 경험이 있고 다시는 그러지 않겠다고 다짐했다. 그럼에도 불구하고 시간이 지나고 나면 같은 실수를 반복한다. 우리는 의지력이 약하고, 탐욕적이거나 자기 파괴적인 사람인 것일까? 몇 년 동안 집중치료가 필요한 것은 아닐까?

어떤 것도 이 문제에 대한 답이 될 수 없다. 답은 우리 내부 매우 깊숙이 존재하는 유전자에 있다. 우리는 살이 찌도록 설계되어 있고, 우리 몸은 칼로리를 충분히 공급받지 못하는 것을 싫어한다.

더 심각한 것은 당신이 빼는 살 중 반만이 지방이며 나머지 반은 근육이라는 사실이다. 근육은 신진대사를 활발히 돕기 때문에 우리 몸에 매우 필요하다! 하지만 다시 살이 찔 때는 대부분이 지방으로 채워진다. 지방이 소비하는 칼로리는 근육의 70분의 1밖에 되지 않는데 말이다. 결국 다이어트의 요요현상으로 신진대사의 동력을 상당부분 잃게 되는 것이다.

만약 당신이 초강력 신진대사의 처방을 모두 따른다면 근육의 손실을 최소화하고 살을 빼는 동안에도 몸이 필요로 하는 신진대사를 유지할 수 있을 것이다. 과체중인 사람들 중에는 다음과 같이 말하는 사람들이 많다. "나는 적게 먹는데 살이 빠지지 않아요"라고 말이다. 그런데 이것은 거짓말이 아니다.

대부분의 사람들이 다이어트를 하면서 실제로 스스로를 더 살찌게 만든다. 왜냐하면 다이어트를 할 때마다 근육량이 줄어들기 때문이다. 그리고 대부분 다이어트에 실패하게 되고, 그때마다 지방이 는다. 만약 당신이 다이어트 실패 경험이 많다면 당신의 몸도 이미 이러한 과정을 겪은 셈이다. 한마디로 당신이 그동안 시도한 다이어트가 당신을 살찌게 한 것이다. 다행인 것은 초강력 신진대사는 먹는 것을 줄이는 방법에 관한 것이 아니다. 따라서 이 책의 프로그램을 따른다면 위에서 설명한 악순환의 위험에 빠질 염려가 없다.

point

- 체중감량은 적게 먹고 운동을 많이 하는 것 이상의 복잡한 문제이다.
- 우리가 체중감량으로 인해 고생하는 것은 우리의 잘못이 아니다. 왜냐하면 굶주림으로부터 자신을 보호하도록 설계된 고대의 생존 메커니즘인 '도마뱀 뇌'가 우리의 식습관을 통제하기 때문이다.
- 우리는 '안정 시 대사량'보다 더 많이 먹어야 한다. 그렇지 않으면 우리 몸은 자신이 굶주리고 있다고 생각하게 된다. 그래서 우리가 '안정 시 대사량'보다 적게 먹을 때 살이 빠지기보다는 찌게 된다.
- 다이어트 하지 마라. 칼로리를 너무 적게 섭취하면 결국 살이 찔 뿐이다.

칼르리에 대한 오해:
모든 칼로리는 같다

칼로리를 계산하는 것의 위험

산드라Sandra는 다이어트에 매우 열심이었고 까다로웠다. 46세의 변호사인 그녀는 균형 잡힌 탄탄한 몸매를 원했다. 그녀는 언제나 주머니에 칼로리 계산기를 가지고 다녔고 자신이 먹는 모든 것을 분석했다. 그녀는 유행 다이어트를 체중감량 문제가 심각하지 않은 사람들이 하는 것이라 생각했다.

그래서 그녀는 미국 농무부(USDA) 음식 피라미드에 있는 정부의 식사 권장사항을 열심히 따라했다. 권장사항에 따라 그녀는 매일 3~5컵의 빵과 시리얼, 밥, 파스타를 먹었다. 그리고 무엇이든 칼로리를 조게 섭취하면 살이 빠진다는 과학적 근거와 다이어트 전문가들의 조언을 바탕으로 그녀는 모든 음식의 칼로리를 측정했다.

그녀는 많이 먹지 않았을 뿐만 아니라 단 음식이나 정크푸드도 먹지 않았다. 하지만 일이 바쁠 때는 인스턴트 식품을 먹었다. 이러한 식품에는 트랜스 지방과 고과당 콘시럽이 포함되어 있었지만 그녀는 칼로리 제한을 지키는 한 괜찮을 거라고 생각했다.

하지만 이런 전략은 통하지 않았다. 그녀는 항상 피곤하고 배가 고팠지만 살을 빼는 것은 점점 더 어려워졌다. 그러자 모든 것을 계산하는 것이 지겨워지기 시작했다. 그녀의 다이어트를 자세히 살펴보면 그녀가 '텅 빈 칼로리'를 섭취해왔다는 것이 명확해진다. '텅 빈 칼로리(empty calories)'란 영양적 가치가 없는 정제 탄수화물(흰쌀과 같은 정제된 곡류에서 주로 얻어짐)과 유해한 지방(포화지방산이나 트랜스지방산 등)을 말한다.

결국 그녀는 적절치 않은 음식을 먹고, 자신의 유전자에 계속 잘못된 신호를 보냈던 것이다. 그녀의 유전자는 살이 찌도록 부추기는 호르몬과 배고픔, 염증을 유발하는 물질들을 증가하도록 만들었다. 체중을 줄이려던 모든 시도들이 그녀의 몸에 잘못된 정보를 제공한 것이다.

나는 그녀에게 칼로리 계산기를 던져버리고 유독성이 있는 것이나 경화지방(hydrogenated fats) 또는 고과당 콘시럽 대신 자연식품을 섭취라고 조언했다. 그리고 그녀가 언제나 건강한 선택을 할 수 있도록 그녀의 계획과 쇼핑에 약간의 도움을 줌으로써 인스턴트 식품으로부터 그녀를 떼어놓았다. 또한 그녀가 차에 작은 냉장고를 싣고 다니도록 함으로써 질이 낮은 칼로리(인스턴트 식품)에 의존할 필요가 없도록 만들었다. 그녀의 배고픔은 매우 빠르게 가라앉았고 계산과 측정에서 자유로워졌다. 체중은 서서히 줄어들었고 약간의 계획과 쇼핑을 제외한 다른 어떤 노력 없이 체중을 유지할 수 있었다.

‘칼로리는 칼로리일 뿐이다’라는 생각은 대부분의 진부한 체중감량법의 밑바닥에 깔려 있는 생각이다. 이 원리에 의하면 비만은 들어온 에너지보다 사용된 에너지가 적기 때문에 발생하는 것이다. 이를 해결하기 위한 방법이 적게 먹고 많이 운동하는 것이지만 칼로리를 줄인 저지방 다이어트는 외러 환자 진료 시에 장기적으로는 효과가 없을 것이다. 어떤 면에서 이러한 다이어트는, 증상은 개선시킬 수 있을지도 모르지만 과식에 대한 생리적인 욕구는 해결하지 못하기 때문이다. 호르몬의 관점에서 보면 모든 칼로리는 다 같은 것이 아니다.

_의학박사 데이비드 루드비히David Ludwig, M.D.[1]

왜 모든 칼로리는 다 다를까?

1장에서 우리는 칼로리 제한이 효과가 없다는 것을 배웠다. 대부분의 다이어트가 실패하는 이유는 바로 이 때문이다. 적게 먹는다고 해서 몇 kg이 쉽게 빠지는 것은 아니다. 만약 너무 적게 먹으면 몸속의 물질들이 연쇄적으로 작동하게 되고 이는 실제로 우리가 살이 찌는 원인이 된다.

그럼에도 불구하고 우리 문화는 끊임없이 칼로리를 적게 소모하면 살을 뺄 수 있다고 우리를 설득하려고 한다. 그러나 이것이 전부는 아니다. 물론 칼로리는 중요하다. 하지만 칼로리의 양이 칼로리의 종류보다 중요하지는 않다. 다시 말하지만 우리의 몸무게와 건강을 결정하는 것은 바로 칼로리의 종류이다. 그러면 칼로리의 종류에 대해서 알아가기에 앞서 칼로리란 무엇이며 어떤 역할을 하는지 살펴보자.

칼로리란 무엇이고 어디에서 오는가?

도대체 칼로리란 무엇일까? 간단히 말하면 칼로리는 에너지의 단위라 할 수 있다. 보통 1기압 상태에서 물의 온도를 1도 올리는 데 필요한 열량으로 정의된다.

우리는 음식에서 칼로리를 얻는다. 우리의 몸은 신진대사를 이루는 화학작용으로 섭취한 음식을 분해하여 에너지로 전환한다. 그리고 이 에너지를 불태움으로써 우리는 숨쉬는 것부터 달리기까지 모든 활동을 하게 된다.

이것은 차에 연료를 넣는 것과 비슷하다. 차가 달리려면 연료가 필요한 것처럼 사람도 음식이 필요하다. 말하자면 음식이 우리의 연료인 셈이다. 우리는 칼로리 섭취를 통해 활동할 수 있는 에너지를 얻는다. 결국 칼로리가 우리를 뛰게 하는 것이다.

우리는 몸의 기본적인 기능을 유지하기 위해 일정량의 칼로리 섭취가 필요하다. 그리고 이것이 충족되고 나면 아침에 일어나기, 달리기 같은 활동을 위해 추가적인 칼로리가 필요하다. 이에 대해서는 1장에서 모두 살펴봤다.

몇백 년 전 아이작 뉴턴Isac Newton은 우주의 모든 에너지가 보존된다는 것을 증명했다. 이것이 바로 열역학 제1의 법칙이다. 체중과 칼로리 섭취에 이 법칙을 적용해보면, 소모할 칼로리만큼만 섭취한다면 체중이 유지될 거라는 결론이 나온다. 그렇다면 소모할 칼로리보다 많이 섭취하면 살이 찔 것이고, 소모할 칼로리보다 적게 섭취하면 살이 빠지게 될 것이다. 이러한 논리는 꽤 일리 있어 보인다. 하지만 이것은 사실이 아니다!

물리학의 교훈

나는 감히 뉴턴의 법칙을 부정하려는 것이 아니다. 다만 그것이 우리가 섭취하는 칼로리에도 적용 가능한지 살펴보려는 것이다.

고등학교에서 배운 물리학의 예를 들어보자. 100g의 깃털과 100g의 납을 진공 상태에서 떨어뜨린다고 하자. 어떤 것이 더 빨리 떨어질까? 납이라고 대답하는 사람이 있다면 물리학 공부를 제대로 안 한 사람이다. 진공상태에서 깃털과 납은 같은 속도로 떨어진다. 이 둘은 같은 질량을 갖고 있기 때문이다. 이제 같은 깃털과 납을 한강 다리에서 떨어뜨려보자. 어떤 것이 더 빨리 떨어질까? 이번에도 납이라고 대답한다면 이번엔 당신이 옳다.

왜일까? 그것은 바로 공기저항 때문이다. 눈에 보이지 않지만 공기저항은 존재한다. 그리고 공기저항은 납과 깃털이 공기를 통과할 때 영향을 미친다. 이 실험에서 깃털과 납은 질량이 같았지만 공기 사이를 지나가는 방식은 서로 달랐다.

칼로리도 마찬가지다. 실험실에서 칼로리를 연소시킬 때는 모든 칼로리들이 같은 양의 에너지를 내뿜는다. 1,000cal의 강낭콩과 1,000cal의 저지방 머핀이나 콜라 사이에 차이가 없는 것이다. 하지만 우리 몸에서 일어나는 신진대사에서는 얘기가 달라진다.

신진대사는 위 실험에서의 공기저항과 같다. 섭취하는 칼로리는 각기 다른 비율로 흡수된다. 또한 음식마다 섬유질이나 탄수화물, 단백질, 지방과 영양소의 함량이 다 다르다. 이러한 성분들은 체중을 통제하는 다양하고 복잡한 신진대사 신호로 바뀐다. 공기저항과 같이 신진대사도 눈에 보이지는 않지만 체내에서 칼로리가 소모되는 데 영향을 미친다

예를 들어 강낭콩에 들어 있는 당분은 혈액에 매우 느리게 녹는 반면 탄산음료에 들어 있는 당분은 혈액 속에 매우 빠르게 녹아 들어간다. 만약 우리가 탄산음료와 그 안에 들어 있는 당분을 마신다면 그것이 곧장 혈류 속으로 녹아 들어가는 것이다. 그리고 그 칼로리를 당신이 당장 사용하지 않는다면 대부분이 지방으로 저장될 것이다. 그에 반해 강낭콩의 당분은 오랜 시간에 걸쳐 흡수되기 때문에 칼로리를 사용할 시간을 벌 수 있다. 이것을 다른 말로 하면 저장되는 양보다 소모되는 양이 많다는 것이다. 또한 강낭콩의 풍부한 섬유질은 칼로리가 전부 흡수되는 것을 방해한다.

모든 칼로리가 같다는 기존의 생각은 최근의 연구 결과에 의해 바뀌게 되었다. 연구에 의하면 빠르게 흡수되는 당류로 구성된 고탄수화물 식단은 혈당과 인슐린 수치를 높여 살을 찌운다. 뿐만 아니라 이러한 식단은 콜레스테롤 수치와 간경화를 일으키는 중성지방*을 증가시키고 이는 다시 살이 찌는 데 영향을 미친다.

의학박사 월터 윌레트Walter Willet M.D.와 그의 하버드 보건대학(harvard school of public health)[2] 동료들은 최근 연구에서 저지방 다이어트와 저탄수화물 다이어트 중 어느 것이 체중감량에 더 효과가 좋은지를 알아보는 실험을 진행했다. 결과는 놀라웠다. 12주 동안 연구원들은 과체중 환자들을 세 개의 집단으로 나누었다. 그리고 보스턴의 한 레스토랑에서 엄격하게 준비한 각기 다른 식단을 제공했다.

---

* 옮긴이 주: 중성지방은 LDL, 즉 나쁜 콜레스테롤의 생성을 돕고 좋은 콜레스테롤인 HDL의 분해를 촉진하는 것으로 알려져 있다. 보건복지부가 발표한 국민건강영양조사에 따르면 콜레스테롤보다 중성지방이 고지혈증을 더 크게 유발한다. 중성지방은 서양인, 동양인 통틀어 우리나라 사람에게 수치가 높게 나타난다고 한다.

첫 번째 집단은 여성 1,500cal, 남성 1,800cal의 저지방 식단(55%의 탄수화물, 30%의 지방, 15%의 단백질)대로 음식을 섭취했다. 두 번째 집단의 경우에는 칼로리의 양은 같았지만 저탄수화물 식단(탄수화물 5%, 단백질 30%, 지방 65%)대로 했다. 세 번째 집단의 경우 저탄수화물 식단이었지만 다른 집단보다 남녀 각각 300cal씩을 더 섭취했다.

같은 양의 칼로리를 섭취한 첫 번째 집단과 두 번째 집단 모두 체중이 줄어들었다. 저지방 식단대로 섭취한 첫 번째 집단은 평균 8kg을 감량했으며, 저탄수화물 식단을 제공받은 두 번째 집단은 그보다 2kg이 많은 평균 10kg을 감량했다. 12주라는 시간 동안 같은 양의 칼로리를 섭취했는데도 불구하고 체중감량에서 2kg이 차이 난다는 것은 주목할 만한 결과이다.

이 두 식단의 중요한 차이는 섭취한 지방과 탄수화물의 종류였다. 저탄수화물 식단은 기름기 없는 단백질과 야채, 곡물, 콩과 같은 자연식품과 가공되지 않은 식품으로 이루어졌다. 이것은 지중해 연안 사람들의 일반적인 식단과 같은 것이다. 그에 반해 저지방 식단은 고도로 정제된 탄수화물로 구성되었다. 그러나 앞으로 살펴보겠지만 저탄수화물 식단 역시 결국 살이 찔 수밖에 없다.

한편 저탄수화물 식단으로 300cal를 더 섭취한 세 번째 집단은 저지방 식단을 섭취한 첫 번째 집단보다 살을 더 많이 뺐다. 그들이 다른 집단보다 12주간 총 25,000cal를 더 섭취한 것을 생각하면 3kg은 더 쪄야 했다. 하지만 실제로는 평균 9kg의 체중감량에 성공했다. 12주 동안 25,000cal나 더 섭취했는데도 불구하고 저지방 식단을 섭취한 집단보다 1kg이나 더 감량한 것이다.

이러한 결과에 쐐기를 박을 만한 실험이 하나 더 있다. 하버드대 교수인 데이비드 루드비히는 과체중인 아이들을 세 집단으로 나누어 실험을 진행했다.[3] 각각의 집단에는 동일한 칼로리의 아침식사가 제공됐다. 한 집단은 인스턴트 오트밀을 먹었고 다른 집단은 분쇄한 오트밀(요리하는 데 45분이 걸리는)을 먹었다. 세 번째 집단은 야채 오믈렛과 과일을 먹었다.

이들은 식사를 하기 전 혈액 검사를 하고 식사 후 5시간 동안 30분 간격으로 혈액 검사를 했다. 그리고 아침에 먹은 것과 같은 것으로 점심식사를 했다. 이들은 점심식사 이후 오후에 배가 고프면 음식을 먹으라는 지시를 받았다. 결과는 놀라웠다.

당신은 아마도 가장 건강한 아침식사는 오트밀을 먹는 것이라고 생각할지도 모른다. 하지만 실제로는 오믈렛이 가장 건강한 아침 식사였다. 인스턴트 오트밀(혈류로 가장 빨리 들어가고 당으로 가장 빨리 전환되는)을 먹은 집단은 오믈렛을 먹은 집단보다 오후에 81%나 더 많은 음식을 섭취했다.

오트밀을 먹은 집단은 배고픔을 더 많이 느꼈을 뿐만 아니라 혈액 검사 결과도 완전히 달랐다. 인스턴트 오트밀을 먹은 집단은 오믈렛을 먹은 집단과 같은 양의 칼로리를 섭취했음에도 다른 집단에 비해 인슐린과 혈당, 혈액 중 지방과 아드레날린 수치가 높았다. 분쇄한 오트밀이 정제된 오트밀보다 더 낫기는 하지만 분쇄한 오트밀을 먹은 아이들 역시 오믈렛을 먹은 아이들보다 51%나 더 많은 음식을 섭취했다(견과류와 두유, 아마씨를 분쇄한 오트밀에 섞어 먹으면 흡수가 더 느려진다).

결론은 섭취하는 칼로리의 종류가 체중에 큰 영향을 미친다는 것이다. 왜냐하면 칼로리의 종류가 다르면 신진대사 되는 방법도 다르기 때문이다. 더 흥미로운 것은 칼로리의 종류가 신진대사 기능에 영향을 미치는 방법이다. 칼로리의 종류는 신진대사를 명령하는 유전자에 큰 영향을 미친다. 이것은 우리가 소모하는 칼로리의 종류가 음식을 신진대사 하는 방법에 이중으로 영향을 미친다는 것을 의미한다. 칼로리는 에너지의 원천일 뿐만 아니라 신진대사를 관장하는 유전자에 정보와 지침을 제공하는 것이다. 그럼 이제부터 음식이 우리 몸에 말을 거는 방법을 자세히 살펴보자.

음식은 유전자에 말을 걸고, 유전자는 몸에 말을 건다

우리는 인간의 DNA가 단순히 눈동자 색깔이나 키 같은 외모를 결정하는 정보 덩어리라고 생각해왔다. 이런 가정에 따르면 유전자는 다음 세대로 전해지기 전까지 그저 세포 어딘가에 저장돼 있는 존재일 뿐이다. 하지만 우리는 게놈 혁명(genomic revolution)을 통해 유전자가 실제로 어떤 역할을 하는지 알 수 있게 되었다.

유전자가 어느 정도 신체적인 특성들을 통제하는 것은 사실이다. 하지만 이것은 유전자의 기능 중 일부분일 뿐이다. 실제로 유전자는 매일같이 몸의 생화학적인 면과 생리적인 면을 관장하는 신호들의 흐름을 통제한다. 호르몬의 생산과 뇌의 화학물질 전달, 혈압, 콜레스테롤뿐만 아니라 기분과 노화 과정까지 통제하는 것이다. 또한 암이나 심장병 같은 후천적인 질병의 위협에도 관여한다. 결국 유전자가 매 순간 우리 몸의 모든 기능을 통제한다고 할 수 있다. 특히 유전자는 체중과 신진대사의 통제라는 중요한 역할도 수행한다.

이뿐만이 아니다. 영양유전체학 덕분에 우리는 음식과 칼로리에 대해 더 잘 이해할 수 있게 되었다. 음식이 에너지와 칼로리 이상의 의미를 가진다는 것을 발견한 것도 최근의 일이다. 음식은 숨겨진 정보를 갖고 있다. 그리고 이 정보는 신진대사에 지시를 내리는 유전자와 의사소통한다. 음식이 제공하는 정보에는 체중의 감량과 증가, 노화의 촉진과 억제, 콜레스테롤 수치의 증감, 식욕의 감퇴와 촉진을 관장하는 물질의 생산이 포함된다.

따라서 섭취하는 음식의 종류에 따라 유전자에는 서로 다른 정보가 제공되고, 그 정보에 따라 유전자가 여러 영역에서 우리 몸에 지시를 내리는 것이다. 말하자면 음식이 유전자에 말을 건다고 할 수 있다.[4]

영양유전체학의 새로운 발견으로 우리는 유전자와 소통하는 음식이 무엇인지 알 수 있게 되었다. 우리가 먹는 음식은 유전자가 몸에 전달하는 신호에 직접 영향을 미친다. 이어서 이 신호는 우리의 신진대사를 구성하는 물질들을 통제한다. 그리고 이 물질들이 우리 몸에 칼로리를 소모하거나 저장하라는 지시를 내리는 것이다.

만약 우리가 유전자의 언어를 이해하고 우리 몸과 신진대사에 전달되는 지시를 통제할 수 있다면 우리 몸이 음식과 상호작용하는 방법을 개선할 수 있다. 그리고 이를 통해 근본적으로 체중감량을 이루고, 건강을 최상으로 유지할 수 있을 것이다. 이것은 반대로 우리가 유전자의 언어를 이해하지 못하면 심각한 의사소통 불능의 결과(체중증가, 피로, 질병)로 고통 받을 수 있다는 것을 의미하기도 한다. 따라서 유전자의 언어를 이해하도록 돕는 것이 바로 이 책이 추구하는 모든 것이다.

유전자와 조화를 이루려면 자연식품을 먹어라

우리는 유전자와 조화를 이룰 수 있는 음식을 섭취할 필요가 있다. 그런데 우리는 모두 다른 DNA를 가지고 있기 때문에 유전자와 조화를 이루는 방식도 모두 다르다. 이를테면 어떤 사람들은 다른 사람들보다 더 많은 지방과 단백질, 콜레스테롤이 필요할지도 모른다.

모든 사람들을 위한 완벽한 식단이란 없다. 우리는 자신에게 맞는 것이 무엇인지 찾아야 한다. 물론 신진대사에는 공통적인 원칙이 있다. 그리그 신진대사에 영향을 미치는 것이 무엇인지 발견할 수 있도록 돕는 특별한 검사와 증상들도 존재한다.

2부에서 신진대사의 원칙들을 살펴보긴 하겠지만 우선 여기서 한 가지 원칙을 언급하도록 하겠다. 왜냐하면 이 원칙은 초강력 신진대사의 가장 근본적인 부분이기 때문이다. 그것은 바로 가공되지 않은 자연식품을 먹는 것이다. 여기서 자연식품이란 그것을 구입할 때 가능한 가공되지 않고, 자연 상태 그대로인 것을 의미한다. 예를 들어 자연 상태의 아코카도, 사과, 곡물, 아몬드, 토마토 등을 들 수 있을 것이다. 공장에서 가공되거나 포장된 것은 거의 모두 자연식품이 아니다.

자연식품은 수천 세대를 거쳐 인간과 함께 진화해왔다. 우리는 자연식품에 적응되었고 자연식품도 우리 몸에 적응해왔다. 말하자면 자연식품으로 섭취한 칼로리는 유전자와 같은 언어를 사용하고 있는 것이다. 따라서 우리의 유전자는 자연식품을 가장 효율적이고 건강한 방법으로 신진대사 할 수 있는 방법이 무엇인지 정확하게 안다.

자연식품은 질 나쁜 지방과 정제된 탄수화물에 의해 오염된 것(이에 관해서는 3, 4장에서 자세히 살펴보겠다)이 아니다. 또는 우리 몸이 어떻게 처리해야 하는지 알 수 없는 인공물질도 아니다. 자연식품은 당신이 건강한 체중을 유지하고 초강력 신진대사를 유지할 수 있도록 자연에 의해 설계된 식품이다.

그렇다고 지금 당장 나가서 자연식품을 닥치는 대로 사들이라는 것이 아니다(물론 자연식품을 구입하는 것은 중요하다. 이에 대해서는 후에 논의하겠다). 당장 가공된 식품들을 다 갖다 버리라는 것도 아니다(3부에 어떤 식품을 준비하는 것이 좋은지 설명할 것이다). 무엇보다 자연식품이 당신의 식단에서 많은 부분을 차지하도록 만드는 것이 중요하다. 그리고 지금 '당장' 시작하라는 말도 덧붙이고 싶다.

자연식품에 대해서는 이 책에서 계속 언급된다. 따라서 우리는 자연식품에 대해서 잘 이해하게 될 것이다. 우선 지금은 우리가 즉시 적용할 수 있는 정보가 담겨 있는 아래의 표를 보기 바란다. 자연식품에 단백질, 지방, 탄수화물과 섬유질이 모두 포함된다는 점을 주목하길 바란다. 우리는 식품군별로 다양한 자연식품을 찾을 수 있다.

자연식품은 자연 상태 그대로의 신선하고 가공되지 않은 식품을 말한다.

섬유질이 많이 함유된 식품
- 콩류, 통곡물, 야채, 과일, 견과류, 씨앗류

양질의 단백질 식품
- 콩류, 견과류와 씨앗류, 계란, 생선, 기름기 없는 닭고기나 칠면조, 양고기,
  돼지고기, 소고기(유기농이거나 방목된 제품이면 더 좋음)

양질의 지방
- 생선 기름, 엑스트라 버진 올리브 기름, 아보카도, 올리브, 코코넛, 견과류
- 저온 압착 식물성 기름(포도씨유, 호두유, 참기름), 씨앗류

양질의 탄수화물
- 야채, 곡물, 콩, 과일, 견과류, 씨앗류

point
- 므든 칼로리는 다르다.
- 음식에는 칼로리 형태의 에너지뿐만 아니라 신진대사를 통제하는 유전자를 위한
  정보가 담겨 있다. 이 정보는 신진대사를 바꿀 수 있고 체중을 증가시키거나 감
  소시킬 수 있다.
- 자연식품 식단은 식품이 유전자와 의사소통을 잘 할 수 있도록 돕는다.

CHAPTER 3

지방에 대한 오해: 지방을 먹으면 살찐다

지방이 당신을 날씬하게 만들 때

폴Paul이 나를 처음 찾아왔을 때 그는 절망적인 상태였다. 42세 때 첫 번째 인공혈관을 달고는 50세가 되기 전에 죽을지도 모른다는 생각에 의사의 지시를 철저하게 따랐다. 그는 철저히 저지방 식단으로 식사했고 매일 운동했으며, 심장을 보호하기 위해 아스피린과 콜레스테롤 수치를 낮추는 약, 베타 차단제(beta-blocker, 심장 박동을 완화하고 흥분을 가라앉힘)를 섭취했다.

8년이 지나고 그는 다시 가슴에 통증을 느꼈고 의사를 찾아갔다. 혈관 촬영 결과 인공혈관이 닥혔다는 사실이 밝혀졌고 그는 혈관 형성술(angioplasty)을 받아야 했다. 이 수술은 동맥으로 작은 풍선을 집어넣어 막힌 부분을 뚫는 수술이다. 의사는 그에게 저지방 식단을 강화하라그 조언했고 그는 자신의 성명을 위해 지방 섭취를 더 줄였다.

다음해에 그는 혈관 형성술을 여섯 번이나 더 받았고, 그때마다 의

사는 지방 섭취를 더 줄이라고 조언했다. 그는 혈관형성술을 받을 때마다 살이 쪘지만 의사는 지방섭취만 줄이면 괜찮을 거라며 그를 안심시켰다. 그는 체중증가에 대해 매번 불평했지만 그때마다 의사의 말을 믿고, 안심했다. 그러나 그는 결국 또 다른 인공혈관이 필요하게 되었다.

나를 찾아 왔을 때 그는 매우 지쳐보였다. 살은 13kg이나 찌고 식은땀을 흘렸으며 기분도 좋지 않았다. 나는 그에게 파스타와 쌀, 베이글, 감자로 이루어진 저지방 식단이 그를 죽이고 있는 것이라고 말했다. 혈액검사는 필요 없었다. 그의 이야기를 듣고 그의 배를 보는 것만으로도 모든 것을 알 수 있었다.

그는 콜레스테롤 수치는 낮지만 중성지방 수치는 높았고 초기 당뇨병과 인슐린 저항증상으로 인해 HDL(high-density-lipoprotein, 좋은 콜레스테롤) 수치가 낮았다. 나는 그에게 혈당부하가 큰(high-glycemic-load) 탄수화물(빠르게 흡수되는 정제된 탄수화물) 섭취를 중단하고 야채, 콩, 건강한 지방이 함유된 식품, 올리브 기름, 견과류, 씨앗류, 아보카도, 코코넛 기름, 생선기름 등 영양이 풍부한 자연식품 식단으로 바꾸라고 얘기했다.

몇 달 안에 그는 13kg을 감량했고 식은땀도 흘리지 않게 됐다. 뿐만 아니라 활력을 되찾았고 혈액 순환도 정상으로 돌아왔다. 그와 그의 의사는 그동안 살이 찌는 것이 모두 지방 때문이라고만 생각했지만 사실은 그렇지 않았던 것이다.

그동안 영양학계에서는 음식물에 포함된 지방을 마치 악마인 것처럼 이야기했다. 그러나 50년 동안 수백만 달러가 들어간 어떤 연구도 저지방 식단이 오래 사는 데 도움이 된다는 것을 증명하지 못했다.

_게리 타들레스Gary Taubes[1]

우리 사회에 체지방에 대한 관심이 유행처럼 번지는 것은 고지방 식단 때문이 아니다. 마찬가지로 지방을 줄이는 것은 해결책이 되지 못한다.

_월터 월레트Walter Willett, M.D., PH.D.[2] 하버드 보건대학 교수

우리는 지방을 섭취하면 살이 찔 거라고 믿도록 세뇌되었다. 우리는 가는 곳마다 다음과 같은 메시지를 듣는다. "지방을 섭취하면 살이 찌고 지방을 피하면 살이 빠질 것이다."

미국 정부(1988년도의 보건복지부)와 미국 심장협회(1996년), 미국 당뇨협회(1997년)는 모두 비만 치료와 예방을 위해 저지방 식단을 권장했다. 지방을 섭취하지 않으면 살이 찌지 않는다는 말은 논리적으로 보이지만 이 논리에는 한 가지 문제가 있다. 바로 과학적으로 뒷받침되지 않는다는 점이다. 말하자면 우리는 허무맹랑한 과학과 정치적 로비에 농락당한 것이다. 지방은 1g당 9cal이고 탄수화물은 4cal이기 때문에 지방을 먹으면 살이 찐다는 논리에 우리는 설득당했다. 그러나 문제는 칼로리나 지방의 양에 있지 않다.

미국인의 모순: 지방을 적게 먹지만 살은 더 찐다

최근에 하버드대 교수인 월터 월레트와 다른 과학자들은 지방 함량이 높은 식품이 체중증가를 촉진하지는 않으며 저지방 식단에 의한 체중감량 효과는 대게 미미할 뿐만 아니라 일시적이라는 것을 밝혀냈다. 뉴잉글랜드 의학저널(New England Journal of Medicine)[3]에 게재된 2개의 논문에 따르면 저탄수화물 식단이 저지방 식단보다 더 많은 체중감량을 유도한다는 것이 밝혀졌다.

지난 30년 동안 미국인들은 지방을 줄여 건강해지려고 노력했다. 그러나 미국인의 비만율은 1960년 이후로 3배가 됐다. 그리고 미국 인구의 2/3가 현재 과체중 상태이며 아이들의 비만과 당뇨도 흔하다. 역사상 처음으로 비만으로 인해 인간의 수명이 줄어들고 있다. 우리 세대의 아이들은 부모 세대보다 더 병들고 더 일찍 죽게 되는 것이다.[4]

지난 40년 동안 미국인들의 지방 섭취는 전체 칼로리의 42%에서 34%로 감소했다. 미국인들은 그 어느 때보다 지방을 적게 섭취하지만 살은 더 찌고 있는 것이다. 이것이 미국의 모순이다.

이렇게 된 주요 원인 중 하나는 바로 저지방 식단에 있다. 저지방 식단에는 녹말이나 당분이 함유된 탄수화물이 많이 포함돼 있는데, 이는 지방을 피하기 위해 지방이 많은 음식 대신에 구하기 쉬운 탄수화물(밀가루, 쌀, 파스타, 감자, 설탕)을 섭취하기 위한 것이다. 이러한 탄수화물들은 지방이 부족해서 느끼는 허기를 일시적으로 채우는 데 도움이 된다. 게다가 탄수화물 식품은 생산과 유통이 쉽기 때문에 식품업계에서는 탄수화물 식품을 파는 데 돈과 노력을 쏟아 붓는다. 이제 탄수화물 식품은 어디에나 있다.

이러한 탄수화물 식품은 몸속의 인슐린 수치를 높이고 결과적으로 살이 찌도록 만든다. 또한 탄수화물 식품은 과식하기가 쉽다. 포만감을 주는 지방에 비해 당분은 허기를 느끼게 하기 때문이다. 탄수화물에 대해서는 4장에서 더 자세히 살펴보겠다.

지방이 나쁘다는 증거는 어디에도 없다

저지방 식단으로 건강해지고 살을 뺄 수 있다는 이러한 생각의 가장 큰 모순은 과학적인 증거가 전혀 없다는 것이다. 저지방 식단이 좋다는 생각에 그동안 길들여져서 어쩌면 당신은 이 사실을 받아들이기 힘들지도 모른다. 그럼에도 불구하고 이것은 사실이다. 다음의 연구결과를 한번 살펴보자.

저지방 식단과 심장병 간의 관계를 생각해보라. 우리는 모두 고지방 식단이 심장병을 유발한다고 알고 있다. 우리는 지방을 섭취하면 콜레스테롤 수치가 높아지고 이것이 심장마비로 이어진다고 배워왔다. 그렇기 때문에 우리는 지방 섭취를 줄이면 심장마비가 올 확률이 적어진다고 생각한다. 역설적이게도 심장질환으로 인한 사망률은 낮아지고 있지만 심장질환 발병률은 여전히 줄어들고 있지 않다. 미국 심장학회의 통계에 따르면 1979년에서 1996년 사이에 심장 관련 수술 건수가 120만 건에서 540만 건으로 증가했다고 한다. 이것은 미국이 채택한 저지방 식단으로는 심장병을 줄일 수 없다는 증거이다. 우리는 심장병이 발병한 후에 그것을 치료하는 것에만 능숙해졌을 뿐이다.

또 다른 유명한 연구인 라이언 심장연구(Lyon Heart Study, 심근경색을 앓은 환자에게 저지방 식단을 섭취하게 함)[5]는 중간에 중단되어야 했다. 왜냐하면 미국 심장학회가 권장한 저지방 식단을 섭취한 사람들이 죽어가고 있었기 때문이다. 반면에 건강한 지방 함량이 높은 지중해식 식단(올리브 오일, 견과류, 아보카도, 생선 등)을 먹은 사람들은 아무 문제가 없었다.

좀 더 최근의 연구[6]에 따르면 10년 넘게 건강한 생활방식을 유지해 온 노인층(70~90세)에서 거의 70%의 사망률 감소(사인과는 상관없이)가 나타났다. 이들의 생활습관에는 지방 함량이 높은 지중해식 식단, 적당한 운동, 비흡연, 적당한 알코올 섭취가 있었다.

하버드대에서 진행한 연구(Nurse's Health Study)는 너무 불합리해서 믿기 힘든 연구 중 하나이다. 이 연구는 식품에 함유된 지방과 심장질환과의 관계를 찾기 위해 10년이 넘는 기간 동안 30만 명이 넘는 여성을 대상으로 진행되었다.

미국 정부는 식품에 함유된 지방이 치명적이길 바라면서 이 연구에 1억 달러나 쏟아부었지만, 이 연구는 지방과 심장질환 사이에 어떤 연관성도 증명하지 못했다. 하지만 정부는 저지방 식단이 건강하다는 수년전의 정책을 바꾸려하지 않았다. 이 프로젝트의 선임 연구원이자 대변인이었던 월레트 박사가 정부의 태도를 비난했지만 아무런 효과도 없었다. 저지방 식단을 지지하는 정부의 정책은 오늘날까지도 여러 책에 실려 있다. 아무런 과학적 증거 없이 채택되었는데도 말이다.

정말로 비극적인 것은 저지방 식단을 지지하는 정부의 이 괘씸한 정책이 비만과 당뇨, 심장질환, 심지어는 암과 관련된 질환을 만연하게 했다는 사실이다. 이와 같은 일이 어떻게 가능했을까? 그것은 미국 농무부(USDA)가 1992년에 미국인들이 저지방 식단을 채택하도록 부추겼기 때문이다. 지방 대신에 3~5컵의 시리얼, 쌀, 빵, 파스타를 섭취하는 음식 피라미드 식단을 국민들에게 추천했던 것이다. 그러나 이러한 식습관은 모든 치명적인 건강문제의 원인이 된다는 것이 증명되었다.

제약회사와 식품업계의 음모

설상가상으로 지방을 둘러싼 오해에 대한 대중의 믿음은 가장 힘 있는 몇몇 제약회사와 식품회사에 의해 수년 동안 더욱 견고해졌다. 저지방 식단에 대한 이들 기업의 지원은 과학적 자료에 근거한 것이 아니다. 그것은 의료업계도 마찬가지다. 비극적인 것은 그들이 이 근거 없고 건강하지 못한 믿음을 단지 금전적인 이익을 위해 지지했다는 것이다.

제약회사들은 나쁜 콜레스테롤이라고 불리는 LDL(low-density-lipoprotein: 저밀도 지단백)이 심장질환의 가장 큰 원인이라고 우리에게 말해왔다. 그러나 사실 심장질환을 결정하는 것은 전체 콜레스테롤 중 좋은 콜레스테롤이라고 부르는 HDL이 차지하는 비중이다(어떤 콜레스테롤이 좋은 것인지 구분하는 좋은 방법: LDL의 L은 나쁘다는 뜻의 lousy, HDL의 H는 happy로 기억하면 된다).

제약업계가 이런 근거 없는 믿음을 부추긴 이유는 과학적인 근거가 그것을 뒷받침했기 때문이 아니라 콜레스테롤 치료약의 대부분이 LDL 수치를 낮추는 스타틴Statins이라는 물질로 이루어졌기 때문이다. 콜레스테롤 치료약은 역사상 가장 판매가 잘 되는 약 중 하나이다. 콜레스테롤 중에서 HDL이 차지하는 비중은 사실 지방의 섭취가 아니라 섭취

하는 탄수화물의 양과 질에 의해서 결정된다.[7]

아래의 표가 이것을 잘 보여준다. 기준선 아래에 있는 모든 식품군들은 전체 콜레스테롤 중 HDL 비율을 높여준다. 반대로 기준선 위에 있는 식품군들은 전부 콜레스테롤 균형을 깨뜨리는 것이다. 표를 보면 알겠지만 탄수화물이 전체 콜레스테롤 중 HDL 비중을 망치는 주범이다.

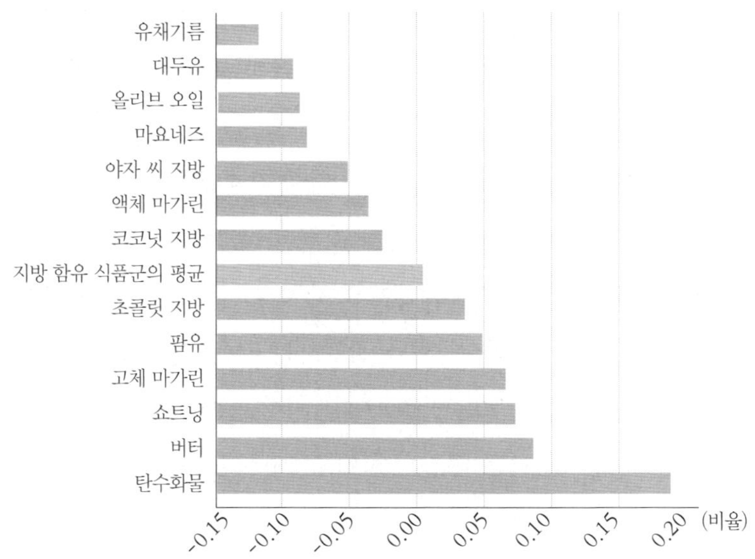

〈전체 콜레스테롤과 HDL 콜레스테롤의 비율〉

나쁜 탄수화물은 저지방 식단과 식품업계의 주요 구성품목이다. 빵, 파스타, 쌀, 설탕 같은 정제된 탄수화물에서 야채와 콩류, 곡물, 과일 같은 좋은 탄수화물로 옮겨간다면 노화와 비만에 의한 질병을 극적으로 줄일 수 있을 것이다. 하지만 식품업계에서는 패스트푸드나 탄산음료,

과자, 초콜릿 등을 광고하기 위해 연간 300억 달러를 사용한다. 이러한 회사들이 제품을 감자튀김에서 과일로 바꾼다면 얼마나 많은 손해를 볼지 상상할 수 있겠는가? 식품산업은 미국 GNP의 12%를 차지한다. 따라서 이 문제는 건강의 문제인 동시에 경제의 문제인 것이다.

미국에서 지방을 둘러싼 오해를 극복할 수 있는 방법은 한 가지뿐이다. 개개인이 지방의 역할에 대해 이해하고 지방과 신진대사의 관계를 이해하는 것이다. 그리고 지방이라고 다 같지 않다는 것을 잊지 말아야 한다.

지방이라고 다 같지 않다

모든 지방은 다 같을까? 그것은 전혀 사실이 아니다. 살찌게 하는 지방도 있지만 몇몇 지방들은 건강에 좋을 뿐만 아니라 실재로 체중감량에 도움이 된다. 2장에서 살펴봤듯이 음식들은 서로 다른 방식으로 우리 몸과 상호 작용한다.

지방의 경우도 마찬가지다. 어떤 종류의 지방은 건강에 좋은 반면 어떤 지방은 치명적이다. 문제는 건강한 지방까지 우리의 식단에서 제외돼왔다는 것이다. 그에 반해 치명적인 지방이 포함된 식품은 너무 흔해서 피하기 힘들다.

어떤 지방이 건강한 지방인지는 지방이 우리의 유전자와 주고받는 정보에 달려 있다. 좋은 지방은 건강과 체중감량에 대한 정보를 주고받는다. 하지만 나쁜 지방은 그 반대의 정보를 주고받는다. 이러한 의사소통을 위해 지방에서 나오는 물질들은 세포핵 수용체의 하나인 PPARs에

달라붙는다.[8]*

　서로 다른 종류의 지방은 각각 다른 방법으로 PPAR 수용체와 상호 작용한다. 나쁜 지방들(다양한 지방에 대한 정보는 앞으로 다룬다)은 지방연소 유전자의 작동을 중단시켜서 체중감량을 어렵게 만든다. 반면 좋은 지방은 똑같이 PPAR 수용체와 결합하더라도 신진대사를 촉진하고 지방을 연소하며, 인슐린 민감성을 증대시키는 유전자들을 작동하는 역할을 한다[9](정제된 탄수화물을 섭취하면 인슐린을 과다하게 생산하게 되는데 이것이 반복되면 많은 양의 인슐린에도 몸이 적절히 반응하지 못하게 된다. 이것을 인슐린 저항성이라고 한다).

　일반적으로 이러한 문제는 당분을 너무 많이 섭취하거나 나쁜 탄수화물을 먹을 때 발생한다. 이러한 행위는 모든 퇴행성 건강문제(노화와 관련된 질환)의 주요 원인이 된다. 따라서 우리에게 필요한 것은 인슐린 저항성이 아니라 인슐린 민감성인 것이다(인슐린 민감성과 저항성에 관해서는 다음 장에서 더 자세히 살펴보겠다).

　예를 들어 한 연구를 보면 생선 기름(좋은 지방)인 EPA는 PPAR 수용체와 결합하면 지방을 연소하고 인슐린 민감성을 증대한다.[10] 반면 트랜스 지방(진짜 나쁜 지방)은 생선 기름과는 반대로 신진대사를 억제하고 지방연소 속도를 늦춘다.[11]

　이 모든 이야기의 핵심은 바로 이것이다. '좋은 지방을 섭취해서 지방연소 능력을 향상시켜라. 나쁜 지방을 섭취하면 체중을 증가시키고

신진대사를 늦추는 유전자를 작동하는 셈이다. 당신이 섭취하는 지방의 종류는 지방의 양보다 훨씬 중요하다.'

남은 과제는 어떤 지방이 좋은 것이고 어떤 지방은 나쁜 것인지 알아보는 것이다. 그럼 이제 무엇이 좋은 지방인지 알아보자.

좋은 지방, 나쁜 지방, 최악의 지방 구별하기

지방은 크게 3가지로 나눌 수 있다. 좋은 지방, 나쁜 지방, 최악의 지방으로 말이다. 좋은 지방은 신진대사와 지방연소를 빠르게 하는 유전자를 작동해 우리를 건강하게 만든다. 반면 나쁜 지방은 신진대사를 거스르고 체중감량을 어렵게 만든다.

한편 최악의 지방은 이런 것들과 전혀 다른 종류의 지방이라고 할 수 있다. 이것은 인공지방을 말하는데 우리 몸에서 제대로 소화될 수 없는 것이다. 이 지방은 세포의 자연스러운 기능을 방해하고 건강을 급격히 악화시킨다. 그럼 이제부터 이 3가지 카테고리별로 지방을 나누고 각 지방이 어떻게 우리 몸과 상호 작용하는지, 어떤 식품에서 얻을 수 있는지 간략히 설명하겠다.

좋은 지방

오메가-3

좋은 지방의 최고봉은 역시 오메가-3이다. 이 지방은 야생의 식품에 함유돼 있다. 우리는 이 필수적인 지방을 섭취하도록 진화했다. 왜냐하면 아직 농업 혁명(아주 짧은 혁명기)이 시작되기 전인 1만 년 전의 인류는 야생에서 음식을 채집해 먹어야 했다.

문제는 오늘날 미국인의 99%가 이 건강하고 필수적인 지방을 충분히 섭취하지 못한다는 것이다. 왜냐하면 대부분의 사람들이 가공되지 않은 자연 그대로의 음식을 충분히 먹지 않기 때문이다. 불행하게도 우리가 먹는 대부분의 생선은 양식된 것이거나 수은이나 PCBs(폴리염화비페닐)같은 유독성분 또는 여러 가지 중금속에 오염된 것들이다. 어느 것이든 우리 몸에 유해한 것은 당연하다.

오늘날에는 오메가-3를 소수의 가공되지 않은 자연식품에서 찾을 수 있을 뿐이다. 다음은 그 예다.

- 자연산 생선(자연산 연어 포함), 청어, 정어리, 신선한 멸치(양식된 생선이나 수은이 더 많이 축적되어 있는 황새치나 참치 같은 큰 생선은 피하라)
- 아마씨와 아마씨 기름
- 호두나 호박씨, 대마씨 같은 견과류와 씨앗류

단일불포화지방

지중해식 식단에서는 칼로리의 40%가 지방에서 나온다. 이것은 주로 올리브 오일의 단일불포화지방으로, 이러한 식단은 심장질환이나 당뇨, 암 같은 만성질병의 위험을 감소시킨다. 올리브 기름 섭취는 염증을 감소시키고 면역을 강화한다. 또한 올리브 기름에는 페놀Phenols이라고 불리는 강력한 식물 항산화 물질이 포함돼 있어서 혈압과 혈당, 콜레스테롤 수치를 낮추고 혈액을 깨끗하게 한다.

단일불포화지방은 가장 건강한 지방 중 하나이다. 이 지방에는 포화지방이나 트랜스 지방 또는 다중불포화 식물성 기름인 오메가-6와 달리 역효과가 없다. 단일불포화지방이 함유된 식품에는 다음과 같은 것이 있다.

- 엑스트라 버진 올리브 기름(73%), 헤이즐넛(53%), 아몬드(35%), 브라질 호두(26%), 캐슈 열매(28%), 아보카도(12%), 참깨(20%), 호박씨(16%)

몇몇 포화지방

대부분의 포화지방이 유지방과 미리스트산(myristic acid, 코코넛 오일 등에서 얻어지는 고형 지방산) 같은 나쁜 지방이지만 몸에 좋은 포화지방도 존재한다. 포화지방의 나쁜 면은 대부분의 포화지방이 LDL 콜레스테롤에 미치는 영향과 특정 유지방의 부정적인 효과와 관련이 있다.

하지만 인간의 유선(乳腺, 젖샘)은 아기들의 성장에 꼭 필요한 몇몇 포화지방을 생산해낸다. 실제로 인간의 뇌의 60%는 지방으로 이루어져 있으며 이는 라우르산(lauric acid, 염기성 포화지방산)과 오메가-3라는 특수한 지방을 포함한 것이다. 이 지방들은 세포막에서 발견될 뿐 아니라 심장세포가 선호하는 에너지의 원천으로 사용된다.

그러나 불행하게도 포화지방에 관한 연구는 거의 없다. 하지만 몇몇 포화지방을 식단에 포함시키는 것은 중요하다. 코코넛 기름이나 코코넛 우유같이 라우르산이 많이 함유돼 있는 코코넛 제품이 포함된다면 이상적일 것이다. 하지만 궁극적으로 포화지방의 섭취는 최소화(전체 칼로리의 5%)할 필요가 있다. 이를 위해서는 상업적으로 사육된 소고기, 돼지고기, 양고기, 가금류 고기의 섭취량을 줄여야 한다. 방목되거나 풀을 먹여 키운 동물들은 세포 안에 포화지방 함량이 훨씬 낮다. 예를 들어 사육된 수송아지는 풀을 먹인 수송아지보다 조직 속에 5배나 많은 포화지방을 포함하고 있다.

좋은 포화지방은 라우르산이 많이 함유된 코코넛 기름뿐만 아니라, 면역력을 강화하고 바이러스와 곰팡이를 죽이는 모유에도 함유돼 있다. 추천할 만한 코코넛 제품과 포화지방 제품은 다음과 같다.

- 생코코넛, 코코넛 우유, 코코넛 기름, 야자열매 기름, 마카다미아
  macadamia 기름

정제되지 않은 '오메가-6 다중불포화지방'(소량)

우리는 정제되지 않은 '오메가-6 다중불포화지방' 역시 소량 필요하다. 이것은 화학 처리되지 않은 자연 상태의 식물성 기름이다.

오늘날의 문제는 우리 식단에서 차지하는 오메가-3와 오메가-6의 비율이 많이 변화했다는 것이다. 질이 낮은 다중불포화 식물성 기름은 주변에 너무 많다. 이 정제된 기름은 대개 식당에서 많이 사용하는 옥수수유, 홍화유 같은 식물성 기름들이다. 혹시 이런 기름을 무심코 사용하고 있지는 않은지 집에서 쓰는 기름을 한번 살펴보길 바란다. 요즘에 이런 기름들이 여기저기서 너무나 많이 사용되고 있는데 이것은 건강에 좋지 않다.

그럼에도 불구하고 냉압착식(혹은 저온추출법, 영양소 파괴가 적음)으로 만든 오메가-6 지방산을 소량 섭취하는 것은 반드시 필요하다. 왜냐하면 우리 몸은 베타 오메가-6와 오메가-3 지방의 균형을 유지하도록 진화했기 때문이다. 소량으로 섭취하면 체중감량에 도움이 되는 '오메가-6 다중불포화지방'이 들어있는 식품을 몇 가지 소개하겠다.

- (냉압착식) 포도씨유, 해바라기씨유, 홍화씨유, 호두기름, 참기름

나쁜 지방

정제된 다중불포화 식물성 지방

○ 항목에는 상업적으로 많이 사용되는 옥수수유, 대두유, 홍화씨유 같은 식물성 기름들이 포함되어 있다. 이것을 제대로 이해하는 데 위에 언급한 '정제되지 않은 오메가-6 다중불포화지방'에 대한 내용이 도움이 될 것이다.

대부분의 포화지방

소고기, 돼지고기, 양고기, 닭고기, 유제품은 포화지방의 주요 공급원이다. 흔히 달걀에 포화지방이 많이 함유돼 있다고 생각하는데 달걀에는 평균 2g의 포함지방이 함유돼 있고 오메가-3를 첨가한 달걀에는 그보다 더 적게 포함돼 있다. 대신 달걀 노른자에는 콜레스테롤이 포함돼 있는데 혈중 콜레스테롤 수치에 영향을 줄 정도는 아니다.

따라서 알레르기만 없다면 달걀은 단백질의 원천으로 좋은 식품이

다. 필수적인 지방이 적절히 들어 있는 오메가-3가 첨가된 달걀을 살 수 있다면 더욱 좋다. 조개류도 콜레스테롤을 함유하고 있지만 포화지방이 가장 적다. 콜레스테롤을 섭취한다고 해서 콜레스테롤 수치가 올라가는 것은 아니다. 혈액 속 콜레스테롤의 대부분은 포화지방과 당분, 정제된 탄수화물에 의해 만들어지기 때문이다.

소나 돼지를 무엇을 먹여 길렀는지 살펴보는 것도 중요하다. 앞에서 말했듯이 사육된 소고기는 풀을 먹인 소고기보다 5배나 포화지방이 많다. 체중이나 건강과 관련해서 좀 더 깨끗한 동물 단백질을 선택해야 하는 이유는 여러 가지가 있다. 사육된 동물에게 주입하는 구충제와 각종 호르몬, 항생제의 섭취를 줄일 수 있을 뿐만 아니라 광우병을 유발하는 프리온(prion, 변형 단백질)을 피할 수 있다. 물론 깨끗한 단백질 식품들은 비싸고 구하기 힘들다. 하지만 가능하다면 최상의 질을 가진 식품을 구입하기 위해 노력하기를 바란다(이 책의 뒷부분에 가서 깨끗한 육류의 종류를 소개하겠다).

최악의 지방

경화유 또는 트랜스 지방

가장 위험한 지방은 가짜 지방인 '트랜스 지방'과 부분적으로 경화된 지방이다.* 이들 지방은 인위적으로 만든 것으로 버터가 부족하던 시기에 식물성 기름으로 가짜 버터를 만들기 위해 개발된 것이다. 이것은

---

* 트랜스 지방은 식물성 기름에 수소를 첨가해 반고체 상태로 가공하는 과정에서 생겨난다. 이 트랜스 지방은 주로 식물성 쇼트닝이나 마가린, 크래커, 사탕, 쿠키, 과자, 빵, 샐러드 드레싱 등의 가공된 식품에 사용된다.

얼핏 좋은 생각처럼 보이지만 인체에 유해하다는 결정적인 문제를 갖고 있다.

이 지방들은 신진대사를 억제하고 체중증가를 유발한다. 그리고 당뇨와 심장질환, 암의 발생 위험을 높인다. 지구상의 어떤 동물도 이 가짜 지방을 섭취하지 않는다. 그런데도 우리는 아무 생각 없이 엄청난 양을 소비하고 있는 것이다.

이 지방들은 썩지 않기 때문에 상업적으로 가공되거나 포장된 거의 모든 제품에서 발견된다. 이 지방들은 오랜 시간이 지나도 썩지 않는 플라스틱과 비슷하다. 리츠Ritz 크래커의 유통기한이 몇 년이나 되는 이유를 궁금해한 적이 있는가? 그렇다면 마가린 통의 뚜껑을 연 채로 한동안 그냥 두어보라. 어떤 벌레도 그 근처에 가지 않는 것을 확인할 수 있을 것이다.

식품업계의 저항에도 불구하고 미국 식약청(FDA)은 마침내 2006년 1월 1일부터 제품에 트랜스 지방 함유량을 표기할 것을 명령했다. 이러한 조치는 2003년 7월에 트랜스 지방에 대한 규제가 만들어진 지 3년 만에 취해진 것이다. 그리고 트랜스 지방이 해롭다는 것이 밝혀진 지 십수 년이 지난 후에야 일어난 일이다. 식약청은 트랜스 지방 함유 여부를 제품에 표기하여 그것의 위험성을 사람들에게 알리는 것만으로도 연간 9~18억 달러의 의료비용을 절감할 수 있다고 추정했다.

그러면 트랜스 지방은 왜 나쁜 것일까? 이유는 여러 가지가 있겠지만 우리가 알아야 할 것이 몇 가지 있다. 우선 트랜스 지방이 우리의 신진대사를 방해한다는 것은 확실하다. 만약 당신이 과자나 케이크를 먹으면 엄청난 양의 트랜스 지방을 섭취하게 된다. 이 지방은 몸속에 들어가 우리 유전자에게 신진대사를 늦추라고 지시한다. 이것이 체중증가의 원인이 되는 것이다.

요즘에는 끔찍할 정도로 질이 나쁜 지방들이 곳곳에 퍼져 있어서 리스트를 만들기 힘들 정도이다. 과장이 아니라 트랜스 지방은 모든 가공식품에 들어 있다. 단지 '경화된' 혹은 '부분적으로 경화된' 지방이라고 이름을 다르게 표기하고 있을 뿐이다. 제품을 먹기 전에 겉면의 표기를 읽으면서 이러한 용어를 찾아보기 바란다. 만약 찾았다면 그것은 제품에 트랜스 지방이 엄청 함유돼 있다는 뜻이다.

그래도 여전히 내가 추천한 것을 사지 않는다면

당신이 만약 아직까지도 지방의 중요성을 간과하고 있다면 다음의 예를 한번 살펴보기 바란다. 그린란드 이누이트(Inuit, 에스키모라고 부르기도 함)족을 면밀히 조사한 바에 따르면 그들의 식단 70%가 지방으로 이루어져 있다. 이는 현대의 지방 소비 권장량을 초과하는 것이다. 그럼에도 불구하고 이들은 여전히 날씬하며 심장질환과 당뇨, 비만과 같은 병에 걸리지 않는다.

왜 그럴까? 그들은 북극곰과 물개, 곤들매기(artic char, 연어과의 민물고기), 고래, 해마같이 손쉽게 구할 수 있는 음식을 먹는다(북극에는 이런 것들이 흔하다!). 이 동물들에 포함된 지방은 거의 대부분이 오메가-3와 단일불포화지방이다.

이누이트족은 적응력이 강해 최근까지는 그들의 환경에 잘 적응했다. 그러나 현대에 와서 이누이트족의 식단은 양질의 고지방 식단에서 가공된 탄수화물의 함량이 높은 저지방 식단으로 바뀌었다. 그러자 이들은 매우 짧은 시간동안 급속히 살이 찌기 시작했다(다음 장에서 그 이유를 살펴보겠다).

지방과 초강력 신진대사 처방

지방이 모두 나쁘지는 않다는 것을 아는 것은 신진대사를 치유하기 위한 중요한 첫 걸음이다. 다시 말하지만 좋은 지방(특히 오메가-3, 자연산 생선과 견과류에 들어 있는 지방산)을 식단에 포함하는 것은 중요한 일이다. 저지방 식단으로는 절대 살을 뺄 수 없다. 물론 나쁜 지방 함량이 높은 식단은 더 나쁘다.

초강력 신진대사 처방은 좋은 지방을 식단에 포함시켜 살이 빠지게 하는 유전자를 깨울 것이다. 그러면 당신은 살이 빠지는 놀라운 경험을 할 수 있다.

- 저지방 식단은 우리 사회가 오랫동안 부추겨왔던 식단이다. 이러한 식단은 효과가 없을 뿐만 아니라 이를 뒷받침할 과학적 근거도 없다.
- 이것은 저지방 식단과 고지방 식단의 대결이 아닌 어떤 종류의 지방을 섭취할 것인가의 문제다. 이미 살펴보았듯이 음식에 들어 있는 지방과 유전자 간의 정보 교환은 신진대사에 영향을 끼친다.
- 오메가-3는 우리 몸에 필수적인 좋은 지방이다. 이 지방은 생선과 아마씨, 견과류 등에 함유돼 있으며 신진대사를 촉진한다. 그러니 섭취에 신경 써야 한다.
- 트랜스 지방은 체중증가와 신진대사 악화, 염증, 당뇨의 원인이 된다. 그러니 절대로 먹지 말라.

CHAPTER 4

탄스화물에 대한 오해:
탄수화물을 적게 먹으면 날씬해진다

탄수화물에 대한 혼란 끝내기

36세의 보험 영업사원인 조나단Jonathan은 꿈의 다이어트에 더해 들었을 때 지상낙원에 도달한 것 같았다. 비록 탄수화물과 빵을 포기해야 했지만 달걀과 소시지, 갈비, 그리고 스테이크를 즐길 수 있었기 때문이다. 뿐만 아니라 커피에 크림을 듬뿍 얹고도 죄책감을 느끼지 않아도 되었다. 그는 먹고 싶은 만큼 먹으면서 살을 뺄 수 있었고, 이렇게 해서 9kg가량을 감량했다.

다이어트를 하는 동안 변비와 치질에 시달리고 입 냄새도 심하게 났지만 그는 포기하지 않았다. 그러나 조금 시간이 지나자 피로감이 심해졌고, 건강이 나빠지는 것 같은 느낌이 들었다. 매일 베이컨과 생크림, 스테이크를 먹는 것에도 질려버리고 나자 더 이상 체중도 줄어들지 않았다. 그리고 그는 야채와 과일이 먹고 싶어졌다.

내가 그를 처음 만났을 때 그는 과체중을 위한 장기적인 해결척을 찾고 있었다. 초기에 기름진 식단에 열광하던 그는 베이컨과 크림, 스테이크를 매일 먹는 것이 건강에 해롭다는 것을 깨달았다. 그가 옳았다. 암이나 심장질환, 신장 기능저하, 골다공증의 위험은 제외하고라도 그는 기분이 정말 좋지 않았다.

나는 그에게 그가 가장 좋아하는 육류(물론 방목되거나 유기농법으로 키워진), 섬유질, 비타민, 미네랄(동물성 단백질과 지방으로만 식사를 하던 사람에게 부족한), 흡수가 느린 혹은 혈당부하가 낮은 탄수화물이 함유된 자연식품 식단을 권유했다.

그는 활력을 되찾았고 치질과 변비, 나쁜 입 냄새가 몇 kg의 살과 함께 사라졌다. 그는 제대로 먹기만 한다면 탄수화물과 지방을 제외할 필요가 없는 평생 식단을 찾아낸 것이다.

탄수화물은 당신의 식단에서 가장 중요하다

모든 칼로리와 지방은 다 같지 않다. 그렇다면 모든 탄수화물은 다 같을까? 지금쯤이면 당신도 대답이 '아니오'라는 것을 알고 있을 것이다. 지방과 마찬가지로 탄수화물에도 여러 종류가 있다. 그리고 각각의 탄수화물은 유전자와 다른 방식으로 의사소통하면서 신진대사에 눈에 띄게 다른 영향을 끼친다.

지금까지 탄수화물과 관련한 미국문화에 대해 상세하게 설명하기는 했지만 사실 탄수화물은 장기적인 건강에 가장 중요한 음식이다. 믿을 수 없겠지만 사실이다. 탄수화물 없이는 어느 누구도 오래 살 수 없다.

탄수화물이 함유된 자연식품에는 가장 필수적인 영양소들이 함유돼 있다. 그리고 건강과 신진대사를 촉진하는 특별한 화학물질도 들어 있다. 불행하게도 인간은 우리 식단의 대부분을 차지하고 있는 가공된 탄수화물을 신진대사 하도록 진화하지 못했다. 가공되고 정제된 탄수화물은 신진대사를 저하시키며 당뇨나 심장질환, 치매, 암을 포함해 노화와 관련된 주요 질병을 유발한다. 미국인들은 아마 탄수화물 하면 빵이나 파스타, 설탕을 생각할 것이다. 물론 이것들도 탄수화물이기는 하다. 하지만 탄수화물의 세계는 이보다 훨씬 넓다.

탄수화물이란 무엇인가?

탄수화물은 에너지를 생산하는 3대 영양소 중 하나다. 다른 두 가지는 지방과 단백질이다. 당신은 아마 어떤 종류의 지방과 단백질을 말하는 것인지 궁금해할지도 모른다. 지방은 그냥 지방이지만 단백질에는 동물성과 식물성이 있다. 생명의 기본 단위인 아미노산은 단백질로부터 나온다. 단백질은 주로 우리 식단의 많은 부분을 차지하고 있는 육류, 달걀, 유제품, 생선, 콩류, 씨앗류, 견과류에서 얻을 수 있다.

탄수화물은 그 밖의 모든 것이라고 보면 된다. 탄수화물은 우리가 먹는 대부분의 식품에 들어 있다. 따라서 탄수화물 없이는 굶어죽게 되고 말 것이다. 지상에 살아 있는 것들의 90%는 탄수화물로 구성돼 있다. 또한 전 세계 인구가 소모하는 칼로리 중 70~80%가 탄수화물에서 얻어진다(최근에 미국인들이 섭취하는 칼로리 중에서 탄수화물이 차지하는 비율이 50%라는 것을 생각하면 재미있다).[1)]

요즘 사람들은 탄수화물 하면 '하얀 골칫거리'라고 불리는 하얀 밀가루와 백설탕, 그리고 이것들로 만든 제품을 떠올릴 것이다. 당신이 상점에서 발견하는 대부분의 빵이나 파스타, 시리얼은 이 '하얀 골칫거리'를 포함하고 있고 이것은 아주 나쁜 탄수화물이다. 그 이유에 대해서는 아래에서 설명하도록 하겠다.

그런데 당신은 야채도 탄수화물이라는 것을 알고 있는가? 몇몇 과일들이 그렇고 곡물과 콩류, 견과류, 씨앗류도 모두 탄수화물이다. 이들 각각은 수천 년 동안 인간의 식단에서 매우 중요한 요소였다. 평생 건강하고 날씬하게 살기 원한다면 반드시 좋은 탄수화물을 섭취해야 한다. 특히 탄수화물에는 식물영양소(phytonutrients)가 포함되어 있기 때문에 더욱 그렇다.

탄수화물 = 식물영양소

식물영양소는 식물의 화학성분으로, 치료효과가 있다고 알려져 있다. 그리고 이들은 특정 종류의 탄수화물에서만 발견된다. 'phyto'라는 접두사는 식물(plant)이라는 뜻으로, 파이토뉴트리언츠phytonutrients는 식물성 식품에서만 발견되는 영양소이다. 우리가 이 중요한 물질을 섭취할 수 있는 유일한 방법은 자연 그대로의 가공되지 않은 식물성 식품을 먹는 것뿐이다(모든 식물성 식품에는 탄수화물이 들어 있다!).

식물영양소는 최상의 건강을 유지하는 데 필수적이다. 이 영양소는 지방을 연소시키고 노화를 억제하는 유전자를 작동시킨다. 이것은 자연의 가장 강력한 항산화제로 산화적 스트레스(oxidative stress)를 감소시킨다(산화적 스트레스에 관해서는 12장에서 살펴보겠다). 또한 각각의 식물영양소는 신진대사에 영향을 미친다. 우선 식물영양소가 건강과 건강한 신진대사에 필수적이라는 것만 알아두기 바란다.

만약 당신이 저탄수화물 식단을 잠깐이라도 접해보았다면 혈당지수(GI: glycemic index)에 대해서 들어봤을 것이다. 이 지수는 여러 면에서 좀 허묵은 것이다. 그 이유에 대해서는 아래에서 설명하겠다. 혈당지수는 우리가 먹는 탄수화물 안에 얼마나 많은 식물영양소가 들어 있는지 알 수 있는 지수로 대처되어야 한다. 이렇게 만들어진 지수가 식물영양소 지수(PI: phytonutrient index)이다. 이 지수는 우리에게 혈당지수노다 더 많은 정보를 제공한다. 왜냐하면 이를 통해 우리 식단에 치료효과가 있는 식물성 식품이 얼다나 포함돼 있는지 알 수 있기 때문이다.

식품에 이런 식으로 접근하는 것이 아직 일반적인 방식은 아니다. 그러나 이것은 양질의 식품을 선택하는 가장 편리한 방법이다. 만약 당신이 어떤 음식을 먹고 싶다면 그것이 옛날에 우리 조상들이 먹던 음식인지 한번 생각해봐야 한다. 만약 그렇다면 먹어도 되지만 그렇지 않다면 먹지 않는 것이 좋다.

식품에 식물영양소가 얼마나 포함되어 있는지 알 수 있는 표나 기록이 없는 만큼 일반적으로 생각하는 것이 필요하다. 완전한 상태(신선하고 가공되지 않은)의 야채와 과일, 견과류, 콩류, 씨앗류, 곡물을 한번 상상해보라. 그리고 이들의 다양한 색깔과 종류를 한번 생각해보라. 대부분의 정제된 기름, 설탕, 곡물, 감자 제품, 강한 술과 육류제품(유감스럽게도 서양 식단의 주된 에너지원들)에는 식물영양소가 없다.

진화론적인 관점에서 봤을 때 이러한 식물영양소는 우리 식단에 필수적인 것들이다. 우리의 돋은 매우 게으르기 때문에 스스로 뭔가 만들어낼 필요가 없는 것은 다른 데서 섭취하는 것으로 진화했다(인간은 스스로 비타민C를 합성할 수 있는 능력을 잃어버린 몇 안 되는 포유동물 중 하나다). 우리 식단에 포함된 식물영양소는 건강과 체중에 영향을 미치는 유전자의 신호를 통제하는 데 필수적이다. 이것이 우리가 식물성 자연 식품들을 먹어야 하는 이유이다. 이러한 식물영양소는 체중과 신진대사를 통제하는 유전자에 영향을 미치고 현대 문명의 모든 만성질병을 예방할 수 있도록 돕는다.

질병에 저항할 수 있는 식물영양소는 연구를 통해 매일같이 발견되고 있다. 여기에 그 몇 가지 예를 소개하겠다. 콩 제품에 들어 있는 이소플라본isoflvone과 아마씨에 함유되어 있는 리그난lignan, 녹차의 카테킨catechin, 코코아의 폴리페놀polyphenol, 브로콜리의 글루코시놀레이트glucosinolates, 로즈마리의 카르노솔carnosol, 레드와인의 레스버라트롤resveratrol 등이 있다. 이 모든 화합물들은 다양한 경로로 질병, 비만과 싸운다. 이들은 초강력 신진대사의 비결 중 한 부분이며 음식이 유전자에 말을 거는 경로이기도 하다.

우리의 조상들은 야생에서 식량을 구했다. 야생 딸기, 각종 식물, 뿌리, 버섯 등을 말이다. 최근에 나는 알래스카 남동부의 한 섬에 갔는데 그곳에서 다양한 식물영양소를 발견했다. 그곳에는 미국산보다는 작지만 색감과 맛이 풍부하고 당분이 적은 크렌베리cranberry와 블루베리blueberry, 나군베리nagoonberry, 라스베리raspberry, 딸기 등이 있었는데 이러한 것들은 식물영양소를 듬뿍 담고 있다. 한편 짙은 색을 가진 야채를 먹을수록 우리는 더 많은 식물영양소를 섭취할 수 있다. 그리고 이를 통해 질병을 예방하고 체중감량에 도움을 얻게 된다.

신선한 야채는 그만큼 식물영양소 수치가 높지만 빵이나 파스타에는 수치라고 할 만한 것이 없다. 정제되거나 가공된 탄수화물보다 신선한 야채에 치료효과가 있는 식물영양소가 더 많다는 뜻이다. 이것이 가공된 탄수화물이 우리 몸에 나쁜 이유이다. 이들은 '텅 빈 칼로리'일 뿐이다. 여기서 텅 비었다고 표현하는 이유는 비타민과 미네랄, 식물영양소 같은 영양소가 전혀 없기 때문이다. 가공된 탄수화물로 당분이나 열량 섭취는 높일 수 있지만 식물영양소가 풍부한 유기농 야채에서 섭취할 수 있는 건강에 좋은 요소는 전혀 얻을 수 없다.

가공된 탄수화물이 나쁜 이유는 또 있다. 사실 자연 상태의 탄수화물이 좋은 이유는 식물영양소를 포함하고 있기 때문만은 아니다. 식물영양소도 중요하지만 이것은 일부일 뿐이다. 섭취하는 탄수화물의 종류는 신진대사의 속도와 건강에 엄청난 영향을 미친다. 그러나 식물영양소 수치로는 이러한 영향의 일부만 볼 수 있을 뿐이다. 따라서 전체적인 그림을 보기 위해서는 우리 몸이 당분을 어떻게 신진대사 하는지 간략하게나마 살펴보는 것이 필요하다.

당분은 몸속에서 어떻게 혼란을 초래하나

탄수화물은 에너지의 주된 공급처이며 당분의 원천이다. 당분이 우리의 신진대사에 미치는 영향은 어떤 식품과 짝을 이루냐에 따라 결정된다. 만약 탄산음료처럼 당분으로만 이루어져 있다면 그것은 우리 몸에 매우 해롭다. 그렇지만 당분이 콩처럼 섬유질과 비타민, 미네랄과 여러 식물영양소가 있는 자연식품과 짝을 이룬다면 그것은 건강에 좋을 뿐 아니라 체중감량과 유지에 도움이 된다. 당분만으로 구성된 식단은 당분이 매우 빠른 속도로 혈액 속으로 녹아들어가기 때문에 해롭다. 혈액 속에 녹아든 당분은 허기와 체중증가를 자극하는 몸속 분자들의 연쇄반응을 일으킨다. 반면 좋은 식품과 짝을 이루면 당분은 혈액 속으로 좀 더 느리게 녹아들게 되고 안정된 신진대사를 유지할 수 있다.

탄수화물로 얻어지는 당분을 섭취해보고 어떤 일이 일어나는지 살펴보라. 밀가루도 좋고 식물영양소가 풍부한 야생 딸기도 좋다. 어떤 종류의 당분이든 몸속에 들어오면 췌장(이자)은 신진대사를 관장하는 인슐린이라는 호르몬을 생산한다. 인슐린의 역할은 당분이 세포에 전달될 수 있도록 돕는 것이다. 세포에 전달된 당분은 세포 속의 미토콘드리아(mitochondria, 세포 속의 에너지 발전소)에 의해서 에너지로 바뀐다. 결국 인슐린은 섭취한 당분을 몸이 사용할 수 있도록 돕는다. 또한 나중을 위해 사용하고 남은 당분을 저장하는 역할도 한다.

건강할 때 인슐린 수치와 혈당 간의 상호작용은 잘 조율된 기계와 같다. 당분을 섭취하면 우리 몸은 그것을 신진대사 하는 데 필요한 인슐린을 생산한다. 나중에 우리가 더 많은 당분을 섭취하면 또 인슐린을 생산한다. 이것은 우리 몸에서 매일 자연스럽게 이루어지는 과정이다.

그런데 우리가 너무 많은 당분을 섭취하게 되면 문제가 발생한다. 만약 정기적으로 많은 양의 당분, 특히 설탕처럼 빠르게 흡수되는 것을 섭취하면 혈당 수치가 상승하게 된다. 이런 일이 반복되면 우리의 몸은 인슐린의 기능에 대한 내성이 생긴다. 즉 같은 양의 당분을 처리하는 데 더 많은 인슐린이 필요하게 되는 것이다. 이를 '인슐린 저항성(insulin resistance)'이라고 부르는데, 이것은 우리의 식욕에 직접적인 영향을 미칠 뿐 아니라 건강에 심각한 위협이 될 수 있다.

인슐린 저항성은 마약중독과 비슷하다. 마약에 중독되면 우리 몸은 점차 그것에 익숙해지고 같은 효과를 내기 위해서 더 많은 마약을 필요로 하게 된다. 혈당 수치 역시 마찬가지다. 혈당 수치가 늘 높으면 그것에 내성이 생기는 것이다. 결과적으로 우리 몸의 조직들은 더 이상 호르몬에 정상적으로 반응하지 않게 된다.

결국 췌장은 이 내성을 극복하기 위해 인슐린을 더 많이 생산하게 된다. 이 같은 과정은 매우 빠르게 악순환으로 변한다. 혈액 속에 당분보다 인슐린이 더 많으면 우리의 몸은 당분과 인슐린의 균형을 맞추기 위해서 더 많은 당분을 섭취하려고 한다. 이때 당분을 섭취하면 인슐린은 이전보다 더 많이 분비된다. 그러는 동안 과다 섭취된 당분이 지방으로 쌓이게 되고 결과적으로 신진대사가 느려져 심장질환과 치매, 암 등의 질병에 걸릴 가능성이 높아진다.

이는 당뇨병 초기 상태와 같다. 다른 말로 대사증후군(metabolic syndrome), 인슐린 저항성, X신드롬이라고도 불리기도 한다. 9장에서 이러한 증상에 대해 더 자세히 알아보고 이것이 어떻게 체중감량에 직접적으로 영향을 미칠 수 있는지 살펴볼 것이다.

우선 우리가 섭취하는 탄수화물의 종류에 따라 인슐린 저항성에 직접적으로 영향을 미치는 속도와 정도가 어떻게 달라지는지 살펴보자.

탄수화물이 우리 몸에서 당분으로 변하는 속도는 탄수화물의 종류별로 모두 다르다. 우리의 몸이 당분으로 가득 차면 인슐린 수치도 급격히 상승한다. 이것은 좋지 않은 현상이다. 왜냐하면 이것이 인슐린 저항성으로 가는 지름길이기 때문이다.

하지만 느리게 연소되는 탄수화물도 있다. 이 탄수화물들은 몸속에서 당분으로 변하는 속도가 더 느리다. 따라서 인슐린 수치도 좀 더 안정적으로 지속될 수 있다.

그러면 우리가 지금 알아야 할 것은 한 가지뿐이다. 어떤 탄수화물을 먹어야 하며 어떤 것을 멀리해야 하는지 말이다. 문제는 그것을 구분하는 것이 쉽지 않다는 것이다. 한밤중에 앉아서 빵을 먹는 것과 브로콜리로 저녁식사를 하는 것 중에 하나를 선택하는 것처럼 간단한 문제가 아니다. 탄수화물 중에는 당신이 피하고 싶은 것도 있겠지만 식단에 넣고 싶은 것도 있을 것이다(이 부분은 나중에 더 자세히 살펴보겠다).

어쨌든 인슐린 문제를 유발하지 않도록 식사의 균형을 맞추기 위해서는 '혈당부하(glycemic load)'라는 개념을 먼저 알 필요가 있다.

탄수화물을 이해하는 새로운 방법: 혈당부하

지금까지 탄수화물을 설명하기 위해 여러 가지 용어가 사용되었다. 이러한 용어들은 너무나 자주 바뀌어서 소비자들뿐만 아니라 의사들까지 헷갈릴 정도이다. 당신도 아마 단일 탄수화물, 복합 탄수화물, 녹말, 당분, 혈당지수 등의 용어를 들어봤을 것이다. 이러한 용어들을 나열하자면 끝도 없다. 하지만 모든 연구에 공통적으로 의미 있는 용어는 하나뿐이다. 바로 혈당부하이다.

우리가 섭취하는 음식의 혈당부하(GL)를 살펴보는 것은 탄수화물을 이해하는 실용적인 방식으로 식품과 식사 구성, 체중감량에 도움이 된다. 이 방식의 가장 좋은 점은 혈당부하에 대해서만 이해하면 된다는 것이다(혈당부하가 낮은 식품은 식물영양소도 풍부하다). 혈당부하는 모든 식사에 대한 혈당(또는 인슐린 수치) 반응으로 측정된다.

한마디로 혈당부하는 모든 음식이 혈당에 미치는 영향을 나타내는 것이다. 이것은 탄수화물로 구성된 음식하고만 관련된 것이 아니다. 실제로 실리움(psyllium, 차전자 또는 질경이의 씨) 세 스푼을 콜라에 넣으면 우리는 콜라를 혈당부하가 높은 음료수에서 낮은 음료수로 바꿀 수 있다. 이것은 탄수화물이 당분으로 바뀌는 속도에 영향을 미치는 요소가 여러 가지이기 때문에 가능한 일이다. 즉 탄수화물의 종류뿐만 아니라 탄수화물과 함께 먹는 단백질, 지방, 섬유질 같은 다른 요소들도 당분이 흡수되는 속도에 영향을 미친다.

혈당부하는 이를 알아보기 위한 가장 좋은 지표이다. 이 지표에는 신진대사에 영향을 미치는 탄수화물과 지방, 단백질, 섬유질의 조합을 포함한 모든 요소들이 고려된다.

혈당부하가 높은 식사를 한다는 것은 우리가 먹은 식사 구성으로 인해 탄수화물이 매우 빠르게 흡수돼 혈당 수치가 매우 빠르게 올라간다는 것을 의미한다. 반면 탄수화물 비중이 낮은 식사를 한다거나 흡수가 느린 탄수화물 식사를 하면, 혈당 수치가 급격하게 올라가 걸리게 되는 비만과 노화를 예방할 수 있다.

식간의 혈당부하를 그려하는 것은 일반적인 상식으로도 충분히 가능하다. 그래도 어떤 것이 혈당부하가 높은 식단이고 어떤 것이 낮은 것인지 판단하는 데 도움이 되는 몇 가지 예를 살펴보겠다. 토마토소스 스파게티와 마늘빵, 양상추 샐러드로 이루어진 저녁식사를 생각해보자. 맛있어 보일지는 모르겠지만 살을 빼고 건강해지고 싶다면 결코 좋은 구성이 아니다. 이 식단은 당분으로 빠르게 전환되는 탄수화물의 비중이 높아서 당분이 즉시 몸에 흡수된다.

파스타와 함께 빵을 먹는 것은 콜라에 설탕 한 숟가락을 넣는 것과 같다. 샐러드(보통 이태리 식당에서 먹는 많은 양의 샐러드를 생각해보라)뿐만 아니라 단백질과 지방의 비중도 너무 적다. 이 식사에는 탄수화물이 당분으로 전환되는 속도를 늦출 수 있는 것이 아무것도 없다.

그럼 이번에는 탄수화물 비중은 똑같이 높지만 혈당부하가 낮은 식사를 살펴보자. 올리브 오일과 발사믹 식초(balsamic, 향이 강한 과일로 만든 식초)를 끼얹은 삶은 야채를 곁들인 매운 콩을 말이다. 어떠한 종류의 콩이든 탄수화물 함량은 높지만 섬유질 때문에 혈당부하가 매우 낮다. 여기에 신선한 야채를 곁들이면 이 식사는 당신이 생각하는 것보다 많은 탄수화물을 포함한 식사가 된다.

콩류는 탄수화물이 흡수되는 속도를 늦추는 엄청난 양의 섬유질을 함유하고 있다. 이것은 건강과 밀접한 관련이 있다. 만약 당신이 이렇게 식사를 한다면 탄수화물을 많이 섭취하는 것이지만 이 탄수화물은 몸 속에서 천천히 오랫동안 연소되기 때문에 문제가 없다. 이것은 허기나 체중증가를 자극하는 신진대사 신호를 보내지 않는다. 그리고 몸은 적절한 인슐린을 생산하며 건강한 속도로 당분을 소화하게 된다.

만약 우리가 이 두 식사 중에서 하나를 선택해야 한다면 파스타와 빵이 아니라 콩과 야채를 선택해야 한다. 혈당부하를 판단하려면 상식적으로 생각하라. 하지만 불행하게도 우리가 늘 옳은 선택을 하지는 않는다. 일단 혈당부하가 높은 식사에 익숙해지면 식욕을 통제하기 어렵게 된다. 결국에는 비만과 심장질환, 치매, 당뇨, 암에 걸리게 될 것이

뻔한 데도 말이다.

사람들은 도움이 되는 음식이 무엇인지 알고 있다고 해도 늘 그것을 선택하지는 않는다. 왜 그럴까? 아마 피마 인디언pima indian들이 그랬던 것처럼 덫에 걸려 있기 때문인지도 모른다(곧 소개할 피마 인디언들은 밀가루와 설탕을 먹는 것을 덤출 수 없었던 종족이다).

낮은 혈당부하(GL), 높은 식물영양소 지수(PI)

초강력 신진대사 처방에 포함되는 음식과 영양소의 원칙에 따르면 적절한 음식을 선택하도록 돕는 두 가지 개념이 있다. 그것은 바로 혈당부하(GL)와 식물영양소 지수(PI)이다. 혈당부하가 낮고 식물영양소 지수가 높은 음식을 먹으면 건강한 신진대사와 최상의 건강을 유지할 수 있다.

GL이 낮고 PI가 높은 음식
- 야채, 과일, 콩류, 견과류, 씨앗류, 올리브 오일, 곡물, 차, 허브와 향신료

GL이 높고 PI가 낮은 음식
- 길가루와 밀가루 제품, 정지된 곡물(흰 쌀), 모든 설탕 첨가 식품, 가공식품
- 정크푸드, 전분함량이 높은 감자

주의: 동물성 단백질(소그기, 닭고기, 생선, 돼지고기, 양고기)과 지방(버터, 돼지기름 등)을 포함한 육류제품은 위에서 다룬 탄수화물군과는 다르다. 육류에는 용어 자체에서 알 수 있듯이 식물성이 아니기 때문에 식물영양소가 없다. 따라서 PI는 낮지만 천천히 흡수되기 때문에 혈당을 급격히 높이지도 않는다. 그렇다고 동물성 단백질과 지방만 섭취하게 되면 치유와 건강한 신진대사를 위한 가장 중요하고 강력한 요소인 식물영양소를 놓치게 될 것이다.

피마 인디언: 두 가지 탄수화물 이야기

미국 애리조나Arizona 주에 사는 피마 인디언은 자신들의 환경에 잘 적응된 신진대사를 가지고 있었다. 그들은 사막에서 구할 수 있는 음식들로 살도록 진화해왔다. 백 년 전에 그들은 날씬하고 균형 잡힌 몸을 갖고 있었으며 서구 세계의 질병인 비만이나 심장질환, 당뇨 등으로 고통 받지 않았다.

그러나 한 세대만에 그들은 사모아인(Samoan) 다음으로 세계에서 가장 비만인 종족이 되었다. 피마 인디언의 80%가 30세가 되기 전에 성인 당뇨병(adult onset diabetes), 즉 제2형 당뇨병(Type 2 diabetes)에 걸렸다. 현재 그들의 평균 수명은 겨우 46세밖에 되지 않는다. 왜 이렇게 된 걸까? 그들이 갑자기 돌연변이를 일으켜 비만 유전자를 갖게 된 것일까?

그렇지 않다. 이것은 꽤 복잡한 문제이다. 전통적으로 피마 인디언들의 식단은 곡물과 호박, 멜론, 꼬투리 콩, 콩류와 칠리 고추로 주로 이루어져 있었고 메스킷(mesquite, 북미지방에서 나는 콩과 식물), 선인장, 치아chia, 허브, 생선 등 채렵 활동으로 얻은 식품으로 보충됐다. 이것은 그야말로 가공되거나 정제되지 않은 자연 그대로의 음식들이다. 재미있는 것은 이런 식단의 탄수화물 함량이 높다는 것이다. 피마 인디언들은 식단이 변하기 전까지는 균형 잡힌 몸을 가진 건강한 사람들이었다.

한 세대만에 그들은 이러한 전통적인 식단에서 '위협적인 하얀 식단(백설탕과 밀가루 등이 포함된 식단)'으로 옮아갔다. 둘 다 탄수화물 비중이 높기는 마찬가지인데 무엇 때문에 이 건강한 사람들이 세계 최고의 비만 종족이 된 것일까? 그들이 고지방, 고단백의 황제 다이어트나 사우스비치 다이어트(South beach diet, 저인슐린 다이어트로 GI지수가 60 이하인 음식만 섭취)에서 엄청난 체중증가로 이어진다는 고탄수화물 다이어트로 바꾼 것일까?

물론 그렇지 않다. 건강하고 균형 잡힌 몸을 만들어주었던 그들의 전통적인 식단도 탄수화물 함량은 높았다. 과학자들에 따르면 전통적인 피마 인디언 식단(계절마다 다르기는 하지만)의 70~80%가 탄수화물이고 8~12%는 지방이며 12~18%는 단백질이다.[2] 그러면 피마 인디언들이 섭취한 탄수화물의 종류가 무엇인지 한번 살펴보자.

피마 인디언들이 먹은 전통적인 요리들은 혈당부하가 낮은 음식뿐이다. 피마 인디언들이 섭취했던 탄수화물은 비교적 늦게 당분으로 전환됐다. 이러한 탄수화물에는 탄닌(tannin, 씨앗과 포도 껍질에서 발견되는 수렴성의 쓴 화합물로 산화와 노화를 억제한다), 비타민, 미네랄이 함유되어 있다. 또한 식물영양소와 여러 가지 다양한 영양소, 항산화성분의 집합소이기도 하다. 결국 이 탄수화물들은 좋은 탄수화물들인 것이다. 이 탄수화물은 피마 인디언들의 건강과 체중감량에 긍정적인 신호를 보냈다.

그러나 식단이 변하자 그들이 먹은 음식 속에 함유된 정보는 극단적으로 달라졌다. 균형 잡힌 체중을 위한 신호를 보내는 식사에서 체중을 늘리고 당뇨를 유발하도록 지시하는 식사로 옮겨간 것이다. 이들이 섭취한 새로운 탄수화물은 혈당부하가 높았고 너무 빠르게 소화됐으며 인슐린 분비를 치솟게 만들었다. 이는 모두 나쁜 탄수화물의 특징이다.

이러한 식단 변화의 결과로 놀랍도록 조화롭게 건강을 유지했던 사람들이 한 세대만에 세계에서 가장 아프고 뚱뚱한 사람들로 변했다. 피마 인디언들에게 선택권은 없었다. 왜냐하면 그들은 전통적인 삶의 방식과 식단을 빼앗겼기 때문이다(미국 정부가 인디언 보호구역을 지정하고 음식을 지원함 ─ 옮긴이). 우리가 그랬던 것처럼 말이다.

높은 혈당부하로 인해 얼마나 많은 비용이 드는가?

지금 우리의 상황과 피마 인디언들의 상황이 별로 관련이 없는 것처럼 보일지도 모른다. 어쨌든 우리는 메스킷이나 치아를 먹고 자라진 않았기 때문이다. 하지만 당신이 혈당부하가 높은 식사에 얼마나 많은 비용이 드는지 알게 된다면 좀 더 다른 관점으로 이 문제를 보게 될 것이다.

3장에서 이야기했듯이 미국인의 비만율은 60년대 이후로 3배가 되었다. 재미있는 것은 비만율의 변동이 미국에서 일어난 두 번의 대대적인 식단 변동과 맞물린다는 것이다. 3장에서 말했듯이 정부와 식품업계, 제약업계가 부추긴 저지방 식단이 유행한 시기와도 맞아떨어진다. 저지방 식단에 과학적 근거가 없는 만큼 이러한 변동은 미국인의 건강에 큰 영향을 미쳤다.

산업혁명 이후 처음으로 미국인의 평균 수명이 줄어들고 있다. 의학과 공중보건이 이렇게 많이 발전했는데도 불구하고 말이다. 이것은 정신이 번쩍 드는 사실일 뿐만 아니라 비만율의 증가와 직접 관련이 있는 것이기도 하다. 비만은 미국인의 평균 수명을 9년이나 깎아 먹었다.[3]

극단적으로 지방이 줄어든 우리의 식단에 무엇이 채워진 것일까? 답은 혈당부하가 높은 탄수화물이다. 이것이 바로 최근에 일어난 두 번째 대대적인 식단 변동이다(식단에서 지방을 줄인다는 것은 빈자리를 다른 것으로 채워야 한다는 것을 의미한다. 그 다른 것이 바로 고도로 가공된 탄수화물이다. 생산비용이 적게 들고 수익성이 높은 바로 그것 말이다).

지방에 대한 이러한 오해가 강화된 90년대에 나쁜 탄수화물의 소비는 엄청나게 늘어났다. 그리고 이때에 미국 정부가 식품 피라미드(original food pyramid, 균형된 식생활을 위해 각 식품군이 차지하는 중요도를 피라미드로 표현한 것)를 발표해 빵이나 쌀, 시리얼 같은 혈당부하가 높은 식품이 우리 식단에서 가장 큰 부분을 차지하는 식품이 되어야 한다고 권장했다. 그 결과 어떻게 됐을까? 오늘날 미국 인구의 2/3가 과체중이며, 비만이 미국인의 사망원인 1위인 흡연을 곧 제치게 될 것이다.

앳킨스Akins 박사는 옳았나?

이 시점에서 내가 하고자 하는 말은 지방을 더 섭취하고 나쁜 탄수화물은 줄여야 한다는 것이다. 그럼 당신은 이런 질문을 하게 될 것이다. '앳킨스 박사(황제 다이어트의 창시자)가 옳았나?' 저탄수화물, 고지방 식단이 좋은 것인가? 불행하게도 이것은 적절한 질문이 아니다.

다시 한번 말하지만 중요한 것은 당신이 섭취하는 지방과 탄수화물의 종류이다. 만약 당신이 베이컨과 크림, 스테이크를 먹는다면 올리브오일이나 견과류, 생선과 같은 건강한 지방을 먹었을 때보다 체중을 더 줄이지 못할 것이다. 대신어 다른 문제들이 따른다. 심장혈관질환, 혈관과 뼈, 신장의 스트레스, 변비, 입냄새, 치질 같은 것 말이다.

만약 당신이 혈당부하가 높은 식품을 먹고 빵과 베이글, 탄산음료로 식사를 한다면 정지되지 않은 자연 그대로의 야채나 콩, 견과류, 씨앗,

곡물, 과일을 먹었을 때와는 다른 신진대사를 갖게 될 것이다.

그러니 앳킨스 박사가 옳았다고 할 수 없다. 그러나 이 질문에 대한 답은 이 장을 끝내기 전에 우리가 좀 더 깊이 있게 논의해야 할 중요한 주제를 담고 있다. 우리를 도와줄 단순한 원칙이 하나 있다면 그것은 혈당부하가 낮은 음식과 식물영양소가 풍부한 음식을 먹는 것이다. 이 것은 건강한 신진대사와 효율적이고 지속적인 체중감량을 위한 완벽한 처방이다.

유기농 식사의 중요성 : 탄수화물의 비밀

이번 장의 장점은 당신이 뭔가를 기억할 필요가 없다는 것이다. 당신이 해야 하는 것은 하나뿐이다. 자연 그대로의 가공되지 않은 식물성 탄수화물을 먹어라.

자연식품은 정말 다양하다. 지방 함량의 높은 것과 낮은 것, 탄수화물 함량이 높은 것과 낮은 것, 혈당지수가 높은 것과 낮은 것, 복합 탄수화물……. 이것들은 모두 좋은 것이다(단, 모든 자연식품이 탄수화물은 아니다).

가공되지 않은 자연식품을 먹을 때 중요한 것은 가능한 한 자연 상태 그대로 먹는 것이다. 만약 당신이 사탕이나 크래커 같은 고도로 가공된 식품을 산더미처럼 먹어왔고 야채, 과일, 곡류, 견과류, 씨앗, 올리브 기름, 방목되거나 풀을 먹인 육류(가금류, 양, 소, 돼지고기, 달걀)와 자연산 연어 같은 가공되지 않은 자연식품을 먹기로 결심했다면 지금 당장 시작하기 바란다. 그러면 살이 빠질 것이다.

이 식품들은 비만에 저항하는 화학물질들과 비타민, 미네랄이 풍부하기 때문에 신진대사를 증진한다. 또한 그 안의 풍부한 섬유질은 당분이 혈류로 흡수되는 속도를 늦출 것이다.

혈당부하와 관련해서 중요한 것이 하나 있다면 그것은 바로 섬유질이다. 당신은 다음과 같은 의문이 들 수 있다. 섬유질이 당분의 흡수 속도를 늦춘다고? 도대체 섬유질이 무엇인데 그런 역할을 할까?

섬유질은 혈당부하가 낮은 식사를 할 수 있는 비결이다. 그 비결이 무엇인지 좀 더 살펴보자.

섬유질 : 혈당부하의 비밀

우리가 이번 장에서 계속 이야기했듯이 저지방 혹은 저탄수화물 다이어트를 할 것인가, 아니면 황제 다이어트나 오니시 다이어트, 존 다이어트, 사우스비치 다이어트를 할 것인가의 문제는 초점을 완전히 벗어난 것이다. 사람들에게 아직 생소한 혈당부하의 비밀은 섬유질에 있다.

어떤 연구에 의하면 저탄수화물 다이어트가 저지방 다이어트보다 체중감량 효과가 더 큰 반면, 어떤 연구는 정반대의 결과를 보여주기도 한다. 어떻게 이런 일이 가능할까?

섬유질은 한때 영양가가 없어서 인간의 식단에 아무런 가치가 없다고 여겨졌다. 그러나 최근 섬유질에 대해 밝혀진 사실은 그것이 체중감량과 혈당, 콜레스테롤에 좋고 암과 심장질환, 당뇨, 그리고 염증(이에 대해서는 11장에서 자세히 소개하겠다)의 위험을 줄여주는 강력한 물질이라는 것이다.

섬유질은 우리 위장이 지방과 당분을 빨아들여 흡수하는 것을 막거나 예방하는 스펀지 같은 역할을 한다. 우리 몸이 섬유질을 소화하려면 좀 더 열심히 움직여야 하기 때문에 소화과정이 늦어지는 것이다. 사과를 먹는 것과 사과주스를 마시는 것의 차이를 생각하면 쉽다.

함유돼 있는 영양소는 같을지 모르지만 섬유질 덩어리인 사과를 소화하려면 더 많은 시간과 신진대사력이 필요하다. 이는 사과가 사과주스보다 혈당부하가 낮다는 것을 의미한다. 어떤 식사든 섬유질이 많으면 혈당부하가 낮아지고 당분의 흡수 속도도 늦어진다. 결과적으로 신진대사를 향상시키는 것이다. 섬유질은 식사의 혈당부하를 결정하는 주요 요소이자 우리의 허리 라인에 미치는 영향을 결정한다.

앞에서 콩과 파스타를 비교했던 것을 기억하는가? 콩이 혈당부하가 낮았던 이유는 섬유질로 꽉 들어찼기 때문이다. 빠르게 소화되는 당분으로 이루어진 파스타보다 섬유질로 이루어진 콩의 소화시간이 더 긴 것이다.

저지방, 고탄수화물 식사를 하면 살을 뺄 수 있는가?

최근의 한 연구는 저탄수화물에 대한 열광에 일침을 가했다. 이 연구는 저지방 식단과 저탄수화물 식단을 비교했는데, 저지방 식단을 섭취한 집단이 모든 면에서 더 나았다. 그러나 이 연구의 책임자는 한 가지 사실을 최대한 숨기려 했다. 그는 저지방 식단의 집단에게 하루에 몇 번씩 섬유질로 구성된 보충음료를 제공했던 것이다. 그 결과 이들은 60g이 넘는 섬유질을 섭취하게 됐다. 미국인들은 평균 8~12g의 섬유질을 섭취하고 있으며, 미국 심장협회에서 권장하는 양은 25g이다. 그러니 이 체중감량 연구에서 지방과 탄수화물의 양은 아무 관련이 없다. 섬유질이 모든 것을 결정했던 것이다.

왜일까? 그것은 섬유질이 혈당부하를 낮췄기 때문이다. 저지방 식단이 아니라 섬유질이 이 연구의 비밀이다. 또 다른 연구에서 루드비히 박사는 섬유질을 더 많이 섭취하면 체중을 더 많이 감량할 수 있고 동시에 인슐린과 콜레스테롤 수치가 떨어진다는 것을 알아냈다. 또한 심장질환의 원인이 되는 그 부의 응고물질들도 감소했다.[4] 섬유질 섭취가 지방섭취의 총량보다 중요한 것이다.

결론은 무엇인가?

황제 다이어트의 인기가 수그러들면서 많은 미국인들은 인간이 고기만 먹고살 수 없다는 것을 깨달았다. 그러자 이에 발맞춰 주요 식품 생산업자들은 저탄수화물 식품을 만들어왔다. 그러나 불행하게도 탄수화물은 우리 식단의 가장 중요한 구성요소이다.

저탄수화물의 유행은 사람들에게 해로운 오해를 부추겼다. 그것은 과학적 근거에 기반을 둔 것도 아니다. 현실이나 상식에 근거하지 않고 사람들에게 잘못된 생각들을 부추기는 우리 문화의 한 면인 것이다.

좋은 소식은 당신이 더 이상 지방이나 탄수화물에 대해 걱정하지 않아도 된다는 것이다. 당신은 언제든지 고지방, 고탄수화물 식사를 할 수 있다. 단, 혈당부하가 낮고 식물영양소 수치가 높다는 전제하에서 말이다. 사실 당신이 섬유질이 풍부하고 항산화성분과 비타민, 미네랄, 식물영양소, 그리고 건강한 지방이 함유된 가공되지 않은 자연식품을 선택하기만 한다면 이번 장에서 다룬 내용을 모두 잊어버려도 상관없다.

초강력 신진대사 처방은 이러한 음식에 근거한 것이다. 만약 당신이 영양소가 제거된 고도로 정제된 음식을 먹는 대신 가공되지 않는 자연식품을 먹는다면 그 결과를 곧 눈으로 확인할 수 있을 것이다.

point

- 탄수화물은 장기적인 건강을 위해 당신이 먹어야 할 가장 중요한 음식이다.
- 저탄수화물 식단은 저지방 식단보다 체중감량에 더 효과가 없다.
- 대부분의 좋은 탄수화물은 식물성 자연식품에서 나온다. 좋은 탄수화물을 먹을 때 가공되지 않은 자연식품을 먹는 것이 중요하다.
- 이러한 식물성 식품들은 다른 어떤 식품으로도 대체할 수 없는 중요한 식물영양소로 가득 차 있다.
- 저탄수화물의 유행과 관련된 모든 용어들은 시대에 뒤떨어진 것이다. 당신이 초점을 맞춰야 할 유일한 것은 혈당부하이다.
- 혈당부하가 낮은 탄수화물을 먹으면 건강해진다는 것을 느낄 수 있을 것이고 체중감량도 빨라질 것이다.
- 체내에서 빠르게 당분으로 전환되는 음식을 먹으면 스트레스를 받고 결과적으로 체중증가를 유발하는 아드레날린과 코티졸(cortisol, 콩팥의 부신피질에서 분비되는 스트레스 호르몬)을 증가시킨다.
- 당분으로 빠르게 전환되는 음식을 먹으면 인슐린 생산이 증가해 뇌에 더 먹으라는 신호를 보내기 때문에 더 많이 먹게 되고 더 살찌게 된다.
- 가장 좋은 탄수화물을 선택하는 비결은 가공되지 않은 자연식품을 선택하는 것이다.
- 가공되지 않은 식품은 가공된 탄수화물보다 훨씬 더 많은 섬유질을 포함하고 있다.
- 혈당부하가 낮은 식사를 하려면 섬유질을 먹으라.

스모 선수에 대한 오해:
식사를 거르면 체중감량에 도움이 된다

스모 선수되기

마이클Michael은 음악가였다. 44세의 나이에 기타를 치기 시작한 그는 삶을 연주에 쏟아 부었고 하와이의 한 클럽에서 밤늦게까지 연주하며 음악가로서의 삶을 살았다. 그는 전날 밤에 과식을 하고 배가 부른 상태로 다음날 정오쯤에 일어나곤 했다. 그에게 식사는 몇 시간씩 계속되는 연주에 대한 보상이었다.

그는 먹을 때마다 매우 배고픈 상태였고 그래서 많은 양을 먹었다. 음식은 대체적으로 건강한 것들이었다. 그래서 그는 무슨 문제가 있을 거라고 생각지 못했다. 보통 그는 먹자마자 잠자리로 향했다. 낮 동안에는 별로 많이 먹지 않고 그저 과자만 좀 먹을 뿐이었다.

49세가 되고 30파운드(약 13kg)나 체중이 늘어나 체격이 좋아졌지만 그는 예전보다 낮에 더 피곤함을 느꼈다. 그의 중성지방(triglyceride, 콜레스테롤과 함께 동맥경화를 일으키는 혈중 성분) 수치는 치솟았고 좋은 콜레스테롤(HDL) 수치는 급격히 떨어졌다. 그는 언제나 운동을 했고 자전거를 타고 하와이의 언덕을 오르내리는 것을 좋아했다. 그의 몸은 균형 잡혀 있었지만 지방 덩어리였다.

아침 먹기, 연주하기 전에 먹기, 잠자기 3시간 전에는 먹지 않기를 통해 그는 별다른 노력 없이 13kg을 뺐다. 동시에 콜레스테롤 수치가 정상으로 돌아오고 단것에 대한 집착도 즉시 멈췄다. 그는 언제 먹는가의 문제가 무엇을 먹는가의 문제만큼 중요하다는 것을 깨달았다!

스모 선수는 타고나는가 아니면 만들어지는가?

당신은 이제 지방과 탄수화물에 대해 많은 오해들이 존재한다는 것을 알게 되었을 것이다. 그리고 굶는 것이 체중감량에 도움이 되지 않는다는 것도 알고 있다. 그러나 비만이 미국에서 널리 퍼지는 데는 또 다른 이유가 있다. 미국인들이 스모 선수처럼 육중해지고 있는 이유 중 하나는 실제로 스모 선수처럼 먹기 때문이다.

당신은 스모 선수들이 어떻게 그렇게 육중한 몸을 가질 수 있는지 궁금하지 않은가? 생각해보라. 체격이 상대적으로 작은 일본인들 중에서 어떻게 그런 거대한 사람이 나올 수 있는지를 말이다. 그들은 유전적 돌연변이들일까? 그게 아니면 거대한 전사를 만들려던 고대 계획의 산물일까?

사실 대부분의 스모 선수들도 한때는 시골의 작은 소년이었다. 그런데 그들의 생활방식과 식습관이 그들을 거대한 사람으로 만든 것이다. 스모 선수들의 하루와 미국인들의 하루를 살펴보면 비슷한 면을 많이 찾을 수 있고 결과 또한 비슷하다는 것을 알 수 있다.

스모 선수의 하루

　스모 선수들은 대부분 아침 5시쯤 일어나 아침을 거른다. 그리고 5시간동안 '케이코'라고 불리는 격렬한 운동시간을 갖는다. 그러고 나서 '찬코나베'라고 불리는 단백질이 풍부한 국으로 거하게 식사를 한다. 찬코나베는 건더기가 많이 들어간 건강식으로 해초, 가쓰오부시(다랑어포), 양배추, 파, 표고버섯, 콩나물, 두부, 국수, 닭고기, 소고기, 연어, 가리비, 달걀과 된장으로 만든 것이다. 스모 선수들은 이 국을 상당한 양의 밥과 함께 먹고 여기에 맥주나 정종을 곁들인다. 이렇게 거한 식사를 한 후 이들은 몇 시간 동안 낮잠을 잔다. 낮잠에서 일어나면 저녁이 준비되어 있고 저녁을 먹고 나서 또 잠자리에 든다. 스모 선수들에게는 죽을 때까지 이러한 일과가 반복되는 것이다.

　이러한 생활습관은 엄청난 체중증가로 이어진다. 특히 오랫동안 이러한 습관을 지속한다면 더욱 그렇다. 이 뒤에 숨어 있는 원리는 무엇일까? 이러한 생활습관이 스모 선수들을 180~300kg 씩 몸무게가 나가게 하는 원리는 무엇일까?

살찌는 식습관의 비밀

　평범한 사람들을 그토록 살찌게 만드는 스모 식습관에는 몇 가지 특이한 것이 있다. 우선 스모 선수들은 결코 아침을 먹지 않는다. 그들이 일어나자마자 하는 일은 격렬하게 운동하는 것이다. 아침을 거르고 나서 5시간 동안 강도 높게 훈련한다는 것은 그들이 음식을 먹게 될 때쯤에는 그들이 허기진 상태라는 것을 의미한다. 결과적으로 그들은 과식하게 되고 필요한 것보다 훨씬 많이 먹게 된다.

우리의 건강을 최상으로 유지하고 체중을 감량하기 위해서는 아침을 먹어야 하고 하루 동안의 음식 섭취를 골고루 배치해야 한다. 그리고 적어도 잠들기 2시간 전에는 아무것도 먹지 말아야 한다. 최근의 한 연구[1]에 따르면 체중을 평균 31kg 감량하고 6년간 그것을 유지한 3천 명에 달하는 사람들은 규칙적으로 아침을 먹는 사람들이었다. 그리고 아침을 결코 먹지 않는 사람들 중의 4%만이 감량된 체중을 유지했다.

체중을 감량한 두 집단 간의 차이는 아침식사를 했는지였다. 그들은 아침식사를 제외한 나머지 식사에서 같은 칼로리를 섭취하고 같은 종류의 음식을 먹었다. 결국 체중감량과 유지를 위해서는 소모하는 칼로리의 종류뿐만이 아니라 하루 중 언제 식사를 하는가도 중요하다는 사실이 밝혀진 것이다.[2]

또 다른 특이점은 스모 선수들은 식사를 하자마자 잠자리에 든다는 사실이다. 먹은 직후에 자는 것이야말로 살이 찌는 지름길이다. 우리는 자는 동안 치유와 복구, 저장과 성장이 이루어진다. 당신은 십대였을 때 잠들기 전보다 아침에 일어났을 때 키가 더 커진 경험을 했을 것이다. 잠들어 있는 동안 성장 호르몬이 더 많이 생산되기 때문에 이 같은 결과가 일어난다. 문제는 위로 자라는 것이 중단되면 옆으로 커진다는 점이다.

우리 몸의 신진대사는 자는 동안 늦어지기 때문에 몸속에 소화되지 않은 음식이 남아 있다면 그것은 나중을 위해 저장된다. 그것도 대부분

지방으로 말이다. 만약 우리가 잠들기 2~3시간 전에 먹는 것을 참을 수 없다면 대신 소화할 시간을 가져야 한다. 그래야만 잠들었을 때 방금 섭취한 칼로리를 지방으로 저장하지 않을 수 있다.

살찌는 식습관 피하기

아침을 거르는 것과 잠들기 전에 많이 먹는 것에 너무 익숙해져 있는가? 그럴 것이다. 우리는 하루의 칼로리 중 대부분을 잠들기 얼마 전에 섭취한다. 그리고 아침은 거의 먹지 않는다. 우리는 낮 동안 밥 먹을 시간이 없고 저녁 때 집에 돌아갔을 때쯤에는 완전히 굶주려 있다.

그러면 우리는 과식하게 되고 곧장 잠자리에 들거나 앉아서 TV를 보거나 과자를 먹으며 컴퓨터를 한다. 그리고 나서 체중증가를 피할 수 없는 최악의 일을 저지른다. 바로 잠이 드는 것이다. 이쯤되면 우리가 하루하루 스모 선수들과 닮아간다는 것을 부정할 수 없다.

더 문제가 되는 것은 우리가 먹는 음식이 스모 선수들이 먹는 것처럼 건강식이 아니라는 것이다. 우리는 건강하지 못한 음식을 잘못된 습관으로 섭취하면서 날씬하고 건강하며 균형 잡힌 몸매를 갖길 원한다. 이것은 정말로 모순이다.

여기서 교훈은 무엇인가? 첫 번째는 하루의 식사를 골고루 분배해야 한다는 것이다. 그리고 아침을 꼭 먹어야 한다. 마지막으로 잠들기 2~3시간 전에는 아무것도 먹어서는 안 된다. 스모 선수가 되고 싶지 않는다면 말이다(이에 대해서는 9장에서 더 자세히 이야기하겠다).

우선 아침 먹기로 만족하자. 아침을 먹을 때 당신은 말 그대로

(breakfast, 아침식사) '금식을 깨는 것(breaking your fast)'이다. 음식을 먹음으로써 우리 몸에 잠자는 시간이 끝났다고 말해주는 것은 중요하다. 신진대사를 작동할 때인 것이다. 덧붙여서 먹자마자 잠자리에 들지 않는 것이 중요하다. 좀 더 일찍 먹고, 먹고 나서 2~3시간 정도는 기다리는 것이 좋다. 그렇게 하지 않는다면 당신은 방금 섭취한 칼로리를 지방으로 저장하라는 지시를 몸에 내리는 셈이다.

point
- 매일 아침을 먹으라
- 하루의 음식과 칼로리 섭취를 골고루 분배하라.
- 음식을 먹고 나서 잠자기 전까지 2~3시간 정도 기다리라.

CHAPTER 6

프랑스인에 대한 오해:
프랑스인은 와인을 마시고 버터를 먹어서 날씬하다

프랑스인에 대한 오해

25살의 조엘Joel은 체중이 136kg이 넘는다. 나는 그에게 살을 빼거나 살 빼기를 시작한 적이 있는지 물었다. 그는 "딱 한 번밖에 없어요"라고 대답했다. 나는 그에게 어떤 시도를 했었냐고 물었다. 그는 프랑스에서 있었던 일을 털어놓았다. 그는 프랑스에서 매일 시장에 들렀고 맛있고 신선한 진짜 요리를 만드는 학생 요리사와 함께 살았다.

그들은 매일 와인을 마시며 코스 요리를 음미했다. 조엘은 당시에 차가 없었고 필요하지도 않았다. 왜냐하면 그는 프랑스의 여기저기를 걸어 다니며 구경하기를 좋아했기 때문이다. 그는 다이어트 중이 아님에도 불구하고 그 해에 16kg이 빠졌다.

불충분한 조건으로부터 충분한 결론을 끌어내리는 기술, 그것이 바로
인생이다.

_사무엘 버틀러Samuel Butler

스모 식단이 실패라면 프랑스식 식단은 어떨까? 프랑스인들은 음식
에 대해서 알고 그것을 다룰 줄 아며 건강하게 먹을 줄 아는 사람들로
유명하다. 모든 사람들이 프랑스인들은 지방을 더 많이 섭취하고 와인
도 많이 마시지만 미국인들보다 심장질환과 비만이 적다고 알고 있다.
정말 그럴까?

그것은 이야기의 일부에 지나지 않는다. 60년대에 프랑스인들은 전
체 칼로리의 20%를 지방으로부터 얻었다. 이는 같은 시기에 미국인들
이 소모한 지방의 양보다 훨씬 적다(60년대에 미국인들이 전체 칼로리의
42%를 지방에서 얻었다는 것을 기억하라).

물론 오늘날의 프랑스인들이 미국인들보다 더 많은 지방을 섭취한
다는 것은 사실이다(요즘 프랑스인들은 전체 칼로리 중 40%를 지방에서 얻
는 반면 미국인들은 34%를 지방에서 얻는다). 그리고 프랑스에도 지방으
로 인한 심장질환과 비만이 증가하고 있다. 하지만 미국의 문제에는 훨
씬 못 미치는 수준이다.

우리는 이 혼란스러운 통계를 어떻게 이해해야 할까? 과거에 프랑
스인들이 지방함량이 높은 식사를 한 것은 사실이지만 그래도 미국인
들보다 건강했다. 물론 지금은 그것이 바뀌고 있지만 프랑스식, 지중해
식 식단과 삶의 방식에는 여전히 과식과 비만의 유행을 멈추는 데 도움
이 되는 귀중한 교훈이 들어 있다.

프랑스식 식단과 지중해식 식단, 미국 식단을 구별하는 매우 중요한 몇 가지 특징이 있다. 와인이 큰 역할을 하고 있는 것 같지만 그것이 전부는 아니다. 항산화성분이 풍부한 레드와인 몇 모금은 건강에 좋을지 모른다. 그러나 너무 많으면 해가 된다(와인과 그 구성성분에 대해서는 12장에서 살펴보겠다). 따라서 와인이 프랑스인들을 건강하게 만든다고 볼 수는 없다.

진실은 이것이다. 프랑스인들은 진짜 음식을 먹고, 더 적은 양을 먹으며 미국인들보다 천천히 먹는다. 그리고 더 많이 걷는다. 그럼 이러한 요소들이 체중을 유지하는 데 어떻게 도움이 되는지 살펴보자.

진짜 음식을 먹어라

당신은 '진짜' 음식이라는 말이 정확히 무슨 뜻인지 궁금할지도 모른다. 진짜 음식이란 대체 무엇일까? 미국인들이라고 '가짜(상상의)' 음식을 먹는단 말인가? 그럼 도대체 왜 프랑스인들의 식단을 '진짜'라고 말하는 것일까?

전통적인 프랑스식 식단은 언제나 신선하고 영양소가 풍부하며 최소한으로 가공된 식품들로 구성되었다. 이것이 자연식품 식단이다. 프랑스인들은 매일 동네 시장에서 신선한 야채와 과일, 생선, 육류와 유제품을 산다. 그들은 인공적으로 화학비료를 사용한 토양이 아닌 자연스럽게 비옥해진 그 지역의 토양에서 난 음식을 먹는다. 이러한 토양에서 자란 식품들은 트럭이나 보트, 비행기로 수천 km를 건너온 것과는 다르다.

역사적으로 프랑스인들은 과자류나 정크푸드, 패스트푸드를 먹지 않았다. 올리브 오일과 견과류에서 건강한 단일불포화지방을, 생선에서 오메가-3 지방을 섭취했다. 그리고 치즈에서 소량의 포화지방을 섭취했다. 프랑스인들은 여전히 미국인들보다 식물영양소가 풍부한 야채를 많이 먹는다. 또한 콩류와 신선한 과일도 많이 먹는다. 프랑스인들은 식품에 붙어 있는 성분표시에 신경을 쓸 필요도 없다. 왜냐하면 성분표시가 필요한 음식을 많이 먹지 않기 때문이다.

몇 세대 전에 미국의 음식 문화는 프랑스의 것과 비슷했다. 우리 할머니가 해주었던 영양에 대한 조언은 강력하고 단순했다.

"신선한 것을 사고, 신선한 것을 먹어라."

나는 할머니의 말을 나만의 말로 바꾸어서 기억하고 있다.

"성분표시가 붙어 있다면 먹지 마라."

날 때부터 성분표시가 붙어 있는 식품은 어디에도 없다. 바코드가 찍혀 있는 복숭아를 한번 상상해보라.

옛사람들이 먹던 음식은 전부 유기농이고 자연식품이었다!

실제로 우리 할머니의 음식에 대한 지식은 정말로 심오한 것이었다. 과거에는 미국인들도 프랑스인들처럼 살충제나 호르몬, 항생제 없이 농장에서 재배한 그 지역의 자연식품과 유기농 식품을 먹었다. 그리고 그 덕분에 그들은 더 건강했다. 그 지역에서 자라는 신선한 음식을 먹는 것에 대한 깨달음이 있었던 것이다.

우리의 조부모들은 아마도 진짜 자연식품을 먹었을 것이다. 1900년도에는 40%의 미국인들이 농장에서 살았지만 지금은 그 인구가 2%에 불과하다.[1] 모든 식품은 자연식품이고 모든 닭은 방목됐으며 모든 소는 풀을 먹여 키운 것이었다. 유전자가 조작된 음식은 아무것도 없었다.

오늘날 미국 여기저기를 돌아다니며 진짜 음식을 한번 찾아보기 바란다. 어디에 가든 진짜 음식을 찾아서 먹는다는 것은 대단한 도전이 될 것이다. 대신 당신이 선택할 수 있는 쓰레기 음식은 갊다. 하지만 신선한 야채와 생선 혹은 방목한 닭고기를 대접하는 식당을 찾기는 힘들 것이다.

상황이 이렇다 보니 여행을 하려면 우리는 진짜 음식을 챙겨가야 한다. 그러나 미국의 도시에서 진짜 음식을 찾을 수 없는 것은 우리의 잘못이 아니다. 이 모든 일은 식품업계가 진짜 음식이 선반에서 사라지도록 모의한 것이다. 그 이유는 단순하다. 사탕이나 과자를 파는 것이 야채나 과일, 견과류를 파는 것보다 수익성이 높기 때문이다.

미국에는 현재 돈을 놓고 경쟁하는 32만 개의 가공식품과 음료가 있다. 그중 11만 6천 개는 1990년도 이후부터 존재해왔던 것으로 이들 대부분은 사탕과 껌, 과자들이다. 아이들과 어른들을 대상으로 이러한 식품들을 마케팅하는 데만 300억 달러가 사용되고 있다.

또한 미국에는 50만 개가 넘는 패스트푸드점이 존재한다. 매년 교육비나 새 차, 컴퓨터를 사는 데 드는 비용을 합친 것보다 더 많은 비용이 패스트푸드를 사먹는 데 들고 있다. 만약 이러한 자원이 진짜 자연식품 식단을 지원하고 미국인들이 신진대사와 조화를 이룰 수 있는 음식을 찾을 수 있도록 돕는 데 쓰였다면 오늘날 같은 심각한 건강문제들은 일어나지 않았을 것이다.

우리가 가짜 음식이 아닌 진짜 자연식품을 먹도록 진화해왔다는 것을 기억하라. 이 가짜 음식들은 이제 흔한 음식이 되었다. 이 음식들은 상업적으로 생산, 포장, 가공되고 화학적으로 변형된 것들이다. 또한 경화유, 색소, 방부제 등 갖가지 화학물질로 가득 차 있다. 식품업계가 아무리 그럴싸하게 홍보해도 이러한 사실을 바꿀 수는 없다.

적게 먹어라

프랑스인들의 또 다른 비결은 적게 먹는다는 것이다.[2] 1970년대 초반에 미국의 농업 정책에는 큰 변화가 있었다. 특히 옥수수의 경작과 생산에 대한 보조가 그것이다. 이 결과 옥수수가 과다 생산되었고 미국인들은 매일 500cal를 더 섭취할 수 있게 되었다. 그중 대부분이 고과당 콘시럽(high-fructose corn syrup)의 형태로 섭취됐다.

현재 우리는 매일 모든 사람이 3,800cal를 섭취할 수 있는 식량을 보유하고 있다. 이것은 보통의 여성이 자신의 체중을 유지하는 데 필요한 양의 2배이다. 아마 어떤 사람들은 150~200밀리리터 음료수들이 출시되었던 때를 기억할 것이다. 그런데 지금은 음료수 병의 크기가 550밀리리터나 된다. 물론 병에는 그것이 2~3인용이라고 되어 있지만 누가 그것을 나눠 마시겠는가?

최근의 한 연구[3]에서는 몇몇 음식(짭짤한 과자, 디저트, 음료수, 과일주스, 감자튀김, 햄버거, 치즈버거, 피자, 멕시칸 음식)들을 놓고 그 음식들이 소비되는 장소(집, 식당, 패스트 푸드점)에 따라 1인분이 어떻게 달라지는지 측정했다. 1977년에서 1996년까지 30년 동안 집에서의 식사와 외식 모두에서 1인분의 양이 급격히 증가했다.

섭취한 칼로리 양과 섭취량의 변화를 살펴보면 짭짤한 과자의 경우 93cal가 증가(섭취량은 30g에서 45g으로)했고, 음료수는 49cal(370g에서 564g으로), 햄버거는 97cal(161g에서 198g으로), 감자튀김은 68cal(88g에서 105g으로), 멕시코 음식은 133cal(178g에서 227g으로)로 증가했다.

식품생산자들은 우리들의 건강과 허리 라인에 어떠한 결과가 일어날지 상관하지 않는다. 그들은 모든 것의 사이즈를 늘리고 그것에 가치를 부여한다. 그래서 우리는 더 많이 먹게 되는 것이다. 반면에 프랑스인들은 먹는 것을 가리지 않지만 대신 적은 양을 먹는다. 즉 그들은 미국인들에게는 익숙한 엄청난 양의 식사를 멀리한다. 이것은 집에서 만든 음식이든 슈퍼마켓에서 구입한 음식이든, 프랑스에 몇 개 없는 뷔페 식당의 음식이든 모두 해당되는 이야기이다.

슬로 푸드Slow Food

프랑스인들의 또 다른 특이점은 슬로 푸드를 먹는다는 것이다. 그렇다. 그들은 음식을 천천히 먹는다. 그리고 그들은 내가 위에서 언급했듯이 천천히 흡수되는 신선한 진짜 자연식품을 먹는다.[4] 많은 미국인들이 음식을 빨리 먹거나 다른 일을 하면서 먹는다. 음식이 기쁨으로 여겨지기보다는 몸을 위한 연료로 간주되는 것이다. 우리는 신진대사와 소화가 잘 되도록 하는 사회적 관계나 환경을 마련하지 않고 무의식적으로 먹어댄다.

　프랑스인들이 맥도널드에서 음식을 먹는 것을 관찰한 연구에 따르
면 미국인들이 빅맥이나 감자튀김을 먹는 것보다 시간이 오래 걸린다
고 한다. 프랑스인들이 미국인들보다 더 적게 먹고 더 천천히 먹는 것
이다. 물론 그들 역시 계속 빅맥을 먹는다면 미국인들처럼 건강과 체중
문제를 갖게 될 것이다. 600cal의 빅맥은 일반적인 여성의 '안정 시 대
사율'의 거의 반이나 된다. 또한 600cal 중 반은 건강하지 않는 트랜스
지방과 포화지방(33g)에서 오는 것이다. 빅맥 하나에는 하루 동안 필요
한 소금 양의 무려 절반이 들어 있고 빵은 혈당부하가 높은 50g의 탄수
화물로 이루어져 있다.

천천히 먹으면 신진대사 속도가 올라간다

　전통적으로 음식은 영양분 섭취, 가족과 친구, 축하, 기쁨과 관련이
있다. 하지만 많은 미국인들이 음식과 이들의 연관성을 잃어버렸다. 미
국인들은 먹는 순간 어떤 기쁨을 주는가를 기준으로 음식을 평가하기
시작했다.

　우리는 음식과 식사가 우리 삶에 기여할 수 있는 수많은 중요한 것
들을 내팽개쳐버렸다. 친구나 가족과의 대화, 식사 중에 주고받는 이야
기들이 그것이다. 순간적인 만족을 주는 것에 매달리는 것은 자신의 일
에 만족하지 못하거나 생활태도, 인간관계, 사회적 지위에 만족하지 못
하는 사람들에게 보상이 되곤 한다. 이렇게 식사에서 기쁨을 분리하는
것은 신진대사 문제의 원인이 된다.

　프랑스인들이 지니고 있는 것을 미국인들은 잃어버렸다. 바로 식사

의 사회적 면이다. 친구나 가족들과 함께 식사하면서 느끼는 편안한 분위기 말이다. 식사를 할 때 느끼는 기쁨은 신진대사를 촉진하는 중요한 요소이다.

우리는 식사를 할 때 경계를 늦추고 편안한 상태일 필요가 있다. 그래야 소화계가 제대로 작동한다.[5] 스트레스를 받은 상터에서 식사를 하면 그것은 지방으로 간다. 왜냐하면 음식을 제대로 소화할 수 없기 때문이다. 또 스트레스 호르몬이 신진대사를 억제하고 지방 저장을 자극하는데, 특히 복부에 집중된다.[6] 게다가 우리는 빨리 먹을 때 많이 먹는 경향이 있다. 왜냐하면 위에서 배가 부르다는 신호를 뇌에 보내는 데 20분이 걸리기 때문이다.

선구적인 영양심리학자이자 《Nourishing Wisdom》, 《The Slow Down Diet》의 저자인 마크 데이비드Marc David는 패스트푸드를 먹는 것에 관한 우스운 이야기를 한 적이 있다. 그가 치료한 환자 중에 체중 감량에 힘쓰는 한 남자가 있었다. 이 남자에게는 오직 한 가지 문제가 있었는데 바로 매일 점심에 커다란 햄버거 두 개를 먹는 습관을 포기 하지 않았다는 것이다. 그는 바쁜 사람이었고 다른 음식을 준비할 시간이 없었다. 실제로 그는 그의 거대한 햄버거를 차로 테이크아웃 한 후 주차장에 도착하기 전에 다 먹어치웠다.

데이비드는 이 남자에게 패스트푸드를 먹지 말라고 하지 않았다. 다만 그것을 천천히 한입 한입 음미해 가면서 먹으라고 조언했다. 즉 패스트푸드 매장 안에 들어가서 편안하게 거대한 햄버거의 냄새도 맡고 맛을 음미하면서 먹으라고 제안한 것이다. 기쁨을 갖고 의식적으로 햄버거를 먹어보라고 말이다. 그 남자는 그대로 했고 다음 달에 몰라보게 날씬해진 상태로 찾아왔다.

도대체 무슨 일이 있었던 걸까? 음식의 맛을 음미하기 위해 먹는 속도를 늦췄을 때 그는 다음과 같이 느꼈다고 한다. "햄버거 맛이 구역질 나는군. 다시는 패스트푸드를 먹지 말아야지."

충분히 걸어 다녀라

물건을 사기 위해 슈퍼마켓에 걸어 간 것이 언제인지 기억나는가? 프랑스 도시가 갖는 매력 중 하나는 어디든 걸어 다닐 수 있다는 것이다. 대부분의 건물들이 자동차가 생기기 전에 지어진 것이고 인간의 활동범위에 맞게 지어진 것이라서 모든 곳이 걸어 다닐 수 있을 만큼 붙어 있다. 실제로 유럽 대도시의 차도를 보면 차가 다니기엔 비좁다. 이와 대조적으로 미국의 교외와 거주 지역은 사람이 아니라 차를 위주로 만들어진 것이다. 그래서 미국인은 걸어 다니는 습관을 키울 기회가 없는 것이다.

음식을 사러 가게에 가거나 식사 후 산책을 하는 것은 그만큼 당신이 더 많이 운동하고 칼로리를 소모한다는 것을 의미한다. 이것은 균형 잡힌 몸을 유지하는 최고의 방법이다. 하지만 미국에서는 교외 지역의 발달과 함께 사라져버린 것이기도 하다.

프랑스인이 음식을 대하는 태도에는 배울 만한 교훈이 몇 가지 있다. 그들은 우리가 오해하는 것처럼 포화지방을 더 많이 먹거나 술을 더 많이 마시지 않는다. 다만 그들은 더 적게, 더 천천히 기쁜 마음으로 진짜 음식을 먹는다. 물론 식사 후 산책도 잊지 않는다. 우리도 그렇게 한다면 음식을 먹는 것에 만족을 느낄 수 있을 뿐만 아니라 덜 배고프고 영양적으로도 훨씬 좋을 것이다. 그리고 체중을 감량하고 신진대사를 촉진하는 데 도움을 받을 수 있다.

point
- 프랑스인들은 트란스 지방과 경화지방, 고과당 콘시럽이 포함된 상업적으로 가공된 식품이 아니라 진짜 자연식품을 먹기 때문에 건강하다.
- 음식을 빨리 먹거나 스트레스 받은 상태에서 먹으면 복부에 살이 찐다.
- 프랑스인들이 사용하는 방법을 시도하라. 신진대사를 도울 수 있도록 진짜 음식을 먹고 적게 천천히 먹어라.
- 식사시간을 즐기고 가족이나 친구들과 함께 음식을 좀 더 음미하라. 즐거운 식사는 실제로 신진대사를 증진시킨다.
- 상점에 갈 때 걸어서 가라. 이렇게 할 수 없다면 활동을 늘릴 다른 방법을 찾아라. 엘리베이터나 에스컬레이터를 이용하지 말고 계단을 이용한다거나 차를 되도록 목적지에서 멀리 주차하라. TV를 볼 때는 리모컨을 사용하지 말고 저녁식사 후에는 산책을 하라.

CHAPTER 7

국가 정책에 대한 오해:
정부의 식품 규제 정책이 우리의 건강을 지켜준다

식품 정책

앨리스Alice는 8살에서 12살 사이의 아이를 셋이나 키우는 엄마다. 아이들이 바이올린 학원이나 미술학원, 축구수업 같은 방과 후 활동을 많이 하기 때문에 그녀는 차로 그들을 데려다주기에 바빴다. 자연히 밖에 있는 시간이 집이나 부엌에서 보내는 시간보다도 많아졌다. 그녀는 점점 '운전 중에 먹는 사람(drive-by eater)'이 되어버렸다(아이들도 마찬가지다).

그들은 차 안에서 함께 식사를 하며, 식탁에서 저녁식사를 하는 경우는 드물었다. 식탁에서 먹는다 해도 피자나 주문한 음식인 경우가 많았다. 그녀는 골목마다 패스트푸드 식당이 있는 것에 감사했다. 그녀만이 아니다. 미국인의 30%가 일주일에 적어도 한 번은 차에서 식사를 한다. 그리고 아침식사의 1/5은 맥도널드에서 파는 것이다.

처음에는 천천히, 그러더니 좀 더 빨리 그녀는 살이 찌기 시작했다.

아이들도 살이 찌기 시작했다. 정크푸드가 아무리 편리하고 쉽게 구할 수 있다고 해도 영양부족, 당분과 트랜스 지방의 과다는 용납할 수 없는 것이다. 하지만 바쁜 그녀에게는 다른 대안이 없었다. 실제로 해롭지 않은 패스트푸드를 찾는 것은 거의 불가능했다.

하지만 그녀는 나와 함께 노력하면서 장을 보는 법과 아이들을 위해 빠른 속도로 자연식품 식사와 간식을 준비하는 법을 배웠다. 그리고 나는 조심스럽게 아이들의 방과 후 활동을 그만 두게 한다고 해도 나쁜 엄마가 되지 않을 거라고 말했다. 집에서 가족들을 위해 식사를 준비하고 여유를 갖는 것은 가치 있는 일이다. 형편없는 식사를 먹이면 그런 사람이 된다고 그녀에게 말했고 그녀는 그것을 받아들였다. 완벽하게 그리고 즉시 변한 것은 아니지만 그녀는 매일 진짜 음식을 먹을 수 있는 계획을 짜서 실행했다. 그러자 차에서 식사를 하면서 찐 살을 뺄 수 있었다.

만약 사람들이 더 적게 먹는다면 주요 산업 중 어떠한 것에도 도움이 되지 않을 것이다. 농업뿐만 아니라 식품, 식재료, 식당, 다이어트, 제약 등도 마찬가지다. 이 모든 것은 사람들이 더 많이 먹을 때 번창한다. 그래서 로비스트라는 용병들이 과식을 금지하려는 정부의 어떠한 행위라도 막으려는 것이다.

_네슬레M. Nestle[1]

20세기 초에 미국인들은 대부분의 식사를 집에서 해결했다. 21세기의 사람들은 식사의 반 이상을 밖에서 해결하며 집에서 먹을 때도 직접

요리하지 않은 가공된 음식을 먹는다. 이것은 바쁜 삶과 가족해체에 의해 나타난 어쩔 수 없는 결과가 아니다.

누군가가 의도적으로 영양의 구성을 뒤바꾼 것이다. 식품업계에서는 영양상으로 형편없는 값싼 음식을 건강에 미치는 영향과는 상관없이 사람들 앞에 쏟아 놓았다. 나는 메사추세츠Massachusetts의 시골 마을에 사는데 우리 집 근방 16km 안에 맥도널드가 5개나 있다. 그러니 미국에만 13,000개가 넘는 맥도널드의 물량공세에서 어떻게 벗어날 수 있겠는가?

정부와 식품업계는 어떻게 우리의 건강을 해치나

식품업계는 매년 1조 달러(미국 GNP의 12%)의 매출을 올린다. 그리고 전체 노동인구의 17%가 식품업계에서 일한다. 게다가 마케팅 비용으르만 일 년에 330억 달러가 넘는 돈이 사용되는데, 이 돈의 70%가 패스트푸드와 인스턴트 식품, 사탕, 과자, 음료수, 주류와 디저트를 광고하는 데 쓰인다. 그에 반혀 과일과 야채, 곡물, 콩류를 광고하는 데 쓰이는 돈은 2.2%에 불과하다 [2]

한편 미국의 농무부(USAD)는 3억 달러만을 영양학 교육에 사용하는데, 이 또한 대부분 연구나 몇몇 사람들을 부자로 만들어주는 농업확장계획에 쓰인다. 그리고 이상한 것은 공공 건강 캠페인(좋은 영양소의 과학적 원리를 증진하는)에 쓸 돈이 없다고 말하는 정부가 1996년에는 농업 보조금으로 180억 달러를 썼고 2000년에는 280억 달러를 썼다는 것이다.[3]

왜 미국에서 가장 큰 식품산업인 농업계를 대표하는 농무부가 식품정책을 관장할까? 우리에게 권장식단을 제공하는 농무부 위원회에는 객관적이고 과학적으로 우리 몸을 보는 것이 아니라 식품업계를 위해 일하는 많은 '(소위) 전문가'들이 모여 있다. 우리 건강을 책임져야 하는 것은 농무부가 아니라 보건복지부(HHS)가 되어야 한다(2008년 한국에서는 보건복지부의 식품정책업무가 농림부로 이전됨─옮긴이). 현재의 체제는 제약회사에게 식약청(FDA)을 맡기는 것과 같다. 제약회사가 제약정책을 제정하고 신약을 승인한다는 것이 있을 수 있는 일인가?

식품업계는 비만과 체중증가, 노화와 관련된 모든 질병, 당뇨, 발작, 암, 알츠하이머와 같은 질병을 유발하는 음식을 과소비하도록 우리를 부추기고 있다. 앞서 말한 질병은 피할 수 없는 노화의 결과가 아니다. 이것은 식사의 질과 관련된 것이다. '음식 때문에 병들 수 있다'는 말은 이상하게 들린다. 그런데 이것은 식품 가이드라인을 만드는 정책입안자들에게도 낯설 것이다. 그들은 이렇게 생각할 테니 말이다. '음식이란 에너지의 원천'일 뿐인데 그것을 치즈버거에서 얻건 두부에서 얻건 무슨 상관이지?' 당신은 이 질문에 대한 대답을 알고 있다. 그럼 왜 당신들은 치즈버거만 먹지 않는 건데?

최근에 의회에서 통과한 '치즈버거 법안'은 비만이나 질병을 이유로 식품업계에 소송을 거는 것을 규제하는 법안이다. 정부에게 시민을 보호할 의무가 있는데도 왜 식품업계를 보호하는 법안을 만들었을까? 죽음의 원인에 대한 최근의 연구[4]에 따르면 형편없는 식단과 운동부족으로 인해 매년 약 40만에 달하는 미국인이 사망한다고 한다. 1990년 이후로 1/3이나 증가한 것이고 흡연에 의한 사망과 거의 맞먹는 수준이다. 비만은 곧 미국인의 사망원인 1위인 흡연을 제치게 될 것이다.

이런 추세를 고려하면 저질 식품을 먹도록 사람들을 설득하기 우해 식품업계가 사용하는 돈이 최근에 발생한 건강문제들과 밀접한 관련이 있다고 생각할 수밖에 없다. 하지만 미국 의회는 확실히 그렇게 생각하지 않는 모양이다.

그럼 이것을 한번 생각해보라. 세계에서 가장 큰 식품회사가 담배회사라는 사실을 말이다. 대표적인 것이 'RJR 나비스코Nabisco'와 필립 모리스Philip Moris와 크래프트 식품Kraft Food을 소유하고 있는 '알트리아 그룹Altria Group'이다(1999년에 RJR 나비스코 사는 담배에 대한 불매운동으로 인해 식품판매에 영향을 받지 않기 위해 회사를 분리했고, 2000년에 필립 모리스 사가 나비스코 사를 인수했다).

여기서 한 가지 의문이 생긴다. 만약 이 회사들이 제공하는 식품기 우리의 건강을 해치고 있다는 것을 깨닫는 데 오랜 시간이 걸린다면 어떻게 될까? 이 회사들이 판매한 담배가 우리를 죽이고 있다는 것을 깨닫게 된 시간만큼 말이다. 애초에 담배로 문제를 일으켰던 회사들이 우리에게 식품을 팔고 있는 이때 비만이 사망원인 1위인 흡연을 제치려 한다는 것은 우연치고는 이상한 일이다. 담배회사와 정크푸드 회사는 같은 회사인 것이다.

유전자와 조화를 이루는 식단이란

우리가 음식을 보면 달려들도록 설계된 것은 사실이지만 지금 우리가 먹고 있는 것은 음식이 아니다. 식품업계가 팔고 있는 '음식'은 건강과 신진대사를 증진하는 유전자를 작동시키지 않는다. 콜로라도 Colorado 대학의 로렌 코데인Loren Cordain 박사는 그의 놀라운 글 '서양식 식단의 기원과 진화: 21세기를 위한 건강의 의미(Origin and Evolution of the Western Diet: Health imlictions for 21st century)'[5]에서 우리가 유전자와 조화를 이루며 먹었던 식단에서 얼마나 멀어졌는지 설명했다. 우리의 식단은 농업혁명 이후 1만 년 동안 엄청나게 변화했지만 우리의 유전자는 거의 변화하지 않은 것이다.

과거의 식단에는 7가지 특징이 있다. 이들 중 어떤 것도 현대의 식단에 적용되지 않는다.

1. 낮은 혈당부하(또는 낮은 당분과 정제되지 않은 탄수화물)
2. 야생에서의 생선이나 고기, 식물에서 얻은 풍부한 오메가-3지방
3. 단백질과 지방, 천천히 흡수되는 탄수화물의 조화
4. 풍부한 비타민과 미네랄
5. 혈액이 지나치게 산성화되는 것을 막는 많은 알칼리성 식품(야채)
6. 적은 나트륨(소금)
7. 풍부한 섬유질 함유

21세기의 산업 주도에 의한 식단은 모두 우리의 유전자와 조화를 이루지 못한다. 그리고 비만을 부추길 뿐만 아니라 우리를 괴롭히는 모든 노화관련 질병, 만성질병과도 관련이 있다. 우리는 우리 몸이 가장 잘 적응한 식단에 대해 다시 한번 충분히 알고 유전자와 조화(이를 통해 체중감량이 이루어진다)를 이루며 살아가야 한다. 편의점 선반 위에 놓여

있는 사탕이나 패스트푸드가 아니라 우리 조상들이 그랬던 것처럼 사냥하고 채렵한 음식을 먹어야 하는 것이다.

그렇다고 당장에 딸기를 주우러 다니거나 저녁식사를 위해 사냥을 하라는 것은 아니다. 하지만 우리에게는 유전자의 요구를 충족시킬 수 있는 매우 실용적인 방법이 있다. 바로 과일과 야채, 콩류, 견과류, 씨앗류와 곡물 처럼, 진짜 자연식품이면서 가공되지 않은 식품을 선택하는 것이다. 그리고 자연산 연어, 꽁치, 고등어 같은 생선을 먹고, 소금이 첨가된 식품을 피한다. 특히 고과당 콘시럽과 경화지방이 들어 있는 음식은 반드시 피해야 한다. 이렇게 하면 우리의 진화에 맞게 구성되었던 야생의 식단에 최대한 가까워질 수 있다.

유해한 당분과 지방

지금 우리는 화학처리를 한 식품을 먹고 있다. 이것은 유효기간을 늘리고 소비를 증진하기 위해 이루어진 것으로 건강은 전혀 고려되지 않았다. 가공식품에는 2가지 주요 첨가물이 있는데, 그것은 옥수수와 콩이다. 둘 다 야채인데 도대체 뭐가 나쁘다는 것일까?

문제는 이 옥수수와 콩이 고과당 콘시럽과 경화대두유로 알려진 초강력 당분과 지방으로 바뀔 때이다. 더 이상 옥수수와 콩은 몸에 좋은 야채가 아닌 우리 몸에 생소하고 유해한 음식이 된다. 선반 위에 놓여 있는 식품들의 성분표시를 한번 읽어보라. 아마 당신은 여러 성분들 중에서 이 두 범인을 쉽게 찾을 수 있을 것이다.

화학적으로 만들어진 이 두 성분은 대부분의 패스트푸드와 가공식품이 주는 나쁜 영향 대한 책임이 있다. 이들은 비타민과 미네랄, 항산화성분, 식물영양소, 섬유질, 필수적인 지방을 함유하지 않은 '텅 빈 칼로리'이다. 정말로 고과당 콘시럽과 경화대두유는 영양적 가치가 전혀 없다. 그런데도 이들은 우리가 소비하는 거의 모든 가공식품에 들어 있다.

트랜스 지방은 불활성이다. 이것은 결코 버터나 식물성 기름처럼 썩지 않는다. 그래서 트랜스 지방으로 만들어진 크래커나 쿠키가 슈퍼마켓에서 수개월, 수년 동안 팔리는 것이다. 이것은 생산자들에게는 이익이겠지만 우리의 건강에는 치명적이다. 만약 우리가 마가린 한 통을 사 놓고 그것을 10년 동안이나 까맣게 잊고 있었다 하더라도 처음 사왔을 때랑 똑같을 것이다. 만약 10년 동안 썩지 않는 사과가 있다면 당신은 그것을 먹겠는가? 이 물질이 우리 몸속에서 어떤 유해한 작용을 할지 아마 상상할 수 있을 것이다.

이러한 당분과 지방의 유해함은 겉으로 드러나는 것이 아니다. 하지만 이것은 우리의 신진대사와 체중에 더욱 나쁜 영향을 끼친다. 고과당 콘시럽과 경화대두유는 가공되지 않은 옥수수나 콩보다 우리를 더 배고프게 만들고 식욕을 자극하며 살을 찌게 만든다. 음료수를 포함해 요즘에 나오는 거의 모든 식품들은 단맛을 위해 고과당 콘시럽이 들어간다. 1970년대 이전에는 음료수라는 것은 존재하지도 않았다. 1997년 이후로 음료수의 일인당 소비량이 88ℓ 에서 204ℓ 로 증가했다. 70년대 중반 이전에는 설탕으로 탄산음료를 달게 만들었지만 지금은 고과당 콘시럽으로 달게 만든다.

이 초강력 설탕은 우리의 혈류로 매우 빠르게 흡수되고 우리 몸은 허기를 자극하는 호르몬을 분비해 화학적 연쇄반응을 일으킨다. 그러면 우리가 4장에서 살펴봤듯이 인슐린이 파도처럼 밀려 들어와 우리의 뇌에 더 많이 먹으라고 지시한다. 지방세포에 명령해 더 많은 지방을 저장하게 하는 것이다.

경화유는 쿠키나 크래커에서 샐러드 드레싱에 이르기까지 거의 모든 것을 보존하는 데 사용된다. 경화유는 당신이 슈퍼마켓에서 구매하는 거의 모든 포장제품에 들어 있다. 왜냐하면 슈퍼마켓이라는 곳은 원래가 물건을 오래 쌓아 놓고 파는 곳이기 때문이다. 이것은 건강에 대한 전 세계적인 위협이다. 이러한 트랜스 지방은 우리 몸의 세포들 중 한 곳에 붙어 신진대사를 억제하고 지방연소를 늦추며 콜레스테롤을 증가시키고 인슐린 저항성과 혈당문제를 일으킨다. 이는 체중증가뿐만 아니라 다른 심각한 건강문제를 유발한다.

하지만 식품업계에서는 이러한 문제를 신경 쓰지 않는 것처럼 보인다. 그들은 자신들이 만드는 모든 제품에 이 성분들을 계속 사용하고 있다. 이것들이 치명적이라는 과학적 근거가 있음에도 불구하고 말이다.

'식품 피라미드'가 우리를 죽이는 이유

어떻게 우리는 영양적 가치가 없는 음식들 한가운데서 건강과 신진대사에 좋은 음식을 찾을 수 있을까? 정부가 수백억 달러나 되는 돈을 유해한 식품의 생산을 브조하는 데 사용하고 식품업계가 매년 3백억 달러를 이러한 식품들의 개발과 마케팅 비용으로 사용하는데 어떻게 우리가 좋은 식품을 찾을 수 있을까? 게다가 보건복지부는 1년에 단지 3억 달러만을 공공 보건교육에 사용함으로써 상황을 더 악화시킨다(영양교육에 사용되는 돈은 실로 미미하다). 상대는 물량공세라는 무기를 사용하고 있다. 그리고 우리는 이 전쟁에서 지고 있다.

불행한 진실은 정부의 정책이 식품업계와 밀착되어 있다는 것이다. 1992년에 미국 농무부가 개발한 식품 피라미드는 발상 자체가 잘못된 것이었다. 왜냐하면 미국 농무부는 빈약한 과학적 근거와 상업적 관점으로 농업을 지원하고 증진하는 역할을 하기 때문이다. 이 식품 피라미드는 3~5컵의 빵과 쌀, 시리얼, 파스타를 소비하고 지방 섭취를 줄일 것을 권장하고 있다. 우리는 이제 이것이 인슐린 저항성(당뇨 전 단계)을 유발한다는 것을 안다(그 이유에 대해서는 3, 4장과 9장을 참고하기 바란다).

이 식품 피라미드를 만든 과학자들은 식품업계와 특별한 관계를 맺고 있는 사람들이다. 이들은 좀 더 객관적인 관점을 보여줄 수 있는 독립적인 대학의 연구원이나 의학자들과는 다르다. 우리 정부는 국민들을 건강하게 만드는 것이 아니라 아프게 만드는 상업적인 식단을 권장하고 있는 것이다.

2005년에 식품 가이드라인의 개정이라는 후속조치가 취해졌지만 이것은 작은 개선일 뿐이다. 우리에게 정제된 탄수화물과 당분의 위험에 대해 교육하는 것이 아니라 '탄수화물을 현명하게 선택하라'며 돌려 말하고 있는 것이다. 새로운 식품 피라미드는 조금 진보하기는 했지만 여전히 식품업계의 통제를 받고 있다.

나는 미국 정부에서 개설한 새로운 웹사이트인 www.mypyramid.gov에 들어가 내 개인정보를 넣은 적이 있다. 여기에서는 나에게 하루 세 잔의 우유를 마시라고 했다. 하루에 탄산음료 세 잔을 마시라는 것보다는 낫지만 우유는 포화지방을 함유하며, 우리 몸의 산성도를 높인다.

게다가 유제품을 먹는 전 세계 인구의 75%에게서 과민성장증후군과 같은 소화문제가 발생한다. 그런데도 왜 정부가 만든 식품 피라미드는 하루 우유 세 잔을 마시라고 권장할까? 이것은 적절한 권유가 아니다.

하버드 보건대학의 월터 윌레트 박사는 20년 이상 영양연구에 전념했고 그 결과를 《Eat, Drink, and Be Healthy》라는 책에 담았다. 이 책에는 푸드 피라미드에 대한 내용이 있는데 그는 여기서 이 피라미드를 뒤집어버렸다. 그리고는 건강한 지방을 맨 아래에 추가했다. 또한 더 많은 야채와 과일, 곡물, 콩류, 견과류, 생선, 달걀, 기름기 없는 가금류를 주로 먹도록 권장했고 육류와, 설탕, 빵과 유제품은 줄일 것을 권했다. 하지만 정부의 지원을 받은 식품 피라미드가 소개되자 사람들은 지방의 섭취를 줄이고 빵과 쌀, 파스타, 시리얼의 섭취를 늘렸다. 그 결과 비만율은 두 배가 되었다.

그럼 어떻게 해야 할까?

확실히 미국 정부의 식품정책은 달라질 필요가 있다. 뉴욕대학 식품영양과 보건 분과의 전 학장이자 교수인 마리온 네슬레Marion Nestle 박사는 우리 식품과 영양정책에 필요한 변화를 다음과 같이 꽤 잘 요약하고 있다. "현재의 식품정책은 정크푸드와 음료수에 대한 세금을 부과하여(비만 예방 캠페인을 위한 자금을 위해) 식품 선택 환경을 개선함으토써 달라질 수 있다. 또한 아이들을 대상으로 한 식품 마케팅을 제한(특히 학교와 TV)하고 패스트푸드에 성분표시를 하며, 과일과 야채 소비를 증진하기 위한 농장 보조금을 늘려야 한다. 비만문제를 해결하기 위해 필요한 정치적 행위가 있다면 그것은 선거 자금 기부법에 대한 재검토와 더불어 식품과 영양, 건강과 관련된 문제를 업계와 분리하여 객관적으로 책임지는 정부기관을 만드는 것이다.”

이러한 변화가 생긴다면 우리들의 식생활은 놀라울 정도로 달라지겠지만 그래도 여전히 본질에서는 벗어난 것일지도 모른다. 우리는 당장 우리가 먹는 것을 바꿀 방법이 필요하다. 그래야 당장 살을 빼고 더 좋은 컨디션을 유지할 수 있는 것이다.

초강력 신진대사와 건강한 체중을 위한 신과학의 7가지 열쇠는 정부와 식품업계의 잘못된 정보를 극복하고 우리에게 최고의 식습관과 생활습관을 선택할 수 있는 방법을 가르쳐 준다. 또한 우리의 건강과 삶을 당장 변화시키는 데 필요한 정보를 제공하여 그것을 현실화할 능력을 키워줄 것이다.

point

- 식품업계는 건강하지 않은 식품을 만들고 당신이 이것을 사도록 만드는 데 엄청난 양의 자원을 쏟아 붓고 있다.
- 정부가 국민에게 알리는 영양에 대한 정보는 대개 식품업계가 제안한 것이다.
- 매일 3~5컵의 빵과 쌀, 시리얼을 먹으라는 정부의 식품 피라미드는 비만을 유발하는 가장 큰 원인 중 하나이다.
- 형편없는 식단으로 인한 비만은 미국인의 사망원인 중 2위를 차지하고 있으며 곧 1위인 흡연을 제칠 것이다.
- 우리는 건강한 지방(오메가-3와 단일불포화지방)을 식품 피라미드의 맨 아래에 놓아야 한다. 또한 야채와 과일, 곡물, 콩류, 견과류, 생선, 달걀, 기름기 없는 가금류를 주로 먹고 육류와 설탕, 정제된 탄수화물, 유제품은 줄여야 한다.
- 진짜 가공되지 않은 자연식품으로 이루어진 식단을 주식으로 삼아라.

2부: 건강한 신진대사를 위한 7가지 열쇠

진실한 앎이란 원인을 아는 것이다. 「프랜시스 베이컨Frances Bacon」

여기 건강한 신진대사로 가는 7가지 열쇠가 있다. 활력 있고 건강한 삶을 살게 하고, 성공적으로 체중감량을 유지하기 위해서는 이 7가지 열쇠가 모두 필요하다.

1. 첫 번째 열쇠:신경펩티드neuropeptide라고 불리는 뇌의 화학전달 물질과 호르몬을 통해서 우리 뇌와 위장, 지방세포가 어떻게 의사소통하는지 이해함으로써 식욕과 신진대사를 통제한다.
2. 두 번째 열쇠:스트레스가 어떻게 우리를 살찌게 하는지 이해하고 그것을 극복하는 법을 배운다.
3. 세 번째 열쇠:체중 증가와 질병으 숨은 원인인 염증을 이해한다.
4. 네 번째 열쇠:신진대사를 방해하고 염증의 원인이 되는 세포의 '산화(酸化)'를 예방한다.
5. 다섯 번째 열쇠:칼로리를 에너지로 좀 더 효과적으로 전환할 수 있도록 신진대사를 강화하는 방법을 배운다.
6. 여섯 번째 열쇠:신진대사 호르몬을 관장하는 갑상선이 최상의 상태로 작동하는지 확인한다.
7. 일곱 번째 열쇠:당분과 지방을 신진대사 하고 독소와 독소로 인한 살을 제거할 수 있도록 간을 정화한다.

CHAPTER 8

내 몸에 초강력 신진대사 만들기 :
7가지 열쇠 살펴보기

7가지 열쇠를 초강력 신진대사로 집중시키기

로퀜Lauren이 나를 찾아 왔을 당시 그녀는 피로와 체중증가, 만성적인 소화불량 때문에 불만이 많은 상태였다. 54살의 기혼자로 컨설턴트가 직업인 그녀는 아이가 없었고 일 년에 220일은 여행을 다녔다. 그녀는 스트레스가 심하고 업무량도 많다고 설명했다. 그녀는 167cm의 키에 체중이 120kg이나 되었는데 마치 얇은 팔, 다리가 달린 사과처럼 브였다. 그녀는 43세에 이른 폐경을 맞은 후 지금의 상태에 이르렀다.

그녀는 매우 바쁜 삶을 살았다. 하루 종일 이런저런 미팅을 쫓아다녔고 커피와 설탕으로 버텼다. 아침식사를 보통 바나나와 커피로 때우는 그녀는 빵과 파스타, 밥과 감자 같은 탄수화물에 집착했다. 8시나 9시쯤에 하루 일과를 마치면 그녀는 완전히 허기진 상태였다. 저녁식사를 저하게 한 후 그녀는 심한 위산 역류와 속 쓰림을 경험했고 먹은 것을 토하지 않고 잠들기 위해 잔탁Zantac 같은 제산제를 먹었다. 바쁘고 불규칙한 생활습관과 피로로 인해 그녀는 운동을 거의 할 수 없었다. 매일 아침 지친 상태로 일어났고 비행기 안이나 TV 앞에서 잠들곤 했다.

로렌이 캐니언 랜치에 있는 동안 나는 그녀가 피로와 체중증가, 소화문제의 원인을 알 수 있었다. 그것은 심각하지만 그동안 진단되지 않았던 것이었다. 그녀는 헬리코박터 파이로리Helicobacter pylori에 의한 세균성 위염을 가지고 있었다. 이것은 속 쓰림과 역류, 그 밖의 일반적인 다른 염증의 원인이 될 수 있다. 염증은 초강력 신진대사를 만들려면 꼭 해결해야 할 열쇠 중의 하나이다. 염증은 체중증가를 유발하고 체중감량을 막는 원인이 되지만 잘 알려지지 않은 것이다. 실제로 C 반응성 단백질(C-reactive protein)이라고 불리는 특별한 혈액검사로 측정된 그녀의 염증수치는 5.3mg/dℓ였다(1mg/1dℓ 이하가 정상이다).

그녀는 좋은 콜레스테롤(HDL) 수치도 매우 낮았으며 전체 콜레스테롤/HDL 비율도 3.0 미만이 정상이지만 그녀의 경우에는 8.35였다. 또한 정제된 탄수화물 함량이 높은 식단으로 인해 인슐린 저항성이 심각했다. 인슐린 저항성으로 인해 그녀는 인슐린을 과다하게 생산하게 됐고 그 결과 밀가루에 대한 욕구만 강해졌다. 간 역시 지방간으로 악화되었고 혈당문제를 안고 있는 사람들에게 나타나는 증상을 보였다. 이것은 원활한 해독작용을 하지 못해 생긴 독소로 인해 그녀의 체중이 점점 더 늘어났다는 것을 의미했다.

해독능력의 손상, 즉 우리 몸 자체의 독소와 외부의 독소를 제거하는 데 문제가 있다는 것은 체중증가의 또 다른 원인이 된다. 운동하는 도중에 측정한 그녀의 신진대사는 정상보다 40%나 느렸다. 다른 말로 하면 운동을 할 때 그녀의 몸이 정상적으로 소모해야 할 칼로리보다 40%나 더 적게 소모한다는 것이다.

나는 다른 환자에게서 효과를 본 신진대사 처방을 그녀에게 내렸다. 그녀는 아침에 단백질을 먹었고, 혈당을 안정시키기 위해 하얀 골칫거리(백설탕, 밀가루, 정제된 탄수화물)들을 피했다. 또한 생선과 아마씨에 들어 있는 오메가-3 지방을 섭취하고, 적당한 운동을 했다. 나는 항생제로 그녀의 위염을 치료하는 동시에 혈당의 균형을 돕기 위해 다양한 비타민과 생선기름, 리포산(lipoic acid, 신진대사를 증진하는 특별한 물질)을 먹으라고 처방했다. 뿐만 아니라 지방간 치료에 도움이 되는 허브와 밀크 시슬(Milk thistle, 우유 엉겅퀴)도 권했다.

그녀는 3개월 후에 24kg을 감량해 상체는 3단계 날씬해지고 하체는 1단계 날씬해진 상태로 찾아왔다. 뿐만 아니라 혈당과 인슐린 수치도 놀랍도록 좋아졌다. 그녀의 전체 콜레스테롤 수치는 뚝 떨어졌고 HDL 수치는 올라갔다. 간과 염증검사도 모두 정상으로 나왔다. 그녀는 이제 활력과 함께 일어났고 속 쓰림 증상도 없었다. 로렌은 삶을 다시 찾은 것이다.

유전자에 맞는 지시 내리기

로렌의 사례는 특별한 경우가 아니다. 지난 20년 동안 로렌처럼 체중감량을 위해 모든 것을 시도해본 환자들이 나를 찾아왔다. 그들은 자신이 하고 있는 것의 대부분이 건강과 체중감량을 둘러싼 오해에 근거한 다는 사실을 몰랐다. 그와 같이 과학적인 근거가 전혀 없는 방법을 사용해서는 그들의 삶은 변화될 가망이 전혀 없었다. 결국 그들은 초강력 신진대사 처방을 받았고 체중을 감량했다. 또한 눈으로 확인할 수 있을 정도로 건강해지면서 자신들의 삶을 더 즐기게 되었다. 처음으로 그들의 몸은 유전자에 맞는 신호와 정보, 지시를 받았던 것이다. 그렇다면 우리 몸에 어떤 지시를 내려야 하는지는 어떻게 알 수 있을까?

내 몸을 위한 안내서

당신은 몸을 위한 작은 안내서 하나를 가졌으면 하고 바랐던 적이 있을지 모른다. 이 안내서가 엄마 뱃속에서 나올 때부터 당신의 몸에 붙어 있다고 생각해보라. 그리고 그 안에 당신이 무엇을 먹어야 하는지, 운동은 얼마나 해야 하는지, 얼마나 많은 단백질과 지방이 필요한지, 설탕을 먹지 말아야 할 때가 언제인지, 다른 사람보다 비타민 C가 더 많이 필요한 이유가 무엇인지를 설명해준다면 멋지지 않겠는가?

의학은 매우 빠르게 진보하고 있다. 특히 게놈 연구 분야가 그렇다. 곧 우리는 위의 질문들에 대한 답을 얻을 수 있을 것이다. 과학이 진보함에 따라 우리는 유전자의 잠재력을 최대화하고 질병과 비만의 위험을 최소화할 식단과 생활방식, 약, 영양소를 처방할 수 있게 될 것이다. 8장에서는 의학의 새로운 전망을 체중과 비만에 적용하려 한다. 이것이 바로 체중감량을 위한 문을 여는 신과학 7가지 열쇠다. 이 중에는 특별히 중요한 몇 가지 원칙이 있긴 하지만 각각의 열쇠는 모두 중요하며 서로 연관돼 있다.

7가지 열쇠를 이해하는 것은 체중뿐만 아니라 장기적인 건강과 웰빙을 유지하는 데 도움이 된다. 이것은 질병과 만성적인 증상에서 벗어나 최상의 건강을 유지하기 위한 열쇠들이다. 이를 통해 당신은 절로 이루어지는 체중감량을 경험할 수 있으며, 건강한 신진대사를 만들어낼 수 있다. 뿐만 아니라 만성질환의 근본적인 원인도 밝혀낼 수 있을 것이다.

과체중이거나 비만인 것이 우리의 잘못이 아닌 이유를 이해하기 위한 문을 열어보자. 3부에 있는 메뉴와 레시피는 영양학자들과 주방장들이 제공한 것으로 여러분들이 실용적이면서도 맛있는 음식을 만들 수 있도록 도움을 줄 것이다. 여러분은 3부에서 새로운 음식을 접할 기회를 갖고 친숙한 음식으로 몸을 치유하는 새로운 방법을 배울 수 있다. 모든 사람들에게는 자신만의 안내서가 필요하다. 이를 위한 최선의 방법은 2부에 나와 있는 자가진단표와 단계별 프로그램을 활용하는 것이다. 이는 당신만의 초강력 신진대사로 가는 길을 안내할 것이다.

나만의 열쇠 찾기

7가지 열쇠를 모두 이해하는 것은 당신의 신진대사를 이해하는 테 필수적이다. 이것들은 초강력 신진대사를 만드는 데도 필요하다. 이 처럼복잡한 과학이 어떻게 실제로 일어나는지 궁금하겠지만 그것이 우리 몸의 신비이다.

생활방식과 식사 구성, 시간의 변화, 음식의 질 변화, 적당한 운동, 신진대사를 지원하는 보충제의 활용, 사우나, 스트레스 관리 같은 생활의 작은 변화들만으로도 체중과 건강에 강력하고도 극적인 효과를 블러올 수 있다. 이 원칙들은 신진대사의 불균형 때문에 오르락내리락 하는 체중변화를 막는 데 도움이 된다. 균형 잡힌 상태에 있을 때 우리 몸은 스스로를 돌본다.

각각 열쇠를 다루는 장의 도입부에서 자가진단표를 활용하길 바란다. 그것은 당신이 가지고 있는 문제에 좀 더 집중적으로 파고들어 갈 수 있도록 안내할 것이다. 자신만의 상황을 평가한 후 당신은 그 문제들을 해결하기 위한 프로그램을 따르거나 전문적인 도움을 받을지 결정할 수 있다.

우리는 호르몬이나 다른 의학적 이유로 과체중일지도 모른다. 그렇다면 세상의 어떤 식단이나 운동도 진짜 원인을 찾기까지 아무 소용이 없을 것이다. 어쩌면 우리는 진단되지 않은 갑상선 문제를 갖고 있을지도 모른다. 또는 여성들에게서 나타나는 일반적인 호르몬 불균형 문제를 지니고 있을지도 모른다. 또는 생리량 변화, 생리불순, 수염 등이 자라는 다모(多毛), 체중증가 등의 증상을 보이는 다낭성 난소증후군(pcos)일 수도 있다. 이 증후군은 불임의 원인이 되기도 한다.

신진대사를 제대로 작동시키려면 이러한 문제들이 제대로 진단되고 치료돼야 한다. 각각의 열쇠를 소개하는 장의 마지막에 제공되는 질문과 제안은 당신에게 신진대사의 균형을 다시 찾는 방법을 알려줄 것이다. 각각의 열쇠에 해당하는 문제의 의학적 검사에 대한 정보는 문제를 좀 더 깊이 탐구할 필요가 있는 경우에만 포함된다. 부록에는 올바른 보충제 선택에 관한 더 많은 정보와 이번 장에서 제안하는 것을 실행하는 데 필요한 정보들을 모았다.

7가지 열쇠의 자가진단표

환자들이 찾아올 때마다 나는 광범위한 질문 리스트를 작성하게 한다. 이것은 환자의 어떤 점이 불균형하고 어떤 지점에 신진대사 문제가 있는지 파악하는 데 도움이 된다. 나는 이 책을 읽는 독자들이 스스로 문제를 진단해볼 수 있도록 자가진단표를 준비했다. 이것은 각자에게 맞는 초강력 신진대사와 식단과 생활방식, 보충제, 필요한 검사를 찾는 데 도움이 될 것이다. 자가진단이 끝나고 그것을 해석할 때는 다음의 내용을 참고하기 바란다.

다음이 당신의 점수에 따른 행동 방법이다.

낮음: 0~3점

기본적인 초강력 신진대사를 따르라.

중간: 4~6점

해당 열쇠와 관련된 신진대사의 문제를 극복하려면 각각의 장에 포함된 단계별 프로그램을 따르라.

높음: 7점 이상

초강력 신진대사의 처방을 따르라. 해당 장에 포함되어 있는 특별 제안을 사용해 처방을 자신에게 맞도록 바꾸어라. 만약 당신의 점수가 높다면 마지막 단계에서 언급된 추가적인 검사를 받는 것이 좋을지도 모른다. 이때 전문의의 도움을 받는 것이 좋다.

단계별 프로그램을 활용하는 방법

초강력 신진대사 처방의 기본적인 원리는 유전자에 올바른 지시를 내리는 것이다. 하지만 우리는 각자 다른 상태에 있으며, 진단되지 않은 의학적 문제를 가지고 있는 사람들도 많다. 우리는 앞으로 이러한 문제들도 밝혀낼 것이다. 예를 들어 당신은 식욕을 조절하는 데 병적인 어려움을 겪고 있을지도 모른다. 즉 갑상선 기능이 저하돼 있거나 스트레스가 심한 상태일 수도 있다. 각 장에 포함된 자가진단표를 이용하면 이 같은 문제를 알아볼 수 있으며, 단계별 프로그램을 자신에게 맞게 적용해 문제를 극복할 수 있다.

만약 당신이 여러 가지 문제를 동시에 가지고 있다면 각각의 장에 나온 프로그램을 조합하면 된다. 왜냐하면 유기적으로 통합된 우리 몸을 위한 처방인 만큼 중복되는 프로그램들도 있기 때문이다. 예를 들어 자연식품 식사, 운동, 휴식, 보충제 섭취 등이 그것이다. 이것은 사실 좋은 점이다. 특정한 건강 보조 요소(올바른 음식, 운동, 영양 등)만으로도 몸 전체의 시스템이 작동하도록 만들 수 있기 때문이다.

그러므로 서로 다른 문제들에 대한 접근법을 조합하는 것은 생각보다 더 쉬울 것이다. 다른 문제로 각각 자연식품 처방을 받았다고 해서 자연식품을 두 배로 먹거나 보충제나 허브를 두 배로 먹을 필요는 없기 때문이다. 어려운 문제들을 해결하려 할 때마다 2부에 나오는 내용들을 참고서로 활용하면 좋다. 나는 여기에 해결하기 어려운 문제들을 안고 있는 사람들을 도왔던 수년간의 경험을 모두 쏟아 부었다.

특별한 식품과 허브, 보충제에 관한 메시지

각 장의 단계별 프로그램에서 권장되는 식품은 걱정 없이 먹어도 된다. 그리고 여기에 언급할 몇몇 허브와 보충제를 먹어볼 수도 있다(3부에서 소개할 기본적인 권장 보충제에 덧붙여서). 자가진단에서 높은 점수를 받을수록 추가적인 허브나 보충제를 활용하면 더 효과적일 것이다. 우리는 자신에 대해 실험하고 탐구해야 한다. 또한 영영학자나 의사들의 도움을 받는 것도 고려해볼 만하다. 보충제와 허브에 대한 권장사항은 부록에 실려 있다.

15장에서는 평생 건강을 위한 식사법의 기본적인 원칙을 소개할 것이다. 이 부분에 건강한 신진대사와 평생 건강, 웰빙을 위해 취할 음식과 버려야 할 음식, 제한해야 할 음식이 자세하게 소개돼 있다.

추가적인 검사와 전문가의 도움 받기

마지막으로 몇 가지 추가적인 검사를 필요로 하는 경우가 있을지도 모른다는 것을 기억하길 바란다. 또한 의학적인 도움을 받아야 할 경우도 있을 수 있다. 어떤 자가진단표에서든 높은 점수를 받는다면 추가적인 검사나 전문가의 도움을 고려해봐야 한다.

그러나 그것이 곧 건강에 큰 문제가 있다는 뜻은 아니다. 단지 당신이 심각한 상태라는 결과를 얻었다면 그에 대한 검사를 도와줄 의사를 만나보라는 것이다. 이때는 그 검사결과를 프로그램에 적용시킬 수 있도록 도와줄 의사를 찾아야 한다.

많은 사람들이 체중감량 때문에 고생하는 이유는 그들의 처방이 각자에게 최적화되지 않았기 때문이다. 모든 사람들을 위한 하나의 완벽한 식단이나 보충제, 약품, 운동 프로그램은 없다. 이것이 바로 '영양유전체학'이라는 최신 과학이 우리에게 제시하는 흥미로운 가능성이다.

우리는 지금 개인 맞춤형 의학 시대에 가까이 와 있다. 이 시대가 오면 의사들은 당신의 피 한 방울을 마이크로 칩에 넣고 유전자를 근거로 당신에게 가장 좋은 영양 프로그램과 보충제, 생활방식 프로그램을 선택해줄 것이다. 물론 그렇게 되려면 아직 멀었다. 하지만 수천 명의 환자들을 치료한 덕에 나는 체중감량이든 만성질환이든 간에 문제의 근원과 원인을 찾을 수 있는 적절한 검사 방법들을 발견했다. 이 검사들은 체중으로 인해 만성적으로 고생하고 있는 당신이 해답을 찾는 데 중요한 역할을 할 것이다.

불행하게도 대부분의 의사들은, 그들의 잘못은 아니지만 영양과 비만을 다루는 훈련을 받지 못했다. 비만이 우리 사회의 가장 흔한 질병인데도 불구하고 말이다(그 이유는 아마 2002년까지 비만이 질병으로 취급되지 않았기 때문일 것이다). 이 책에 들어 있는 정보는 체중감량에 관한 가장 최근의 연구내용으로 이루어진 것이다. 따라서 전형적인 건강관리기구(HMO: Health Maintenance Organization)에서는 당신을 도와줄 의사를 찾기 힘들 것이다.

자신의 몸에 대해서 자신보다 더 잘 알고 있는 사람은 없다는 것을 명심하라. 의사를 찾을 때는 이 책에서 발견한 정보를 가지고 가서 그것에 대해 얘기하길 바란다.

이러한 내용들을 이해했다면 이제 초강력 신진대사 처방을 시작할 수 있다. 그리고 앞으로 나올 자가진단 결과에 따라 당신에게 필요한 어떠한 부분이든지 맞춤형으로 만들면 된다. 그리고 의사를 찾아갈 때 당신의 건강과 체중에 대한 탐구 결과를 이야기해라. 만약 의사가 당신이 이야기하는 것을 고려할 생각이 없다면 다른 건강 전문가를 찾아보는 것이 좋다.

나만의 초강력 신진대사를 만들어라

앞으로 소개될 정보들은 체중감량뿐만 아니라 장기적인 건강과 웰빙을 성공적으로 유지하는 데 도움이 될 것이다. 이것은 각종 질병, 피로와 두통, 스트레스, 소화불량, 관절통, 후비루(postnasal drip, 목 뒤로 콧물이 넘어가는 현상)처럼 매일 우리를 괴롭히는 만성적인 증상들에서 벗어나게 해줄 것이다.

이 프로그램을 통해서 당신은 힘들이지 않고 체중감량을 할 수 있을 뿐만 아니라 건강한 신진대사를 만들 수 있다. 또한 만성적인 질병의 원인을 추적할 수 있다. 이러한 변화는 당신에게 새로운 삶과 에너지를 줄 것이다.

최근의 다이어트법과 건강문제에 대한 접근법이 문제가 되는 것은 모든 사람들을 똑같이 취급해 한 가지 처방만 제공한다는 것이다. "적게 먹고 많이 운동하라." 당신도 알다시피 이것만이 전부는 아니다. 우리는 모두 유전적으로나 생물학적으로 독특한 존재이다. 이 책은 신진대사의 닫힌 문을 여는 숨겨진 열쇠를 찾아내고 유전자를 작동하여 당신의 몸을 건강하고 균형 잡힌 몸으로 만들어줄 것이다.

이 접근법을 사용함으로써 당신은 과학을 바탕으로 개인화된 프로그램을 만들어낼 수 있다. 또한 영양학적 원칙들에도 정통하게 될 것이다. 자가진단표와 추가 검사에 대한 정보를 통해 당신의 건강을 좀 더 깊이 탐구할 수 있는 도구를 갖게 되길 바란다. 그리고 이러한 노력의 결과는 '당신만의' 초강력 신진대사를 갖는 것이다.

point
- 2부에서는 거의 모든 체중문제(그리고 대부분의 만성질병)의 밑바탕에 깔려 있는 핵심을 소개할 것이다.
- 각 장에 포함된 자가진단표를 사용함으로써 당신은 해당 영역의 문제를 해결하기 위해서 초점을 맞춰야 할 것이 무엇인지 알게 될 것이다.
- 2부의 각 장에 포함된 식품, 보충제, 허브, 추가 검사들이 소개돼 있는 단계별 프로그램을 따름으로써 당신은 문제를 해결할 수 있다.
- 더 많은 도움과 제안이 필요한 사람들을 위한 정보도 포함돼 있다.

CHAPTER 9

식욕을 조절하라:
체중감량을 위해 뇌의 화학작용 이해하기

위장과 뇌, 지방세포 간의 관계

나는 2004년에 비만에 관한 Time/ABC 회의에 초청받았다. 과학계와 업계, 정부, 언론의 최고위 인사들과 체중감량 전문가들이 모인 자리였다. 딘 오니시Dean Ornish, 베리 시어스Barry Sears, 앤드류 웨일 Andrew weil, 아서 애거스톤Arthur Agaston과 앳킨스 주식회사의 대표가 참석했다. 공중 위생국장과 보건복지부 장관, 피터 제닝스(Peter Jennings, 미국 ABC방송사 앵커—옮긴이) 그리고 그 밖의 유명 인사들도 참석했다.

우리는 3일 동안 과학과 정치, 전략에 대해서 논했지만 특별한 것이 없었다. 그나마 이 회의에서 인상적인 것은 식품업계를 대표하는 로비스트이자 변호사인 사람과 한때 체중이 181kg이나 나갔던 체중감량 전문의와 함께 공항에서 택시를 탔던 것이었다.

물론 나는 그들에게 미국의 도시에 만연해 있는 음식문화가 어떻게 유해한 식문화(모든 골목마다 하나씩 있는 패스트푸드점과 편의점)를 만들어내는지에 대해 말했다. 누군가 건강한 간식이나 식사를 원한다고 해도 그것을 찾는 것은 너무나 힘든 일이다. 나는 어디에서나 구할 수 있으며, 음식에 대한 집착과 비만을 부채질하는 1.8kg짜리 슈퍼사이즈 탄산음료와 정제된 녹말에 대해 비난했다.

그러나 식품업계의 변호사는 내 말에 동의하지 않았다. 그것은 개인적인 선택의 문제라고 말했다. 먹지 않으면 그만이라고 말하는 그녀는 날씬했다. 앞자리에 앉았던 50대 중반의 꽤 체중이 나가는 의사가 마침내 우리들의 이야기에 끼어들었다. 그는 체중 때문에 고생한 자신의 이야기를 털어놓았다.

그는 레지던트 기간 동안 커피와 설탕으로만 버텼다. 덕분에 혹독한 수련의 과정을 버텨낼 수 있었다. 하지만 체중은 136kg이 넘어가게 됐다. 그는 황제 다이어트, 제니 크레이그 다이어트(Jenny Craig가 만든 체중감량 프로그램-옮긴이)를 했으며, 다이어트 보조식품인 슬림패스트Slim-Fast와 뉴트리시스템NutriSystem을 먹었다. 또한 1년 동안 단백질 쉐이크 먹기, HCG(태반 호르몬) 주사 맞기 등 상상할 수 있는 모든 다이어트를 시도했다. 결국 그는 요요현상으로 체중이 181kg이 되었을 때 위우회술(gastric bypass, 위 절제술의 일종)을 받아야 했다.

수술 후에 그는 빠르게 36kg을 뺄 수 있었다. 하지만 한 번에 많은 양을 먹을 수가 없었기 때문에 그는 M&M 초콜릿을 끊임없이 먹으며 허기를 달랬다. 그러던 어느 날 최초의 식욕억제제인 펜-펜(fen-phen)이

출시됐고 그는 그것을 사먹었다. 그는 갑자기 뇌에 있는 스위치가 꺼진 것 같았다고 표현했다. 더 이상 배고프지 않았던 것이다. 그 순간 그는 자신의 식욕이 호르몬과 몸속 화학적 작용 때문이라는 것을 깨달았다.

그가 깨달은 것처럼 약은 체중감량의 해결책이 아니다. 펜-펜의 위험성(결국에는 심장질환을 유발하는 것으로 나타났다)에 대해 알려졌을 때 그는 복용을 중단했다. 하지만 그는 음식을 독이 아니라 약으로 사용하는 방법을 배웠다. 그는 식사시간과 식단을 조심스럽게 구성함으로써 식욕을 통제하고 약 없이 체중을 감량하고 유지할 수 있었다. 그는 위장과 뇌, 지방세포의 연관관계를 보여주는 가장 좋은 경우이다. 뒤섞인 신호를 받으면 고통이 되지만 올바른 신호를 받으면 건강과 체중감량으로 이어진다.

통제가 불가능한 식욕

우리 몸이 어떻게 체중을 조절하는지 궁금했던 적이 있는가? 우리 몸은 언제 먹고, 언제 그만 먹어야 할지를 어떻게 알까? 배가 고프거나 부르다는 것을 느낄 때, 몸속에서는 어떤 일이 일어나고 있는 걸까?

이 질문들에 대한 대답은 바로 '식욕조절체계(appetite control system)'이다. 식욕조절체계란 우리의 뇌와 신경계, 신진대사 호르몬, 특정한 지방세포들, 면역체계 사이의 화학적 상호작용으로 이루어진 종합세트이다. 나는 이것을 위장-뇌-지방세포의 삼각관계라고 부른다.

이러한 화학물질들의 상호교환은 우리에게 음식이 필요한지 아닌지 알려주고 음식을 먹도록 강요한다. 이 시스템은 제대로 작동하기만 하면 우리 몸이 에너지를 필요로 하는 때와 양을 정확히 파악하여 우리가 그에 맞는 칼로리를 섭취하도록 한다. 그러나 이 시스템이 고장나면 (오늘날과 같은 환경에서는 고장날 수 있는 가능성이 매우 높다) 필요 없을 때도 음식을 먹게 만든다. 이는 체중증가로 이어질 뿐만 아니라 우리가 걸리는 거의 모든 질병의 원인이 된다.

식욕통제는 심장박동이나 숨쉬기처럼 빈틈이 없다. 일 년 동안 매일 100cal씩 더 섭취하면 어떻게 될지 상상해보라. 3,500cal, 즉 약 500g의 지방을 갖게 될 것이다. 일반적으로 한 사람은 일 년에 90만 cal를 섭취한다. 그런데 우리에게 필요한 칼로리의 2%, 즉 18,000cal만 더 섭취해도 우리는 1년 안에 체중이 2kg이 늘게 된다. 보통의 미국인들은 25세에서 55세 사이에 약 9kg의 체중 증가를 경험한다. 이것은 30년 동안 매일 필요한 칼로리의 0.3%를 초과 섭취한 결과이다. 이렇듯 작은 차이라도 시간이 지나면 심각한 체중증가로 나타나게 되는 것이다.

보통 사람들이 살이 찌는 가장 큰 이유는 식욕조절체계의 균형이 깨졌기 때문이다. 배고픈 시기를 알려주는 우리 몸의 다양한 영역 간의 화학적 상호작용에 혼란이 온 것이다. 이러한 혼란을 해소해 다시 균형을 맞추고 미세하게 조정하는 것은 9장에서 다룰 내용이다. 이번 장에서는 식욕조절체계가 작동하는 원리와 그것을 최상의 상태로 만들기 위한 방법을 알려줄 것이다. 왜냐하면 이것이 초강력 신진대사를 만드는 첫 번째 단계이기 때문이다.

식욕의 세계로 들어가기 전에 다음의 자가진단표를 통해 당신이 현재 식사량 조절에 문제를 겪고 있는지 알아보도록 하자. 진단이 끝나면 9장의 나머지 부분에서는 식욕조절체계의 작동 원리와 초강력 신진대사를 위해 그것을 미세하게 조정하는 법을 배울 것이다.

당신의 위장–뇌–지방세포의 삼각관계는?

다음의 질문에 대답이 '예'이면 오른쪽의 네모 칸에 V 표시를 하시오. V 표시 하나당 점수는 1점이며 합산한 점수에 대한 해석방법은 133쪽을 참고하시오.

나는 배 주위에 살이 쪘다. ☐

나는 단것이나 탄수화물에 열광한다. ☐

나는 식사를 하고 난 후 피로를 느낀다. ☐

나는 하루에 과일과 야채를 3컵 이하로 섭취한다. ☐

나는 하루에 콩, 견과류, 씨앗, 야채, 과일에 포함된 섬유질을 30g 이하로 섭취한다.(일반적인 한국인의 섬유질 섭취량은 13g이다). ☐

나는 아침을 거른다. ☐

나는 잠자리에 들기 3시간 전에 음식을 먹는다. ☐

나의 수면시간은 8시간 이하이다. ☐

나는 식사를 할 때 단백질과 지방을 함께 먹기보다 탄수화물만 주로 먹는 편이다. ☐

나는 고과당 콘시럽(거의 모든 가공식품과 음료수에 들어 있는)을 먹는다. ☐

나는 하루에 3번 이하로 식사를 한다. ☐

나는 정기적으로 스트레스를 받는다. ☐

식욕의 생물학 이해하기

우리의 식욕조절체계는 다음의 4가지 부분으로 구성되어 있다.

1. 신경계: 자율신경계 또는 뇌와 위장, 지방세포를 연결하는 망*

2. 체중 통제 호르몬: 지방세포에 의해 만들어지는 호르몬과 분자 단위의 물질을 포함한 신진대사 호르몬

3. 주요 명령 전달자(Command central messengers): 신경 펩타이드라고 불리는 뇌의 화학 전달자**

4. 염증 반응 물질: 사이토카인cytokines이라고 불리는 면역체계의 신호전달물질로, 지방세포(백혈구와 간세포에서도 생산)에서 생산되며 영향력의 범위가 넓다.

이러한 구성요소들은 우리의 체중을 관리하고 생명을 유지하는 역할을 하는 장기들과 조직들 간의 의사소통을 위해서 협력한다. 이들의 신호는 위와 장, 간, 췌장, 지방세포, 내분비계, 뇌, 자율신경계 사이로

---

* 자율신경계는 심장박동이나 숨쉬기, 체온, 신진대사, 식욕 같은 자동적인 생존 기능을 통제한다. 자율신경계는 2가지 부분으로 구성돼 있는데, 첫 번째 교감신경계는 스트레스를 받는 상황에서 작동하며 체중증가를 일으킨다. 반대로 이완과 진정을 담당하는 부교감신경계는 체중감량을 돕는다. 이처럼 자율신경계는 체중을 관리하는 데 큰 역할을 한다.

** 새로운 신호전달물질들이 계속 발견되고 있다. 이들 모두가 식욕을 통제하기 위한 역할을 한다. 중요한 것은 언제 이 물질들 사이에 균형이 이루어지고 체중이 유지되는가를 이해하는 것이다. 이 물질들 사이의 균형이 깨지면 체중계의 바늘은 올라가게 된다. 초강력 신진대사 처방은 이 물질들이 균형을 유지하도록 설계되었다. 여기에 식욕통제와 관련해서 가장 중요한 물질들의 리스트가 있다. 췌장과 지방세포에서 분비되는 물질로는 렙틴leptin, 인슐린, 아디포넥틴adiponectin, 비스페틴visfatin, 레지스틴resistin이 있다. 뇌에서 분비되는 물질로는 신경펩타이드Y(NPY), 멜라노코르틴melanocortin, CART(cocain-and amphetamine-regulated transcript)이 있다. 위에서 분비되는 신호전달물질로는 PYY, 프로글루카곤proglucagon, 콜레키스토키닌(CCK)이 있다.

돌아다닌다. 의사소통이 잘 된다는 것은 신진대사가 건강하다는 것을 의미한다.

이처럼 장기와 조직들 사이를 돌아다니는 물질들의 움직임이 음식을 먹거나 그만 먹는 것을 결정한다. 그 결과 살이 찌거나 빠지게 된다.

식욕조절체계에 작은 변화만 일어나도 시간이 지나면 체중에 심각한 변화를 줄 수 있다. 왜냐하면 이 체계는 식량자원이 부족한 시기에 우리 몸에 설계되었기 때문이다. 그래서 더 많이 먹게 만드는 데는 효율적이지만 적게 먹는 데는 그렇지 않다. 앞의 사례에서 보았듯이 매일 100cal씩 더 먹는 것만으로도 1년에 4.5kg 정도 살이 찔 수 있다.

그럼 그냥 칼로리를 계산하면 되지 않을까? 먹은 양이 체중에 영향을 준다는 것처럼 단순하게 생각한다면 이것은 이치에 맞는 해결책처럼 보일지도 모른다. 하지만 과연 칼로리를 정확히 계산할 수 있을까? 최고의 영양학자들조차도 우리가 하루에 섭취하는 칼로리의 숫자를 정확하게 계산하지는 못한다. 그런데 어떻게 전문가들도 할 수 없는 일을 우리가 할 수 있다고 생각한단 말인가?

설사 우리가 칼로리를 정확하게 계산할 수 있다고 해도 문제가 해결되지는 않는다. 이미 논의했듯이 허기는 혼자만의 의지로 이겨낼 수 있는 것이 아니다. 우리의 몸이 먹어야 할 때라고 말하면 당신의 의지가 얼마나 강하든 간에 결국에는 먹게 되는 것이다.

식욕을 통제하는 데 있어 중요한 것은 식욕조절체계를 보완하는 신진대사의 여러 부분을 어떻게 조화롭게 하느냐이다.

체중 통제 물질들을 조화롭게 하기

신경계와 의사소통하는 물질들은 식욕과 음식 섭취, 섭취한 음식의 신진대사 방법을 통제한다. 우리는 매일 이 물질들이 의사소통하는 방법에 대해 더 많은 정보를 얻고 있다. 이 물질들에는 많은 이름이 있고 다양한 형태로 존재하며 체내의 여러 곳에서 분비된다. 그리고 핵심적인 몇 가지 신진대사 호르몬도 있다. 하지만 그 역할이 크든 작든 간에 이 물질들은 모두 협력해 신진대사라는 복잡한 망을 만들어낸다.

이 물질들은 우리 몸 곳곳에 퍼져 있고, 서로 다른 영역에서 만들어지지만 주 활동영역은 뇌와 위, 지방세포이다. 이 영역에서 분비되는 물질들은 주로 호르몬hormones과 신경전달물질(neurotransmitter), 사이토카인이다.

호르몬은 지방세포를 포함한 내분비계의 신호전달물질이다. 신경전달물질들은 신경계의 신호전달물질이고, 사이토카인은 지방세포를 포함한 면역계의 신호전달물질이다. 우리 몸에는 이러한 신호전달물질들을 만들어내는 다른 영역들도 있다. 하지만 앞에 언급한 것들이 주된 분비계들이다.

이 물질들은 우리의 건강과 신진대사를 결정하는 이상적으로 조화된 체계이다. 이들 중 어떤 물질이 포만감을 느끼게 만들고, 어떤 물질이 허기를 느끼게 만들며, 이들이 어디서 만들어지는지, 이들의 수치를 변화시키는 요인은 무엇인지, 그리고 이 모든 것이 어떻게 식습관을 통제하는지를 알려주는 전체적인 이야기에 대한 연구가 이제 막 시작됐다.

우리의 위장이 비었을 때 이 물질은 몸과 뇌에 배고픔을 알리는 호르몬을 분비한다. 그러면 우리의 뇌는 위장이 뭔가를 받아들일 수 있도록 준비시킨다(파블로프의 개가 벨소리를 듣고 침을 흘리는 것과 비슷하다). 음식을 생각하는 것만으로도 인슐린이 분비될 수 있는 것이다.

음식을 먹으면 몸은 소화를 준비하기 위해 더 많은 호르몬을 분비한다. 음식이 혈류로 녹아들어 갈 수 있는 형태로 변하면 더 많은 메시지들이 우리의 신진대사를 조정하게 되며, 췌장이 인슐린을 더 생산하게끔 한다. 그러면 지방세포는 호르몬을 내보내 위에는 배부르다는 메시지를, 뇌에는 식사를 중단하라는 메시지를 보낸다. 그러고 나면 간은 지방과 당분을 처리하고 그것을 저장할지 소모할지를 조정하게 된다.

이것은 무의식적으로 일어나는 과정으로, 이것의 균형이 깨지면 우리의 시스템은 엉망이 된다. 즉 식욕과 신진대사에 대한 정상적인 통제 신호를 무시하게 되는 것이다. 이를 테면 방금 먹었는데도 배고프거나 지방을 태워야 할 때 저장한다든지 말이다. 그렇게 되면 결과적으로 체중이 증가하거나 병에 걸리게 된다.

우리는 다음 6단계를 통해 호르몬계의 복잡한 조화를 이룰 수 있다.

1단계: 완벽한 식단를 구성하라.

2단계: 일찍, 자주 먹어라.

3단계: 식욕을 조절하는 음식을 가려서 먹어라.

4단계: 최상의 호르몬 균형을 위해 허브를 활용하라.

5단계: 식욕조절을 위해 보충제를 사용하라.

6단계: 식욕 조절이 어려운 이유를 알아내는 검사를 고려하라.

만약 당신이 식욕조절과 관련한 문제가 있고 식욕이 당신을 통제하고 있다면 이 단계들을 따름으로써 주도권을 되찾을 수 있다. 그렇게 함으로써 초강력 신진대사 처방을 자신의 필요에 맞게 만들 수 있고 체중감량을 유발하는 유전자를 작동하여 체중증가를 유발하는 유전자를 억제할 수 있을 것이다.

만약 당신이 앞서 자가진단표에서 높은 점수를 받았다면 6단계에 언급된 검사와 의학적 도움을 고려해보기 바란다. 그럼 이제 이 6단계가 정확하게 어떤 것인지 알아보자.

1단계: 완벽한 식단을 구성하라

우리 몸속에 어떤 것이 들어오는가는 중요하다. '당신의 가치는 당신이 먹는 것이 결정한다'라는 말은 정말로 진실이다. 문제는 대부분의 사람들이 어떤 종류의 칼로리를 얼마나 선택해야 하는지에 대해 오해하고 있다는 것이다.

우리는 저지방, 저탄수화물, 저칼로리 식단이 좋다고 믿어왔다. 하지만 이들 중 어떤 것도 사실이 아니다. 우리가 섭취하는 지방과 탄수화물, 칼로리는 양보다 종류가 제일 중요하다. 왜냐하면 일단 신진대사가 자리를 잡으면 우리 몸은 자연스럽게 섭취하는 칼로리의 양을 조절하기 때문이다. 그러면 칼로리를 계산하기 위해 고생할 필요가 없다.

다시 한번 말하지만 우리가 정말로 초점을 맞춰야 할 것은 음식의 종류이다. 그리고 여러 가지 음식들 간의 조화이다. 초강력 신진대사 처방에서는 이번 장에서 다룰 모든 정보를 통합한 완벽한 식단을 제공할 것이다. 그럼에도 먼저 식단에 적용되는 원칙들을 이해해야 하는 이유는 이 정보들을 자신에게 맞게 소화해내기 위해서이다. 그럼 이제 완벽한 식단을 구성하기 위한 몇 가지 원칙들을 살펴보자.

진짜 음식을 먹어라

당신만의 메뉴를 만들기 전에 기억해야 할 가장 중요한 것은 가공되지 않은 진짜 자연식품을 되도록 많이 식단에 포함시키라는 것이다. 내가 했던 말을 계속해서 반복하는 것 같겠지만 역사적으로 이어져 내려온 영양섭취 방식으로 돌아가는 것은 그만큼 중요하다. 초강력 신진대사 처방의 준비단계에서 나는 당신이 먹고 있는 가짜 음식들을 당장 없애는 방법을 가르쳐줄 것이다. 이것은 우리 몸을 해독하고 식단을 정화하는 가장 중요한 단계이다.

우선 지금은 식품에 붙어 있는 성분표시를 집중적으로 살펴보기로 하자. 물론 성분표시가 필요 없는 식품을 먹는다면 더 좋을 것이다. 성분표시가 붙어 있다면 먹지 마라'라는 말을 기억하라. 당신은 가능한 한 자연의 형태에 가장 가까운 음식이 먹고 싶어질 것이다.

다음은 진짜 음식의 예이다.

- 통조림이나 주스가 아닌 자연산 과일, 자연산 야채, 자연산 생선, 가공된 밀이 아닌 자연산 곡물, 사육된 것이 아니라 풀을 먹인 소고기, 튀기거나 소금을 가미하지 않은 견과류, 씨앗류, 각종 콩류

당장 이 음식들을 먹기 시작한다면 식욕을 통제하고 살을 뺄 수 있는 것은 물론이고, 몸에 에너지가 충전되는 것을 느낄 수 있다.

좋은 지방 먹기

3장에서 살펴봤듯이 체중감량을 위한 유전자는 작동하되, 체중증가를 위한 유전자는 억제하길 원한다면 좋은 지방을 섭취하는 것이 중요하다. 이것은 여러 연구를 통해 증명됐다. 지방은 유전자와 체중, 염증을 통제하는 데 핵심적인 역할을 한다.

지방은 여러 가지 면에서 도움이 되는데 우선 좀 더 지속적인 포만감과 만족감을 빨리 주면서 흡수는 천천히 된다. 지방은 정제된 당분과 탄수화물처럼 체내의 인슐린 혼란을 유발하지 않는다. 그리고 더 중요한 것은 음식 속에 포함되어 있는 건강한 지방이 위장 속에 있는 다른 음식들과 뒤섞이면서 전체적으로 혈당부하를 낮춘다는 것이다. 즉 다른 음식들이 좀 더 천천히 흡수되는 것을 돕는다. 이것은 음식들이 혈류로 흡수되기 직전이라 할지라도 효과가 있다.

올리브 기름이나 견과류, 코코넛 기름, 오메가-3가 들어 있는 생선기름 같은 건강한 지방은 혈액으로 들어가서 건강한 세포막(세포의 외부 구조로 몸의 이곳저곳에서 오는 모든 신호와 메시지를 통제한다) 형성을 돕는다. 이를 통해 세포들이 의사소통을 더 잘할 수 있는 것이다. 몇몇 중요한 지방(오메가-3)은 세포로 들어가서 DNA와 의사소통한다. 이것은 지방연소를 돕고 혈당을 개선하며, 인슐린 저항성을 조정하고 염증을 감소시키는 특정 유전자를 작동시킨다(이것은 체중감량과 건강에 매우 중요한 것으로 11장에서 다루게 될 것이다).

체중을 감량하고 최상의 건강을 되찾도록 하는 최고의 방법은 우리가 먹는 기름에 변화를 주는 것이다. 실제로 심장질환 예방을 위한 최근의 모든 연구에서 생선기름이 예방에 가장 효과적이라고 밝혀졌다.[1]

으메가-3 지방을 좀 더 많이 먹는 것이 가장 이상적이겠지만 드공해의 알래스카 산 연어를 먹을 수 있는 것이 아니라면 정제되어 중금속이나 살충제가 없는 오메가-3 캡슐을 먹는 것이 최선이다.

혈당부하의 균형을 맞춰라

탄수화물이 본래부터 나쁜 것은 아니라고 4장에서 말한 것을 기억하는가? 실제로 탄수화물은 우리 식단에서 가장 중요한 요소이다. 인류는 탄수화물을 많이 먹도록 진화해왔다. 물론 그것은 요즘 우리 식단의 대부분을 차지하고 있는 가공된 탄수화물을 말하는 것이 아니다. 완벽한 식단을 구성하기 위해서는 어떤 탄수화물을 먹어야 하고 어떤 것을 피해야 하는지를 알아야 한다.

혈당부하가 낮고 식물영양소가 풍부한 식단을 선택하는 것은 식욕과 체중을 통제하는 중요한 방법이다. 이를 뒷받침해주는 여러 가지 근거가 있다. 우선 혈당부하가 낮고 식물영양소가 풍부한 음식에는 섬유질 함량이 높은 경향이 있다. 알다시피 섬유질은 소화과정의 속도를 늦춘다. 이것은 배부른 상태가 좀 더 오래 지속된다는 것을 의미한다.

거다가 혈당부하가 낮고 식물영양소가 풍부한 좋은 탄수화물은 인슐린 수치의 균형과 안정을 돕는다. 이렇게 되면 우리는 필요하지도 않은 탄수화물이나 당분을 간절히 원하지 않게 된다. 또한 인슐린 저항성과 대사증후군에서 벗어나는 데도 도움이 된다.

혈당부하가 낮아 신진대사를 증진하는 식단으로 훌륭한 예가 하나 있다. 하버드대의 데이비드 루드비히[2] 박사는 수차례의 연구 결과, 모든 칼로리가 같지 않다는 것을 증명했다. 미국 의학협회지에 수록된 논문에서 그는 저지방 식단이 저혈당부하 식단보다 신진대사를 저하시킨다는 것을 증명했다.

이 연구는 각각의 실험집단이 매일 1,500cal를 섭취해 몇 달 안에 체중을 10% 감량할 수 있도록 설계됐다. 저지방 집단은 '국립 콜레스테롤 교육 프로그램'에서 권장한 심장에 좋은 식단과 비슷했다. 저혈당부하 식단은 단지 탄수화물 함량이 낮은 것이 아닌 정제하지 않은 곡물의 탄수화물을 포함한 것이다. 실제로 저혈당부하 식단은 전체 칼로리 중 43%가 탄수화물이다.

실험결과는 놀라웠다. 두 집단 모두 살을 빼기는 했지만 저지방 식단을 섭취한 집단은 연구가 끝날 무렵에 가서는 신진대사가 느려졌고 허기를 더 많이 느꼈으며 그 이상의 체중감량에 저항을 보였다. 이 집단에는 염증도 더 많이 나타났으며 중성지방, 인슐린, 혈당, 혈압 수치도 높았다. 결국 우리의 체중과 신진대사를 제어하는 복합적인 신호들은 식단에 의해 통제되는 것이다. 느리게 흡수되고(혈당부하가 낮은), 섬유질이 풍부한 자연의 곡물과 견과류, 콩 같은 식품들은 탄수화물 함량이 높기는 하지만 우리의 신진대사와 지방연소를 증진한다. 또한 장기적인 체중감량과 건강한 신진대사를 촉진하는 신진대사 신호의 조화로운 균형을 이루어낸다. 저지방 식단은 신진대사를 늦추지만 혈당부하가 낮은 식단은 신진대사를 촉진한다.

결국 당분으로 천천히 전환되고 식물성영양소가 풍부한 탄수화물을 먹으려는 노력이 필요하다. 이를 통해 건강문제의 악순환을 체중감량과 건강한 삶으로 바꿀 수 있기 때문이다.

그러기 위해서는 다음과 같이 3가지 노력이 필요하다.

1. 더 많은 섬유질을 섭취하라.

2. 당분을 피하라.

3. 초강력 당분인 고과당 콘시럽을 피하라.

더 많은 섬유질을 섭취하라

섬유질은 혈당부하를 낮추는 데 매우 중요하다. 이것은 당분을 흡수하는 스펀지와도 같다. 섬유질은 소화계에서 당분이 좀 더 천천히 연소되도록 만든다. 섬유질 섭취는 여러 가지 이유에서 좋다. 어떤 식품이나 식사에 섬유질 함량이 높을수록 몸은 그것을 소화시키는 것이 더 어렵고 시간도 오래 걸린다. 이것은 3가지 측면에서 체중감량에 도움이 된다.

1. 더 많은 칼로리를 소모한다: 음식을 소화하는 데 오랜 시간이 걸리는 만큼 소화작용을 위해 더 많은 칼로리가 필요하다. 즉 소화작용 자체만으로도 칼로리를 소모하는 것이다.

2. 배부른 상태가 오래 지속된다: 소화하는 데 시간이 오래 걸리기 때문에 포만감도 더 오래 지속되고 결과적으로 섬유질이 적은 식사를 했을 때보다 더 쯔게 먹게 된다.

3. 식욕을 감퇴시킨다: 흡수가 느리다는 것은 혈당이 오르내리는 속도가 느리다는 말이다. 당신에게는 롤러코스터 같은 신진대사가 아니라 안정된 신진대사가 필요하다는 것을 명심하라. 혈당이 치솟는 것을 막는 것은 인슐린 수치가 치솟는 것을 막아주고 결과적으로 식욕을 감퇴시킨다.

섬유질이 풍부한 식사를 해야 하는 이유는 혈당부하를 낮추기 위해서이다. 다른 것과 마찬가지로 우리의 식단은 섬유질 균형이 맞아야 한다. 그렇다고 종이를 씹어 먹으라는 것은 아니다. 하지만 섬유질 섭취를 늘리는 것은 혈당부하를 낮추고 식욕을 조절할 수 있는 중요한 방법이다. 이는 신진대사가 균형 잡히도록 도와주고 당신의 몸이 가장 효율적인 상태로 작동할 수 있도록 도와줄 것이다.

초강력 섬유질을 먹어라

모든 섬유질이 같은 것은 아니다. 특별히 언급해야 할 2가지 섬유질이 있다. 바로 곤약 뿌리와 호밀이다.

곤약(Amorphophallus konjac K. koch)은 아시아에서 자라는 뿌리 또는 줄기식물로 글루코만난glucomannan이라고 불리는 점성이 있는 수용성의 섬유질로 가득 차 있다. 이 섬유질은 뿌리에서 추출돼 건조된 후 질긴 젤리와 국수 등으로 만들어진다. 곤약은 일본에서는 거의 천년 이상 사용됐다. 곤약은 콜레스테롤 수치를 낮추는 데 있어 실리움이나 귀리 섬유질, 구아검(guar gum, 콩과 구아종자에서 얻어지며, 식품의 점도를 증가시키는 데 사용됨)보다 5배나 더 강력하다.

섬유질의 마법은 점성(粘性)에서 비롯된다. 이것은 물속에 들어가면 부피가 10배나 늘어나는 마른 스펀지와 같다. 하지만 만약 당신이 아무 맛 안 나는 젤리를 좋아하는 게 아니라면 이런 질긴 젤리를 먹고 싶진 않을 것이다.

그래서 물과 섞기게 하거나 식사 전에 먹을 수 있도록 곤약을 가루나 알약으로 만드는 것이 토론토 대학에서 연구돼 왔다. 결과는 놀라웠다. 이 섬유질은 콜레스테롤의 흡수를 막았으며, 콜레스테롤이 생성되는 데 필요한 HMG CoA 환원효소의 생산을 감소시켰다(스타틴이라는 콜레스테롤을 낮추는 약물이 HMG CoA 환원효소를 감소시키는 역할을 하지만 이 약물은 곤약에는 없는 불쾌한 부작용을 가지고 있다).

토통 섬유질은 간의 콜레스테롤 생성을 감소시키는 특별한 지방을 생산하는 좋은 박테리아의 먹이가 된다. 또한 장에서 젤을 만들어내 음식이 몸에 흡수되는 속도를 늦추고 결과적으로 가장 중요한 혈당부하를 낮춘다.[3] 이 책에 나와 있는 건강한 식단과, 운동을 실천하면서 곤약을 먹으면 혈당과 콜레스테롤 수치를 낮추고 체중감량을 촉진할 수 있을 것이다.

언급할 만한 가치가 있는 또 다른 섬유질로 호밀 섬우질을 들 수 있다.[4] 초강력 신진대사 처방에 포함돼 있는 것은 모두 자연곡물이다. 가루든 완제품이든 자연곡물이라면 형태에 관계없이 섬유질 섭취를 증가시키기 때문에 우리의 식단에 매우 큰 도움이 된다.

나는 빵을 매우 좋아한다. 하지만 나에게는 한 가지 원칙이 있다. 내가 손으로 쉽게 찌그러뜨릴 수 있는 빵은 먹지 않는다는 것이다. 빵을 손으로 찌그러뜨릴 수 있는 경우는 그 안에 고운 가루를 첨가했을 때뿐이다. 이는 혈당부하를 높이는 것과 연결된다. 진짜 자연 곡물 빵은 속이 꽉 차 있어서 손으로 뭉갤 수 없다.

연구에 따르면 호밀 섬우질에는 밀과 같은 다른 곡물의 섬유질보다 인슐린과 혈당 수치를 낮추는 데 더 효과적인 특별한 성분이 들어 있다. 호밀 식품에는 화학적으로 인간의 호르몬과 비슷한 리그난lignans이라고 불리는 특별한 식물영양소가 포함돼 있다. 이러한 화합물들이 많이 포함된 식사를 하는 사람들은 암과 심혈관 질환에 걸릴 위험도 낮다.

발아곡물 역시 몸에 좋다. 하지만 일반적으로 통곡물이 혈당과 인슐린을 조절하고 비만, 대사증후군, 심장질환의 위험을 감소시키는 데 더 도움이 된다. 섬유질은 장기적인 체중감량에 중요한 역할을 한다. 게다가 섬유질은 구하기도 쉽다. 섬유질은 가공되거나 정제되지 않는 자연 그대로의 모든 식물(콩류, 자연곡물, 견과류, 씨앗, 과일, 야채)에 들어 있다.

어떤 일이 있어도 당분을 피하라

당신도 알다시피 탄수화물, 특히 혈당부하가 높은 것은 당분으로 매우 빨리 전환된다. 오늘날의 가장 큰 문제는 우리가 당분 속에서 허우적거리고 있다는 것이다. 평균적으로 한 사람이 1년 동안 섭취하는 당분의 양은 약 81kg으로 하루에 약 200g이다. 이것이 평균이라는 것은 이보다 많이 먹는 사람들이 존재한다는 것을 의미한다.

당분을 섭취하다보면 무의식적으로 당분에 대한 집착이라는 악순환에 빠져든다. 이는 인슐린 생산을 증가시키고 식욕을 자극한다. 그러면 더 많은 당분을 섭취하게 되고 몸은 다시 더 많은 인슐린을 생산한다. 갈망과 폭식, 폭주의 순환이 하루 종일 계속되는 것이다. 결국 이는 체중증가와 급속한 노화의 주된 원인이 되는 인슐린 저항성(아래를 참고)으로 이어진다.

정제된 탄수화물과 당분은 요즘 우리 식단에 흔한 것이다. 흰 빵과 설탕, 파스타, 흰 쌀, 흰 감자는 모두 혈당부하가 높은 녹말로 빠르게 흡수될 뿐아니라 우리 몸에서 아주 빠른 속도로 당분으로 전환된다.[5]

음료수, 설탕이 가미된 음료나 주류의 지나친 섭취가 과도한 설탕 섭취문제의 원인이기도 하다. 식품의 성분표시를 자세히 들여다보면 설탕이 다른 이름으로 숨어 있는 것을 확인할 수 있을 것이다. 어떤 이름이든 설탕은 설탕일 뿐이다. 다음의 이름들을 주의해야 한다.

- 콘시럽(또는 고과당 콘시럽), 수크로오스(Sucrose, 사탕무나 사탕수수에서 얻음), 글루코오스(Glucose, 녹말을 가수분해해서 얻음), 엿당, 포도당, 백포도 주스 또는 다른 과일 농축액, 보리누룩, 단풍당(maple sugar), 수수가루, 사탕수수 설탕, 농축된 수수액, 흑설탕, 터비나도 설탕(tur-binado sugar, 중백당이라고 하는 정제된 설탕의 한 종류), 전화당(invert sugar)

식품 생산자들은 그들의 제품에 설탕의 추가되었다 해도 표시할 필요가 없다. 첨가된 설탕은 추가 감미료로 정의될 뿐이다. 예를 들어 고과당 콘시럽은 종종 과일 주스에 첨가되지만 제조업자들은 설탕의 총량만 표기하면 된다. 따라서 아래 제품에 숨겨진 설탕을 조심해야 한다.

- 아침식사용 시리얼, 샐러드 드레싱, 런천미트(고기와 곡류를 갈아서 섞어 만든 통조림), 과일 통조림, 빵, 땅콩버터, 크래커, 수프, 소시지, 요구르트, 조미료, 치즈소스, 껌, 젤리와 잼, 얼린 디저트 류(아이스크림. 셔벗, 요구르트)

이런 식품들을 완벽하게 피하라는 것은 아니다. 이들은 경계하기만 하면 된다. 그리고 식품의 성분표시를 꼼꼼히 읽어봐야 한다. 어떤 음식에 숨겨진 설탕이 있을지도 모른다고 염려된다면 성분을 좀 더 연구해보거나 같은 맛을 주는 대용품을 찾아보기 바란다. 고과당 콘시럽과 트랜스 지방, 화학조미료가 없는 더 건강한 식품들을 유기농 상점에 가면 구할 수 있다.

초강력 설탕과 고과당 콘시럽을 멀리 하라

나는 우리가 먹는 식품 중에서 알려지지 않은 위험 중 하나인 고과당 콘시럽에 대해 이미 이야기했다. 이는 우리가 매일 소비하는 거의 모든 단맛의 가공식품에 들어 있는 것으로 탄산음료나 통조림, 쿠키, 케이크, 제과류, 냉동식품에 들어 있다. 하지만 그것이 우리의 식욕에 미치는 영향은 워낙 강력해서 이번 장에서 그에 대해 더 많은 이야기를 하려 한다.

고과당 콘시럽은 초강력 설탕이다. 이것의 소비는 1970년에서 1990년까지 20년 동안 1인 섭취량이 연간 0.292kg에서 33.4kg으로 1000% 이상 증가했다. 그리고 지금은 식품과 음료에 첨가되는 감미료(칼로리가 있는)의 44%를 차지한다.[6]

고과당 콘시럽이 식단에 첨가되면서 비만이 유행하기 시작했다는 사실은 놀라운 게 아니다. 물론 다른 요소들도 한몫 했을 것이다. 운동 부족이나 1인분 음식량의 증가, 식당이나 패스트푸드점에서의 식사나 이동 중의 식사가 전체 식사의 반 이상을 차지한다는 것, 음식의 유형 변화(자연식품, 채식 위주, 섬유질이 풍부한 식단에서 설탕과 트랜스 지방 함량이 높고 섬유질과 비타민, 미네랄이 부족한 식단으로 변화) 그리고 전체적으로 질이 떨어지고 영양이 형편없으며 감미료와 트랜스지방이 그득한 음식만 넘쳐나는 유해한 식품환경[7]이 그것이다. 그러나 음료수에 들어 있는 고과당 콘시럽은 비만 유행의 주요 원인으로 가장 심각하게 고려되어야 한다.

<table><tr><td>

왜 고과당 콘시럽에 들어있는 과당이 보통의 당과 다른 걸까?

과당의 소화와 흡수, 신진대사는 보통의 당과 확연히 다르다. 우리가 잘 알고 있는 설탕(table sugar)은 포도당(glucose)과 과당(fructose)의 조합으로 이루어진 자당(sucrose)이다. 포도당은 우리 몸이 에너지와 신진대사를 위해 사용하는 기본적인 당분이다(모든 탄수화물의 핵심적인 기본구조이며 콩과 통곡물 같이 천천히 흡수되는 당분의 일부분이기도 하다).

과당 역시 탄수화물의 기본구조 중 하나로 주로 과일에서 발견되며 풍부한 보호영양소나 섬유질과 한 쌍이 된다. 하지만 과당은 렙틴의 증가로 이어지는 인슐린 분비를 자극하지 않는다. 렙틴은 지방세포에서 생산되는 호르몬으로 우리 뇌에 배부르다는 신호를 보냄으로써 식욕을 감퇴시킨다. 과일에 들어 있는 자연 그대로의 과당을 섭취할 때는 이것이 문제가 되지 않는다. 왜냐하면 과일을 먹을 때 우리가 섭취하는 과당의 양은 감미된 음료의 과당보다 훨씬 적기 때문이다. 그리고 과일을 먹을 때는 흡수를 늦추고 신진대사를 향상시키는 섬유질과 비타민, 미네랄, 식물영양소, 항산화물질을 함께 섭취하기 때문에 신진대사면어서도 확연히 다르다.

하지만 과당이 고과당 콘시럽으로 변하게 되면 보통 설탕보다 흡수가 빨라지고 바로 세포로 진입하게 된다. 한마디로 포도당처럼 인슐린의 도움을 받을 필요가 없다. 일단 세포로 들어가면 아세틸 보조효소(acetyl-CoA)의 원천이 되고 콜레스테롤과 중성지방이 만들어진다. 기본적으로 고과당 콘시럽를 섭취하면 콜레스터롤 수치가 치솟으며, 간에 문제를 일으켜 신진대사가 느려진다.

실제로 고과당 콘시럽은 지방간(푸아그라 같은)의 원인이 되고 간 기능 장애의 주된 원인이 된다. 또한 고과당 콘시럽은 지난 20년 동안 미국에서 일어난

</td></tr></table>

콜레스테롤 수치 상승의 가장 큰 원인일지도 모른다. 고과당 콘시럽은 섭취를 줄이면서 자신의 중성지방과 콜레스테롤 수치가 얼마나 빨리 떨어지는지 한번 확인해보기 바란다.

실제로 고과당 콘시럽이 함유된 음식이나 음료를 먹을 때는 식욕조절 시스템이 정상적으로 작동하지 않는다. 우리가 포도당을 신진대사 할 때는 뇌가 배부르다는 신호를 받지만 고과당 콘시럽을 섭취했을 때는 이러한 일이 발생하지 않는다. 즉 계속 배고픈 상태로 남아 있게 되고 당분이나 고과당 콘시럽을 계속해서 먹음으로써 악순환이 반복되는 것이다. 고과당 콘시럽의 섭취는 혈당이나 콜레스테롤 문제를 일으킬 뿐만 아니라 체중과 칼로리, 음식 섭취량을 증가시키고 식욕을 촉진한다.

인공 감미료를 피하라

아스파탐(aspartame, NutraSweet 사에서 생산하는 인공감미료)[8], 네오탐neotame, 아세설팜칼륨acesulfame 포타슘(potassium, 칼륨), 사카린saccharin, 수크랄로스sucralose, 디히드로칼콘dihydrochalcone은 성인 인구의 2/3가 섭취하는 인공 감미료로 우리 식단에서 많은 부분을 차지하고 있다. 이들은 많은 포장식품과 인공적으로 감미된 식품, 껌, 사탕, 탄산음료, 음료수, 박하 등에 들어 있다. 성분표시에서 이들의 이름을 한번 찾아보기 바란다.

그렇다면 여기서 중요한 것은 이들이 과연 안전한가이다. 단기적, 장기적으로 생각해봤을 때 말이다. 이러한 감미료들이 가지고 있는 부작용 중 하나는 뇌나 인슐린 반응을 통해 식욕을 자극한다는 것이다. 앞에서도 말했듯이 우리 몸은 설탕에 대해 생각하는 것만으로도 인슐린을 치솟게 만들 수 있고 혀의 단맛 감지 부분에 무언가를 올려놓기만 해도 인슐린 같은 호르몬을 생산하라는 지시를 뇌에 내릴 수 있다.

아스파탐의 섭취가 음식과 칼로리 섭취를 유도할 수 있다는 여러 연구결과가 있다.[9], [10] 우리 몸은 인공 감미료를 먹으면 당분이 들어온다고 인식하게 되고 인슐린을 과다 생산한다. 그렇게 되면 우리의 돋은 인슐린 수치의 균형을 맞추기 위해 더 많은 당분을 먹으라는 지시를 내리는 것이다. 이러한 과정의 반복은 우리의 식욕조절체계를 심각하게 망쳐놓는다. 더 심각한 것은 이것이 인슐린 저항성으로 이어져 심각한 건강문제를 유발할 수 있다는 것이다.

인공 감미료의 해악은 여기서 끝나는 것이 아니다. 인간과 동둘을 대상으로 한 연구결과 아스파탐이 뇌의 화학작용을 방해할지도 모른다는 결론이 나왔다.[11] 그리고 발작위험[12], 우울증[13], 두통[14], [15]을 증가시킬 수 있는 신경생리학적 문제를 야기할 수도 있다. 인공감미료가 인간에게 미치는 영향에 대한 좀 더 많은 연구가 진행돼야 한다. 그때까지 이들을 멀리하는 것이 안전할 것이다.

아스파탐의 안전성에 관한 166개의 연구를 들여다보면 그중 74개는 어떤 식으로든 업계의 지원을 받았으며 92개만이 자치적인 예산으로 수행된 것이다. 업계의 지원을 받은 연구의 100%가 아스파탐이 안전하다고 결론지은 반면, 자체적으로 예산을 조달한 연구의 92%가 아스파탐이 다양한 질병의 잠재적 원인이 될 수 있다는 결론을 내렸다.

당분이나 혈당부하가 높은 탄수화물을 많이 섭취하는 것은 몸매에만 영향을 미치는 것이 아니다. 우리는 4장에서 인슐린 저항성이라고 불리는 상태에 대해 이야기했다. 어떤 형태로든 너무 많은 당분을 섭취하게 되면 우리 몸은 인슐린에 대한 위험한 저항성을 키우게 된다. 인슐린 저항성은 당분을 과다하게 섭취할 때 신진대사에 가해진 최초의 타격을 더욱 악화시킬 뿐만 아니라 체중감량을 더 힘들게 만든다. 또한 당뇨는 말할 것도 없고 노화, 암, 치매, 심장질환 같은 주된 질병을 유발할 수 있다.

게다가 인슐린 수치 상승을 유발하고 직접적이든 간접적이든 간에 고혈압, HDL 콜레스테롤 수치의 저하, LDL 콜레스테롤 수치의 증가, 중성지방의 증가, 비만(특히 복부비만), 염증, 비정상적인 혈전 등 비정상적인 신진대사를 만들어낸다. 이러한 증상을 가진 사람들은 관상동맥질환의 위험이 높을 뿐만 아니라 혈관 벽에 지방 찌꺼기가 쌓이는 것과 관련된 질환(발작이나 말초혈관질환)의 위험도 높다.

인슐린 저항성은 대사증후군, 인슐린 저항성 증후군, X신드롬, 당뇨병 전단계라고도 알려져 있다. 이들은 어느 정도이든 과체중인 모든 사람들에게 영향을 미친다. 이러한 묘사에 들어맞는 미국인은 65%로, 수로 따지면 거의 1억 9천 3백만 명이나 된다.

식단이 대사증후군의 가장 큰 원인이기는 하지만 운동부족이나 유전적 요인, 제2형 당뇨병 내력 등 다른 원인들도 있다. 아직 제대로 인식되고 있지는 않지만 이것은 심각한 건강문제이기 때문에 당신이 대사증후군을 겪고 있는지 확인할 수 있도록 다음의 질문들을 포함시켰다. 이 질문들은 문제의 심각성을 평가하는 데 도움이 될 것이다.

다음의 질문에 대답이 '예'이면 오른쪽의 네모 칸에 V 표시를 하시오. V 표시 하나당 점수는 1점이며 합산한 점수에 대한 해석방법은 133쪽을 참고하시오.

나는 엉덩이둘레에 대한 허리둘레의 비가 0.8(남성이라면 0.9)보다 크다(엉덩이둘레가 가장 크게 나오는 부분의 치수로 배꼽을 기준으로 잰 허리둘레를 나눈다). ☐

단것이 먹고 싶어 못 견딜 때 단것을 먹으면 일시적으로 기분과 활력이 충전됨을 느끼나 시간이 지나면 기분과 활력이 바닥으로 떨어진다. ☐

집안에 당뇨병이나 저혈당, 알코올중독의 내력이 있다. ☐

민감해지거나 불안해지거나 신경과민이 되거나 간헐적인 두통 등이 있을 때 식사를 하고 나면 일시적으로 괜찮아진다. ☐

식사 후 2~3시간 동안 기분이 나쁘다. ☐

저지방 식사를 하는데 좀처럼 살이 빠지지 않는다. ☐

식사를 거르면 짜증나거나 민감해지거나 기운이 없거나 피곤해진다. ☐

탄수화물로 아침식사(머핀, 베이글, 시리얼, 팬케이크, 밥 등)를 하면 하루 종일 식사를 조절하지 못하게 된다. ☐

일단 단것과 탄수화물을 먹기 시작하면 멈출 수 없을 것같이 느껴진다. ☐

생선이나 육류를 야채와 함께 먹으면, 기분은 좋지만 졸린다. 또는 파스타와 빵, 감자, 디저트를 잔뜩 먹고 난 후에 약에 취한 것 같은 느낌이 든다. ☐

식당에서 빵에 달려든다. ☐

단것을 먹고 나면 심장이 두근거린다. ☐

소금에 민감하다(당신은 물을 많이 먹는다). ☐

아침을 거르면 오후에 신경질적이 된다. ☐

종종 심술궂어지거나 참을성이 없거나 불안해진다. ☐

기억력이나 집중력이 나쁘다. ☐

식사를 하면 차분해진다. ☐

식사를 하고 난 후 피곤해진다. ☐

식은땀을 흘린다. ☐

자주 목이 마르다. ☐

감염이 잘 된다(감기에 자주 걸리고 상처가 잘 낫지 않는다). ☐

항상 피곤하다. ☐

다낭성 난소증후군이나 불임, 고혈압, 심장질환, 성인형 당뇨병 진단을 ☐
받은 적이 있다.

만성적인 곰팡이(진균) 감염을 가지고 있다. 완선(頑癬, 남성에게 많이 ☐
나타나는 도화성 습진), 자궁의 이스트 감염, 비늘 모양의 건조한 각질
을 가지고 있다.

선택사항

나는 대사증후군을 진단하기 위한 특별한 검사를 권장한다. 당신은
의사에게 적당한 검사를 요청할 수 있다. 만약 당신이 검사를 받고 결
과가 비정상으로 나왔다면 다음의 질문에 대답함으로써 자신에 대한
더 많은 정보를 얻을 수 있다.

HDL 수치(남자의 경우 50mg/㎗ 미만, 여자의 경우 60mg/㎗ 미만)가
낮다. ☐

중성지방(10mg/㎗ 미만) 수치가 높다. ☐

간기능에 이상이 있거나(AST, ALT, GGT 검사로 확인) 지방간이 있다. ☐

혈청 페리틴ferritin 수치 (200ng/㎖ 초과)가 높다. ☐

혈청 요산수치(7.0mg/㎗ 초과)가 높다. ☐

혈청 마그네슘 수치(2.0mg/㎗ 미만)가 낮다. ☐

공복 시 혈당 수치(90mg/㎗ 이상)가 높다. ☐

공복 시 인슐린 수치(8mIU/㎖ 이상)가 높다. (MIU: micro Interna-
tional Unit per milliliter) ☐

식후 혈당(당분 75mg 섭취 후 1~2시간 이내 측정)이 높다. 120mg/㎗
초과 또는 인슐린 30mIU/㎖ 초과. ☐

분석

이제 당신이 대사증후군인지 아닌지를 살펴보고 얼마나 심각한 상태인지 알
아보자.

1~5: 괜찮음
기본적인 초강력 신진대사 처방을 따르라.

5~10: 중간 단계의 대사증후군
이번 장에 있는 원칙에 따라 기본적인 초강력 신진대사 처방을 최대한으로 활
용함으로써 대사증후군을 극복하라.

우리는 식단 구성과 관계된 중요한 문제들을 살펴봤다. 이제 식사 횟수와 식사 시간으로 관심을 돌리자.

2단계: 일찍, 자주 먹어라

식단의 구성뿐만 아니라 언제, 얼마나 자주 먹는가의 문제도 체중 조절에 필수적이다. 몇몇 연구들은[16), 17)] 규칙적으로 식사하면서 일정한 양을 천천히 먹고, 식사를 거르지 않는 것이 체중감량의 가능성을 높인다는 것을 보여줬다. 또한 이것이 심장질환이나 당뇨, 일반적인 노화의 많은 위험요소들을 감소시키는 것으로 알려져 있다.

자주 먹기

만약 당신이 규칙적으로, 매일 같은 시간에 식사를 한다면 더 적게 먹게 되고 지방을 더 많이 연소하게 될 것이다. 그리고 콜레스테롤과 인슐린 수치도 낮출 수 있다. 이것을 달성하기 위해서는 자주 먹어야 한다. 아마 평소 습관보다 더 자주 먹어야 할 것이다. 나는 하루 3번의 식사와 2번의 간식을 권장한다. 좀 많은 것 같겠지만 걱정할 것 없다. 강신이 이렇게 자주 먹게 된다면 양은 자연스럽게 줄게 될 것이다. 그리고 당신의 신진대사는 더 잘 기능하며 결국 배고픔도 덜 느끼고 더 적게 먹게 될 것이다.

구칙적으로 식사를 하게 되면 신진대사가 촉진되고 먹은 후에 더 많은 칼로리를 소모하게 된다. 이것은 열발생(thermogenesis)이라고 불리는 일련의 생리적인 현상으로 음식물 소화에 속도를 내고 그것을 우리가 사용할 수 있는 에너지로 전환하는 자연스런 과정을 통해 이루어진다. 집 밖에서 먹거나, 이동 중에 먹거나, 일하는 중에 먹거나 바쁜 일정이 허락할 때 먹는 등 불규칙적으로 먹게 되면 지속적인 배고픔과 더 많은 음식섭취, 비효율적인 에너지 생산, 활력저하, 체중증가, 비만의 길로 가게 된다.

아침을 먹어라

"아침은 왕처럼 먹고, 점심은 왕자처럼 먹으며, 저녁은 거지처럼 먹어라"라는 오래된 속담이 이제는 과학적 근거를 갖게 됐다. 많은 사람들이 아침을 거르면 전체적인 칼로리 섭취량이 줄어들기 때문에 체중을 감량할 수 있을 거라고 생각한다. 불행하게도 그 반대가 진실이다. 아침을 먹지 않으면 결국 나중에 더 많이 먹게 된다.

한 연구에서 아침을 먹는 사람들과 아침을 거르는 사람들을 비교했다.[18] 아침을 거르는 사람들이 더 많은 음식을 먹었고 콜레스테롤 수치와 인슐린 저항성도 높았다. 시간이 지나면 이러한 증상들은 체중증가와 심장질환, 염증, 노화 관련 질병으로 이어질 확률이 높아진다.

텍사스 대학의 한 연구원[19]은 음식섭취에 따른 하루(24시간 기준)의 생체리듬을 분석했다. 900명의 남녀를 대상으로 7일간 그들의 식단을 분석한 결과 하루 중 좀 더 이른 시간에 칼로리를 섭취하는 사람들이 같은 양의 칼로리를 늦게 섭취하는 사람들보다 더 만족감을 느꼈고 전반적인 칼로리 섭취량도 적다는 것을 발견했다. 만약 늦은 시간에 더 많이 먹는다면 만족감을 느끼기 어려워 결과적으로 더 많이 먹으려 할 것이다.

이 연구를 통해 발견한 또 다른 중요한 사실은 영양밀도는 높지만 에너지 밀도는 낮은(칼로리가 적은) 음식들(야채, 과일, 통곡물, 콩, 견과류 같은 자연식품)은 먹는 시간에 상관없이 전체적인 칼로리 섭취를 줄이는 데 기여한다는 것이다.

만약 당신이 도넛과 롤케이크 같은 정제된 음식과 설탕으로부터 영양가 없는 칼로리를 섭취한다면 전체적으로 더 많이 먹게 될 것이다. 다른 말로 하면 아침식사 자체도 좋지만 좋은 아침식사(천천히 흡수되고 달걀, 견과류 버터, 단백질 셰이크 같은 단백질이 포함되며, 견과류와 통곡물이 포함된 식사)는 훨씬 더 좋다. 이것은 오후에 신진대사가 오르내리는 것을 막는 데 효과적이다. 즉 아침식사는 감정적으로 활력이 생긴다는 것 말고도 건강한 체중을 오래 지속적으로 유지할 수 있는 몇 가지 요인 중에 하나인 것이다.

다시 말하지만 아침식사는 밤 동안의 '금식'을 '깨는 것'이다. 아침에 일어나자마자 식사를 해야 혈당 수치가 정상으로 돌아오고 신진대사의 작동을 알려 하루 종일 신진대사의 균형을 맞출 수 있다. 그러니 매일 아침 금식을 깨야 한다. 이는 당신을 더 건강하게 만들고 더 많은 활력을 줄 것이며 체중감량을 도울 것이다.

자기 직전에 먹지 말라

스모 선수의 식단에서 살펴봤던 것처럼 자기 전에 먹는 것은 신진대사를 늦추고 체중을 늘리는 가장 확실한 방법이다. 해결책은 간단하다. 저녁을 좀 더 일찍 먹고 식사 후 적어도 2~3시간 전에는 잠자리에 들지 않는 것이다.

또한 저녁에는 가볍게 먹도록 해야 한다. 이를 위해 필요한 에너지를 하루 중 좀 더 일찍 얻는 것이 체중감량과 유지에 도움이 된다. 만약 밤에 신진대사가 느려지는 것을 막고 싶다면 저녁식사 후 짧은 산책을 하라. 이는 혈당을 낮추고 신진대사를 촉진하는 데 도움이 된다.

3단계: 음식을 가려서 먹어라

16장에 나와 있는 식단 안내는 초강력 신진대사 처방으로 설계됐다. 여러분은 이러한 안내를 통해 별다른 노력 없이 자연스럽게 식욕을 조절할 수 있을 것이다.

호르몬의 조화와 체중감량 유전자의 작동, 식욕조절을 위해서 우리는 좋은 지방이 풍부하게 들어 있고, 혈당부하가 낮으며, 식물영양소가 풍부한 자연 그대로의 가공되지 않은 식품에 집중해야 한다. 이러한 식품들의 목록은 330쪽에 나와 있다.

식욕의 균형을 맞추기 위해 가능하면 피해야 할 음식도 있다. 여기에는 초강력 신진대사 처방의 준비단계에서 제거해야 할 식품들도 포함돼 있다. 여기에 다시 한 번 언급하겠다.

- 경화유, 정제된 식물성 기름, 당분, 인공 감미료, 고과당 콘시럽, 밀가루 제품, 정제된 곡물, 정크푸드, 패스트푸드, 가공식품

4단계: 최상의 호르몬 균형을 이루는 데 허브를 활용하라

몇몇 허브들이 식욕조절에 효과가 있는 것으로 알려져 있다. 당신은 이 허브요법을 당신의 프로그램에 추가하고 싶을지도 모른다. 각각의 허브는 식욕조절을 도울 수 있는 잠재력을 가지고 있다. 그리고 이 허브들 중 상당수가 이 책의 뒷부분에 소개될 요리법에 활용될 수 있으며, 보충제로도 활용될 수 있다(부록 참고).

- 인삼, 녹차, 호로파(fenugreek, 장미목 콩과의 식물), 계피*

5단계: 식욕조절을 위해 보충제를 사용하라

다음의 보충제들은 식욕조절에 도움이 되는 것으로 알려져 있다. 만약 당신이 1~4단계만으로 부족하다고 느낀다면 이 보충제들을 매일 규칙적으로 섭취하는 것을 고려해볼 수도 있다. 식욕조절에 문제가 있거나 대사증후군이 있다면 말이다.

- 알파리포산(alpha-lipoic acid, 포도당의 신진대사를 향상시키는 강

력한 항산화성분)

- 감가리놀렌산(gamma-linolenic acid, 달맞이꽃 종자유에서 추출)
- PGX(PolyGlycopleX), 즉 곤약 뿌리 섬유질(위에서 당분과 지방을 흡수)

6단계: 식욕조절이 어려운 이유를 알아내는 검사를 고려하라

138쪽의 자가진단 결과 중간에서 높은 수준의 점수를 획득했다면 식욕통제와 관련한 문제가 무엇인지 확실히 하고 어떤 변화가 필요한지 집어낼 수 있도록 추가적인 검사를 진지하게 고려해봐야 한다. 특히 높은 점수를 받았다면 전문가의 도움을 받기 바란다.

우선 다음의 기본적인 검사로 시작할 것을 권한다.

인슐린과 포도당부하 검사

- 식후 2시간에 실시하는 인슐린과 포도당부하 검사는 인슐린 저항성과 대사증후군을 알아보기 위한 가장 좋은 방법이다. 복부지방을 살피거나 당균형과 관련된 문제들을 통해 검사를 진행한다. 당 외에 인슐린을 측정하는 방법으로 당분 75g(콜라 2개 분량)이 들어간 음료수를 마셨을 때의 반응을 측정하는 것이 있다. 만약 인슐린 수치가 높다면 식욕의 통제가 불가능한 것이다.
- 공복 시 인슐린 수치는 8mIU/㎖보다 낮아야 하고 식후 2시간 인슐린 검사 결과는 30mIU/㎖보다 낮아야 한다.
- 공복시 혈당 수치는 90mg/㎗보다 적어야 하고 식후 2시간 혈당 검사 결과는 120mg/㎗보다 낮아야 한다.

중성지방과 HDL 수치 검사

- 이 검사는 혈중 지방을 측정하는 것이고 인슐린 저항성을 가장 직접적으로 측정하는 방법이다. 이것은 일반적으로 콜레스테롤 프로필 profile 검사의 일부분으로 진행된다. 그러나 전체 콜레스테롤 검사를 받는 것으로는 부족하다. 왜냐하면 좋은 콜레스테롤인 HDL 수치가 40㎖/㎗ 미만으로 낮아도 콜레스테롤 수치는 정상으로 나올 수 있기 때문이다. 이것은 HDL 수치는 같지만 전체 콜레스테롤 수치가 더 높은 것보다 나쁠 수 있다. 예를 들어 당신의 HDL이 30mg/㎗이고 전체 콜레스테롤 수치가 180mg/㎗이라면 전체 콜레스테롤/HDL 비율은 6으로 전혀 바람직한 수치가 아니다. 만약 당신의 전체 콜레스테롤 수치가 300mg/㎗이고 HDL 수치가 100mg/㎗이라면 HDL이 차지하는 비율은 3으로 훨씬 좋은 것이다(이상적인 비율은 3보다 적게 차지하는 것이다). 보통 당신의 HDL 수치는 60mg/㎗ 이상이 되어야 한다.
- 중성지방은 당분 섭취 특히 고과당 콘시럽 섭취와 함께 증가한다. 수치가 100mg/㎗ 이상이라면 높은 것이다.
- 이러한 측정방법들은 콜레스테롤을 낮추는 약을 복용하지 않는 경우에 의미가 있다.

초강력 신진대사 처방과 식욕조절

초강력 신진대사는 이 장에 나오는 모든 전제들을 기반으로 만들어진 것이다. 이것은 우리의 뇌-위장-지방세포 간의 상호작용을 통제하고 이들 간의 균형을 맞춘다. 그래서 우리가 몸에 대항하기보다는 협력할 수 있도록 만든다. 생활방식, 식사구성, 식사시간, 식사빈도에 몇 가지 변화를 주는 것, 혈당부하를 낮추는 것, 자연식품 식단으로 섬유질 섭취를 늘리는 것으로 우리의 신진대사를 배고픔에서 만족으로, 체중증가에서 체중감량으로, 불쾌함에서 유쾌함으로 바꿀 수 있다.

통제 불능의 식욕을 가진 남자의 이야기

식욕은 만국공통의 늑대이다.

_세익스피어

뉴욕에서 강의를 마친 어느 날 저녁에 한 남자가 자신을 진찰해달라고 요청해왔다. 그는 둥글고 토실토실하며 혈색이 좋은 얼굴을 가졌고 쩌렁쩌렁한 목소리에 매너가 좋았다. 그의 모든 것이 거대했다. 그의 식욕, 복부, 심장까지 말이다.

그동안 그는 내가 하는 일을 의심하는 듯했는데 그런 그가 나를 찾아왔다는 것이 놀라웠다. 사무엘Samuel이라는 이름의 그 남자는 60세에 가까웠고 뭐든지 큰 것을 사랑했다. 하지만 이러한 사랑은 목숨에 위협을 느끼게 되자 수그러들었다. 그는 거구의 몸을 유지하기 위해 수년간 먹어왔던 기름진 음식과 잠들기 전에 먹었던 아이스크림에 대해 이야기했다.

그러다 그는 가끔씩 심장이 아팠고, 그러자 체중감량을 시도했다. 그는 살이 찐 만큼 빼려고 했다. 그는 수많은 시도를 하고, 극단적인 다이어트법도 사용했다. 그러나 결과는 언제나 같았다. 빠진 만큼 살이 다시 쪘던 것이다. 그는 136kg이나 나가는 거대한 몸이 더 이상 가치 있는 것이 아니라는 사실을 마침내 깨달았다. 그는 늘 피곤했고 걸음을 옮길 때마다 숨이 찼다. 또한 코는 충혈돼 있었고 다리는 부종과 염증으로 부풀어 있었다. 그의 피부는 건조했고 피부 표면의 당분이 발효되면서 이스트 곰팡이가 몸 전체에서 자라났다.

사무엘은 자신의 콜레스테롤 수치가 위험한 수준이며 당뇨와 협심증, 수면 중 무호흡증(밤중에 심하게 코를 골거나 호흡이 잠시 멎는 상태), 갑상선 기능저하 등이 있다는 것을 알지 못했다. 또한 자신의 다리털이 없어지고 얼굴과 가슴이 여성스러워지고 있다는 것도 알지 못했다. 지방세포에서 에스트로겐estrogen이 생산돼서 그의 여성 호르몬 수치가 여성과 비슷해졌기 때문이 이러한 일이 일어난 것이다.

그는 몸이 녹슬고 있다는 것을 알지 못했다. 간의 해독작용은 저하되어 있었고 지방연소도 더 이상 효율적으로 이루어지지 않았다. 그의 '거대한' 식욕이 그의 성격을 만들었고 그는 그것을 통제했었다. 하지만 지금은 반대로 그것이 그를 통제하게 된 것이다. 단것을 멀리하려고 얼마나 열심히 노력하건 간에 그는 그것을 멈출 수 없었다.

검사 결과 심각한 수면 중 무호흡증과 심장으로 가는 혈류의 경화현상이 나타났으며 LDL과 HDL 콜레스테롤 입자가 매우 작았다(콜레스테롤 입자가 작을수록 더 위험한 것이다). 또한 중성지방 수치도 위험할 정도로 높았으며 인슐린과 혈당 수치도 매우 높았다. 호르몬 균형도 완전히 깨져 있었다. 단맛의 음료수를 마신 후 인슐린 수치는 200mIU/㎖(정상수치는 30mIU/㎖ 미만)이었고 에스트로겐 수치도 높았으며 갑상선 기능은 저하돼 있었다. 성장 호르몬 수치 또한 매우 낮았다. 그는 음식 알레르기도 있었으며 지방간 때문에 해독작용에도 문제가 있었다.

나는 그에게 내가 처방하는 대로만 하면 살도 빠지고 기분도 한결 나아질 것이며 그의 모든 증상들이 사라질 거라고 말했다. 그가 지금까지 해왔던 모든 것들은 하지 않을 수 있는 것들이었다. 나는 그에게 초강력 신진대사 처방을 내렸다.

나는 그에게 칼로리나 식사량에 제한을 두지 말고 정제되지 않은 자연식품을 먹으라고 말했다. 영양밀도(nutrient density)의 개념에 대해서도 설명했다. 영양소가 풍부하고 칼로리는 적은 통곡물, 콩류, 야채, 과일, 씨앗, 견과류가 그에 해당한다. 나는 그에게 가벼운 걷기에서부터 시작해 조금씩 운동을 늘려나가라고 말했다.

나는 그에게 혈당 균형을 위한 보충제와 심장을 위한 리포산과 코엔자임Q10 같은 항산화제를 처방했다. 지방간 치료를 위해 허브와 생선 기름, 섬유질도 권했다. 또한 갑상선 기능의 균형을 위해 '아무르 사이로이드Armour thyroid'를 소량 처방했다. 그의 수면 중 무호흡증은 수면 중에 그의 기도를 확보해주는 CPAP(기도 양압호흡기)라는 기계의 도움을 받았다.

약간 회의적인 듯했지만 의욕적으로 변화하기로 결정하고, 그는 내 진료실을 떠났다. 3달 후에 나는 그와 다시 대화를 나눌 수 있었다. 그는 약 13kg을 감량했고 활력도 되찾았으며 운동에도 재미를 붙이고 있었다. 그의 코막힘은 사라졌고 부종과 염증으로 부풀었던 다리는 날씬해졌다. 단것에 대한 집착도 사라지고 더 이상 배고픔을 느끼지 않았다. 그에게 초강력 신진대사 처방은 쉬운 프로그램이었다.

8개월 후 나는 그를 다시 만났고 혈액검사를 했다. 그의 체중을 측정했을 때 나는 놀랄 수밖에 없었다. 50kg이나 감량된 상태였던 것이다.

엄격하게 제한된 식사를 한 것도 아닌데 말이다. 그는 그저 식습관과 생활습관을 바꿨을 뿐이다. 그의 당뇨는 치료되었고 혈당수치도 130에서 74mg/dℓ(공복 시 수치가 126mg/dℓ 초과이면 당뇨로 판정)로 떨어졌다.

LDL 콜레스테롤과 HDL 콜레스테롤, 중성지방 수치도 아무런 약물 복용 없이 정상으로 돌아왔다. 그는 매주 3~4회 정도 열심히 운동했고 20년은 젊어진 것 같았다. 식욕을 통제할 수 없었던 시기가 지나고 마침내 그는 아무런 고통 없이 건강과 균형을 되찾았다. 음식을 먹는 즐거움을 버리지 않고 말이다.

point

– 당신의 식욕조절체계는 위장, 지방, 뇌세포의 복잡한 상호작용에 의해 운영된다. 당신은 이제 이번 장에 나와 있는 6단계 과정을 통해 이 체계를 다스릴 수 있다.

CHAPTER 10

스트레스를 정복하라:
스트레스 받으면 살이 찐다

조마조마하게 살면 살이 찐다

에스터Ester는 예술가였그 자신의 삶을 사랑했다. 그녀는 품위 있는 삶을 살고 있었다. 그녀가 가장 큰 열정을 쏟았던 자녀들은 모두 똑득하고 사랑스러운 사람으로 성장했다. 65세가 다 되었지만 그녀는 한 넌도 체중 때문에 걱정해본 적이 없다. 특별한 운동을 하지 않은 대신에 그녀는 산책하고 정원 일을 돌보며 춤 추는 것을 즐겼다.

그런데 그녀의 딸 중 하나가 이스라엘-팔레스타인 분쟁이 있던 떠에 이스라엘로 이사를 가게 됐다. 그녀는 밤낮으로 CNN을 보기 시작헜으며 기다림과 불안이 시작됐다. 딸은 안전할까? 최근의 일어난 폭발이나 자살테러가 딸의 이웃에서 발생한 것을 아닐까?

가족들이 그녀를 진정시키려고 했지만 이러한 상태는 수개월이 지나도록 계속됐다. 그녀의 딸은 전화를 걸어 자신이 행복하고 안전하고 확인시켜줬지만 그녀의 불안을 잠재우기에는 역부족이었다. CNN뉴스를 시청하면서 그녀는 살이 15kg이나 쪘다.

TV시청 시간은 체중증가와 직접적으로 관련이 있다. 에스터의 경우에는 그녀의 신경계가 온통 경보상태에 놓여 있었기 때문에 더 심각했다. 그녀는 마치 전쟁의 한가운데서 사는 사람 같았고 스트레스 때문에 생성된 호르몬으로 인해 점점 더 살이 쪘다. 그녀에게는 식단의 변화나 운동이 필요했던 것이 아니다. 신경을 어루만져 줄 필요가 있었던 것이다. 즉 체중을 증가시키는 물질들의 경보상태를 해제해야 했다. 그녀가 제거해야 할 것은 오직 한 가지, 바로 CNN뉴스 시청이었다. 그녀의 딸이 이스라엘에서 돌아오자 그녀의 체중은 다시 정상으로 돌아왔다.

당신은 철창 속의 쥐처럼 사는가?

당신이 쥐이고 철창 속에 묶여 있다고 생각해보라. 실험실의 쥐가 되어 작은 상자 안에 묶여 있다는 것은 끔찍한 일이다. 당신의 스트레스는 최고조에 달할 것이다. 생명의 위험을 느끼면서 결과적으로 당신의 몸은 특별한 경계상태(원초적인 투쟁-도피 반응)에 들어가게 된다. 몸속에 있는 모든 물질들이 '위험!'이라고 외치면서 당신의 혈류로 뛰어드는 것이다.

철창 속에 갇히면 뇌에 의해서 작동된 물질들이 파도처럼 몸 전체를 휩쓸게 된다. 살려면 싸우거나 도망쳐야 한다고 말하면서 말이다. 숨은 가빠지고 혈압은 상승하며 산소가 온몸을 돌아다니며 도망갈 준비를 한다. 부신(신장 위에 있는 작은 내분비기관으로 스트레스와 체액의 균형을 조절한다)에서는 아드레날린과 코티졸을 혈액 속으로 분비하여 위에 언급한 일련의 증상들을 유발한다. 이러한 반응은 혈중 지방과 혈당, 인슐린 수치도 증가시켜 에너지가 필요할 경우에 대비한다.

실제로 실험쥐를 대상으로 이러한 연구가 수행되었고 결과는 위에 묘사한 일련의 반응들과 정확히 맞아떨어졌다. 그러나 정말로 늘라운 것은 묶여 있던 쥐의 체중변화였다. 칼로리 섭취가 늘지 않은 정도가 아니라 오히려 더 적었는데도 쥐들의 체중이 증가한 것이다(쥐들은 묶여 있는 상태에서 벗어나려고 발버둥쳤기 때문에 실제로 더 많은 칼로리를 소모했다). 쥐들은 적게 먹고 운동은 더 많이 했는데도 스트레스만으로 살이 찐 것이다.[1]

인간도 이와 비슷한 투쟁-도피 스트레스 반응을 경험한다. 인간도 공포의 순간에 갑작스런 혼란을 느낀다. 문제는 인간의 경우 스트레스를 느끼는 경우가 더 자주 있고 실제로 위험한 상황이 아닐 때도 스트레스를 받으며 위의 반응들을 그대로 경험한다는 것이다. 왜냐하면 인간의 심리는 쥐에 비해 훨씬 더 복잡한 것이기 때문이다. 우리는 물리적인 안전과 관계없는 일에도 스트레스를 받는다.

어떻게 우리는 즉각적인 위험의 상황이 아닌데도 그렇게 심각한 스트레스를 느낄 수 있는 것일까? 실제로 스트레스는 우리 문화에 널려 있다. 단지 대부분의 사람들이 매일 안고 살아가는 만성적인 스트레스의 영향을 모르고 있을 뿐이다. 일과 결혼생활의 스트레스, 수면부족, 할 일은 많은데 시간이 부족한 것 등등. 물론 스트레스의 원인이 되는 것은 이것보다 훨씬 많다.

그러나 이러한 상황이 너무 자주 발생하면 인슐린 저항성과 대사증후군을 유발한다. 그리고 9장에서 살펴봤듯이 이것은 체중증가의 원인이 된다. 많은 양의 스트레스 호르몬이 만성적으로 우리 몸속을 돌아다니는 것은 철창에 갇힌 쥐의 경우와 마찬가지로 인간에게 해로운 영향을 미친다. 스트레스와 손상된 신진대사 사이의 관계는 최근의 과학적 연구결과에 의해 밝혀진 것이다.

스트레스가 체중증가로 이어질 수 있다는 인식은 당신을 절망시키기에 충분할 것이다. 어떻게 적게 먹고 운동을 많이 하는데도 살이 찔 수 있단 말인가? 스트레스와 체중의 관계도 진화론적인 관점과 관련이 있다. 인간의 몸은 육체적 혹은 심리적 스트레스를 받는 상황에서 자신을 보호하도록 설계됐다. 이를 위한 방법이 바로 체중을 증가시키는 것이다. 만약 당신이 육식동물을 피해 도망다니고 있는 중이라면 언제 식사를 하게 될지 알 수 없는 노릇이다. 나중을 위해서 칼로리를 저장하는 것이 최선인 셈이다. 이것은 굉장히 오래된 삶의 방식이 우리 유전자에 새겨져 있다는 것을 알려주는 또 다른 예일 뿐이다.

신진대사를 잘 조율하고 유전자의 언어를 이해하게 되더라도 우리는 이 사실을 잊지 말아야 한다. 만약 스트레스로 인해 살이 찐다면 스트레스를 푸는 방법을 배워야 한다. 하지만 스트레스를 푸는 방법과 이유에 대해 배우기 전에 지금 당신이 얼마나 많은 스트레스를 받고 있고 그것이 어떻게 체중감량을 방해하는지 알아보자. 다음의 진단표가 도움이 될 것이다.

다음의 질문에 대답이 '예'이면 오른쪽의 네모 칸에 V 표시를 하시오. V 표시 하나당 점수는 1점이며 합산한 점수에 대한 해석방법은 133쪽을 참고하시오.

나는 저혈압이다. ☐

앉았다 일어날 때 어지럼증을 느낀다. ☐

단것이나 짠것을 좋아한다 ☐

눈 밑에 다크서클이 있다. ☐

잠들거나 일어나는 것이 힘들다. ☐

아침에 일어나면 비틀거리거나 찌뿌드드하다. ☐

정신이 아득해지거나 집중이 잘 안 된 적이 있다. ☐

두통이 있다. ☐

감기 같은 잔병에 잘 걸린다. ☐

어떤 운동을 하든 쉽게 지치고 운동을 하고 나면 심한 피로를 느낀다. ☐

자주 스트레스를 받는다. ☐

피곤한 동시에 신경이 날카로워진 적이 있다. ☐

공황발작이 있거나 쉽게 놀란다. ☐

가슴 두근거림을 경험한 적이 있다. ☐

카페인으로 하루를 시작한다 ☐

알코올이나 카페인, 그 밖의 약물에 쉽게 취한다. ☐

자주 기운이 없고 몸이 떨리는 것을 느낀다. ☐

긴장하면 손바닥에 땀이 난다. □

자주 피로해진다. □

자주 근력이 약해짐을 느낀다. □

당신이 스트레스를 받는지 여부를 알아보는 것은 첫 번째 단계이다 (많은 사람들이 스트레스가 건강에 미치는 영향을 인식하지 못하고 있다). 이제 중요한 것은 스트레스가 우리 몸에 어떤 영향을 미치는지 이해하는 것이다.

스트레스는 무엇이고 어디서 오는가?

스트레스는 우리 몸이나 자아에 대한 실제 혹은 인지된 위협으로 정의된다. 쉽게 이야기하자면 코뿔소에게 쫓기는 상황에 놓여서 스트레스를 받게 될 수도 있지만 그저 무력감을 느끼는 것일 수도 있다. 아니면 우울, 불안, 슬픔, 낮은 사회·경제적 지위, 이혼, 외로움, 실직 같은 사회적, 심리적 스트레스 요인 때문일 수도 있다. 아니면 감염, 염증, 추위, 유독한 환경, 고통, 과도한 운동, 흡연, 술 혹은 이러한 요인들의 조합으로 인한 육체적인 스트레스 요인 때문일 수도 있을 것이다.

과체중이라는 것도 심각한 스트레스 요인이다. 과체중이라는 사실로 인해 더 많은 스트레스 호르몬이 생산되고 이러한 호르몬 수치가 만성적으로 높은 상태로 지속되면 위험한 상황에 처하게 된다. 이는 우울증과 기억상실, 뼈 손상, 심장질환, 암, 면역관련 질환의 원인이다. 게다가 살로 인한 육체적 스트레스와 관절의 무리, 호르몬과 면역체계의 변화는 노화와 퇴화를 가속화한다.

또한 과체중이라는 사실로 인해 받는 사회적 압박과 함께 스스로의 심리적 압박에도 직면하게 된다. 사회적 조롱, 성(性)적인 문제, 아이들과 함께 노는 것 같은 즐거운 육체적인 활동에 참여할 능력 결여, 큰 사이즈의 옷을 구매할 때 창피함을 느끼는 것 등이 그것이다. 이 밖에도 많은 예들을 찾을 수 있겠지만 결국 과체중이라는 것 자체가 거대한 스트레스 요인인 셈이다.

스트레스를 이해하기 위해 먼저 스트레스를 어떻게 정의하는지 살펴보자. 의사이자 박사인 한스 셀리에Hans Selye는 1936년에 네이처 Nature 지에 실린 논문 '다양한 유해 동인에 의한 증후군(A Syndrom Produced by Diverse Nocuous Agents)'에서 스트레스라는 단어를 처음으로 사용했다. 그는 스트레스를 '어떤 자극으로 인한 비특이성(非特異性) 반응'이라고 정의했다. 물론 우디 알렌이나 제임스 본드는 같은 스트레스 요인에도 일반 사람들과 달리 반응했을지 모르겠다. 하지만 여기서 중요한 것은 스트레스 요인이 아니라 스트레스의 인지이다.

위험이 꼭 진짜일 필요는 없다. 스트레스와 관련된 모든 생리학적인 반응을 보고 스트레스가 우리에게 영향을 미칠 수 있다고 믿는 것으로 족하다. 때로 가장 큰 스트레스 요인은 사람이나 사물이 아니라 스트레스에 대한 당신의 생각이다.

당신은 실제로 생명의 위험을 느끼는 것은 아니지만 정기적으로 스트레스 받는 상황에 빠진다. 그리고 이를 통해 당신의 몸은 지속적으르 생리적 불균형에 빠지게 되고, 체중증가를 유발하는 연쇄반응을 경험하게 된다. 그러면 어떻게 이런 일이 일어나는지 살펴보자.

뇌-위장의 연결 : '두 번째 뇌'가 우리를 살찌게 한다

우리의 뇌는 '두 번째 뇌'라 불리는 장관(腸管)신경계를 통해 위(胃)에 말을 건다. 이것은 바로 장에 있는 자율신경계이다. 자율신경계는 두 부분으로 나뉘어 있다. 하나는 교감신경계로 스트레스 반응을 담당한다. 교감신경계는 모든 것의 속도를 늦추고 지방비축과 신진대사의 저하를 유발한다. 또한 혈당 수치를 올리고 속 쓰림이나 역류, 변비를 일으킨다.

다른 부분은 부교감신경계라고 불리며 이완 반응을 담당한다. 부교감신경계는 음식의 소화를 돕고 모든 것이 정상적으로 돌아가도록 돕는다. 또한 지방연소를 증가시키며 혈당을 낮춘다.

우리 몸은 우리가 편안함과 안전함을 느낄 때 음식을 소화시킬 수 있도록 프로그램 되었다. 우리가 스트레스를 받거나 위험 속에 있다면 점심 먹은 것이 소화가 잘될 거라고 기대하기는 힘들다. 우리의 생존은 투쟁하거나 도피하는 데 달린 것이지 음식을 소화하는 데 달린 것이 아니기 때문이다.

스트레스를 받으면 체중증가를 유발하는 부분(교감신경계)이 작동되고 모든 신호들이 미쳐 날뛰게 된다. 배고픔이 증가하고 신진대사는 느려지며 체중이 늘어나는 것이다. 게다가 많은 사람들이 음식을 적으로 여긴다. 그들에게 먹는 것은 스트레스이기 때문이다. 그들은 먹어야 하지만 살찌는 것도 걱정해야 한다. 그래서 식사 자체가 그들에게는 스트레스가 되는 것이다. 이들은 칼로리만이 아니라 그들을 살찌게 만든 스트레스까지 섭취하는 셈이다. 하지만 이것이 전부가 아니다. 만약 만성적으로 스트레스를 받게 되면 우리는 상황을 더 심각하게 만드는 일련의 호르몬 불균형을 겪을 수 있다.

스트레스: 호르몬의 불균형

우리의 뇌가 만성적으로 스트레스를 받으면 몸의 호르몬 균형이 깨진다. 그리고 호르몬의 불균형은 우리의 건강과 체중감량에 심각한 영향을 끼친다. 그렇다면 어떻게 영향을 미치는지 몇 가지 예를 살펴보자.

스트레스 받는 상황에 놓이게 되면 우리 몸은 코티졸이라는 호르몬을 분비한다. 코티졸은 스트레스와 관련된 모든 생리학적 반응들을 내보내는 역할을 한다. 코티졸이 혈액 속으로 분비되면 뇌에 배부르다는 신호를 보내는 호르몬인 렙틴에 대한 민감성이 감소한다는 연구결과가 있다. 이렇게 되면 우리는 더 많이 먹고 단것에 더 집착하는 경향이 생긴다. 이것은 우리 몸이 스트레스 받았을 때 신진대사가 느려질 뿐만 아니라 칼로리를 더 섭취하라는 지시를 받는다는 것을 의미한다. 진화론적인 관점에서 보면 이것은 이치에 맞는 얘기다. 우리는 위험에 처했을 때 먹을 수 있는 만큼 먹고 에너지를 저장하기를 원한다. 그래야만 위험에 맞닥뜨릴 수 있기 때문이다. 물론 현대사회에서 우리가 위험이라고 인지하는 것은 사실 위험이 아니다. 따라서 이러한 메커니즘은 우리의 건강을 위협한다. 여기 스트레스가 어떻게 체중증가로 이어지는지를 쉽게 보여주는 표가 있다.

스트레스가 어떻게 체중증가의 원인이 되나?

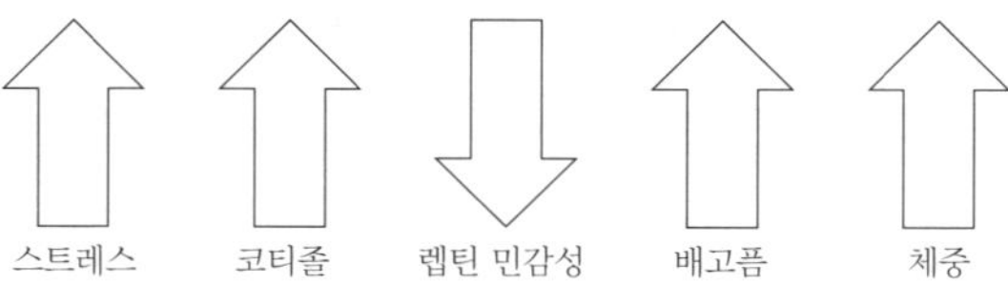

스트레스와 체중증가 간의 직접적인 관계를 보여주는 수많은 연구가 진행되고 있다. 이 연구들 중 몇 가지를 살펴보면 스트레스와 체중증가가 얼마나 깊이 연관돼 있으며 스트레스를 줄이는 것이 체중감량에 얼마나 중요한지를 확실히 알 수 있을 것이다.

한 연구에 따르면 인종 차별을 심하게 느끼는 여성들의 경우 코티졸 수치가 더 높고 과체중일 확률이 높으며 배 주위에 살도 많다고 한다.[2] 게다가 여성들을 대상으로 한 연구에 따르면 스스로 걱정이 많다고 밝힌 여성들은 코티졸과 콜레스테롤 수치가 더 높았고 테스토스테론(testosterone, 남성호르몬)과 갑상선 호르몬 수치는 더 낮았다. 또한 걱정이 없다고 밝힌 여성들보다 복부의 살이 더 많았다.[3]

또한 스트레스는 테스토스테론 수치를 낮춰 근육 손실과 지방 축적을 유도한다. 테스토스테론은 남성 호르몬이라고 할 수 있는데, 남자들이 축구를 볼 때 자신이 응원하는 팀이 이기면 테스토스테론 수치가 올라간다. 반대로 자신이 응원하는 팀이 지면 스트레스가 인지되고 테스토스테론 수치는 떨어진다. 만성적인 스트레스 상태로 인해 일어나는 여러 가지 반응들은 신진대사를 느리게 하고 비만을 유발한다. 성장호르몬, 테스토스테론, HDL 콜레스테롤 수치가 떨어지면 인슐린, 혈당, 총 콜레스테롤 수치, 혈압은 모두 올라간다. 그리고 이 모두는 곧 체중증가로 이어진다.

장기적이고 지속적인 스트레스[4]는 인슐린 저항성과 성욕의 저하, 불임으로 이어지기도 한다. 뿐만 아니라 근육이 손실되고 내장지방이 증가해 복부비만을 유발한다. 콜레스테롤과 혈압, 중성지방 수치도 올라간다. 점점 더 피곤해지고 잠을 자도 충분히 쉰 것 같지 않다. 그리고 하루하루 더 우울해진다. 또한 면역 시스템이 작동되고 염증반응도 늘어난다.

녹스는 과정과 비슷한 산화적 스트레스(oxidative stress)가 나타나는 것이다. 갑상선의 기능은 저하되고 해독작용에도 과부하가 걸린다. 만성적인 스트레스를 어찌해보지 못한 채로 우리는 체증증가와 질병의 세계로 빠져드는 것이다. 결국 지속적인 스트레스는 초강력 신진대사로 가는 7가지 열쇠를 방해한다.

스트레스로 인한 내장지방이 당신을 더 살찌게 만든다

스트레스가 당신의 허리 사이즈에 미치는 영향은 아직 끝난 것이 아니다. 우리 몸은 신진대사를 늦추고 더 많이 먹으라고 명령한다. 뿐만 아니라 스트레스로 인해 찐 살은 우리 몸에 부정적인 메시지만 전달한다.

어디에서 어떤 형태로 스트레스를 받든 간에 우리 몸은 자신만의 전형적인 방식으로 스트레스에 반응한다. 위에서 살펴봤듯이 우리가 스트레스를 받으면 뇌는 경보를 울리고 신진대사를 늦추고 칼로리 저장을 위한 일련의 화학반응을 작동한다. 이때 칼로리를 저장하기 가장 좋은 형태가 바로 내장지방인 것이다.

지방이 굶주림에 대비해 에너지를 저장하는 창고에 불과하다는 생각은 버리는 것이 좋다. 지방세포는 이제 호르몬 전달체계의 일부분인 내분비기관으로 취급되고 있다. 지방세포는 활발한 내분비기관일 뿐만 아니라 우리 몸에 신호를 보내 체중과 신진대사, 스트레스 호르몬, 염증들을 조정한다. 지방세포는 자율신경계에 직접적으로 연결돼 있기도 하다. 이것은 우리 뇌가 지방세포에 내리는 지시를 우리가 통제하거나 인식할 수 없음을 의미한다.

지방이 만들어내는 전달자 역할을 하는 주요 호르몬 중 하나가 코티졸이다. 코티졸이 가장 중요한 스트레스 호르몬이라는 것을 기억하기 바란다. 코티졸은 스트레스와 관련된 모든 생리적 반응을 관장한다. 여기에는 신진대사를 저하하는 것도 포함된다.

지금까지 살펴본 바로 이미 알고 있겠지만 스트레스와 관련된 이러한 모든 과정은 스트레스와 체중증가가 서로 지속적으로 공생하면서 악순환으로 빠지고 만다. 스트레스를 받았을 때 우리 몸은 코티졸을 분비하고 렙틴에 대한 민감성을 억제하며 신진대사를 늦춘다. 결과적으로 내장지방이 늘어나는 것이다. 그러면 이 내장지방이 더 많은 코티졸을 혈액 속으로 분비하고 같은 과정이 계속해서 반복된다.

결론은 스트레스를 받으면 살이 찐다는 것이다. 그리고 배 주위에 집중되어 있는 내장지방은 더 많은 스트레스 호르몬을 분비하고 그러면 더 많은 지방이 저장된다. 결국 유일한 해결책은 스트레스를 풀고 편안해지는 것이다.

유전자의 역할: 유전자-스트레스-지방의 삼각관계

어떤 사람들에게는 코티졸을 적절하게 처리하는 것이 유전적으로 어려운 경우도 있다. 연구자들은 만성적인 스트레스 상태에 있는 몇몇 사람들에게서 코티졸 생산을 중단하는 뇌에 연결된 피드백 고리가 손상돼 있음을 발견했다. 이 사람들은 유전자 변이로 인해 스트레스 반응에 제동을 거는 능력을 태생적으로 지니고 있지 않다. 결과적으로 이들에게는 스트레스로 인한 체중증가와 더 많은 코티졸 생산이라는 영구적인 순환이 나타나는 것이다.

하지만 대부분의 비만이 유전 때문이라고 섣불리 판단하기 전에 다음과 같은 연구결과를 살펴보자. 체중 차이가 16kg 이상인 20쌍의 일란성 쌍둥이들을 대상으로 한 연구가 있다. 과체중인 쪽의 쌍둥이들은 스트레스 호르몬인 아드레날린과 코티졸의 수치가 더 높았다. 또한 수면의 질도 더 형편없었으며 술을 더 많이 마셨고 스트레스를 많이 받고 있다고 인지하고 있었다. 결국 쌍둥이들의 차이는 유전자가 아니라 스트레스였던 것이다.[5]

좋은 소식은 설사 유전적으로 살이 찌는 체질의 사람들이라도 우전자에 올바른 정보를 제공함으로써 유전자와 몸의 의사소통에 큰 영향을 미칠 수 있다는 것이다. 만약 당신이 유전적으로 코티졸 과다라는 문제를 갖고 있다면 나는 만성적인 스트레스 문제를 갖고 있는 다른 사람들에게 하는 것과 똑같은 충고를 할 것이다. '긴장을 풀고 편안해져라.'

내 몸의 가장 큰 적, 스트레스

스트레스가 지속되면 정상적인 생활주기나 호르몬 균형이 깨지고 만다. 결과적으로 늘어나야 할 호르몬은 줄어들고 줄어들어야 할 호르몬은 늘어나는 것이다. 그러면 결국 우리의 몸은 기력을 소진해버리게 되는데 말하자면 '신진대사가 소진된 상태'가 된다고 할 수 있다.

일반적으로 코티졸 수치는 아침에 일어날 때 올라가 식욕을 돋운다. 반면에 밤이 되면 코티졸 수치는 떨어지고 수면과 몸의 회복을 돕는 성장 호르몬과 멜라토닌(melatonin, 생체리듬에 관여) 수치가 올라간다. 그런데 신진대사가 소진되면 이러한 정상적인 리듬이 사라져 체중증가를 유발하는 것이다.

어떤 사람들은 '야식증후군'으로 고생하기도 한다. 이 증후군에 걸리면 아침에 식욕이 없고 밤에 식욕과 허기를 느끼기 때문에 살을 빼기가 힘들어진다. 이런 사람들은 일반적으로 스트레스 호르몬인 코티졸 수치가 높다. 하지만 야식 증후군을 겪고 있는 사람들에 대한 연구를 보면, 1주일만 긴장이완 훈련을 받으면 코티졸 수치와 배고픔, 밤에 먹는 습관이 줄어든다는 것을 알 수 있다.[6]

수면부족도 현대사회에서 스트레스의 주요 원인이다. 미국인들은 40년 전보다 평균적으로 2시간 더 적게 잔다. 그렇다면 수면부족이 신진대사와 체중에 어떤 영향을 미친다는 것일까? 연구자들은 수면부족을 겪고 있는 남성들을 연구한 결과 식욕 호르몬인 그렐린grehlin이 증가하고 포만감 호르몬인 렙틴이 감소한다는 것을 밝혀냈다. 이러한 현상은 칼로리가 높고 탄수화물 함량이 높은 음식에 대한 갈망으로 이어진다. 응급실에서 일하면서 오랫동안 수면부족에 시달렸던 나의 경험에 비추어 볼 때 이것은 사실이다.

편안함이 당신을 날씬하게 만든다

신진대사를 방해하는 이 모든 것들은 체중증가로 이어진다. 게다가 우리 몸속의 모든 것들은 서로 연결돼 있다. 인슐린 증가를 유발하는 요인들, 푸짐한 식사와 포드당 함량이 높은 음식들도 또 다른 악순환을 지속하면서 스트레스를 유발하고 코티졸 수치를 높일 수 있다.[7] 만성적인 스트레스는 초강력 신진대사로 가는 7가지 열쇠에 악영향을 미친다. 스트레스는 대사증후군을 유발하는 주요 요소들 중 하나다. 따라서 우리는 스트레스가 줄어들면 체중감량과 건강이 어떻게 달라지는지 확인할 수 있다. 하지만 어떻게 해야 하는가? 방법은 간단하다. 편안해지는 방법을 배워라.

너가 이미 얘기했듯이 스트레스 반응은 자율신경계의 한 부분이다. 그리고 자율신경계에서 스트레스 경보를 울리는 부분이 교감신경계이다. 우리가 스트레스를 받으면 뇌는 이 경보체계(교감신경)를 통해 지방세포에 신호를 보낸다. 그러면 몸은 신진대사를 늦추고 지방연소를 감소시키며 인슐린 저항을 증가시킨다. 이 모든 것들은 최종적으로 체중증가로 이어진다. 이것은 우리가 아무리 애를 써도 통제할 수 없는 우리 돔의 작용이다. 일단 이러한 과정이 시작되면 막을 방법이 없다.

그렇다고 절망할 필요는 없다. 우리를 편안하게 해주는 신경계는 통제할 수 있기 때문이다. 바로 부교감신경계 말이다. 편안함을 느끼면 우리의 몸은 체중증가를 일으키는 유전자의 작동을 중단하고 체중감량을 유발하는 유전자를 작동한다. 즉 신진대사가 증진되고 지방연소가 증가하는 것이다. 또한 인슐린 민감성도 높아지며 결과적으로 살이 빠진다. 결국 편안함은 체중감량을 위한 최선의 전략이다.

문제는 편안하게 있는 것이 자연스럽지 않다는 데 있다. 대부분의 사람들은 스트레스를 받는 데 익숙해져 있어서 편안하다는 것이 무엇을 의미하는지 잘 모른다. 그래서 편안함도 연습할 필요가 있다. 이제부터는 편안함을 연습하는 방법을 소개하려고 한다.

당신은 다음의 6단계를 통해 몸과 마음을 편안하게 만들 수 있다.

1단계: 스트레스의 원인을 밝히고 스트레스를 줄여라

2단계: 적극적으로 이완 훈련을 하라

3단계: 스트레스를 줄이는 음식을 먹어라

4단계: 스트레스 해소에 허브를 활용하라

5단계: 스트레스 해소에 보충제를 활용하라

6단계: 스트레스 반응 검사를 고려해보라

만약 당신이 스트레스와 관련된 문제를 가지고 있거나 혹은 너무 많은 스트레스를 받고 있다면 위의 6단계를 활용해 상황을 반전시킬 수 있다. 그렇게 하면 초강력 신진대사 처방을 당신만의 필요에 맞게 변화시킬 수 있다. 그러면 체중감량을 위한 유전자는 작동되고 체중증가 유전자는 작동을 멈출 것이다. 혹시 이번 장에 포함된 자가진단표에서 이미 높은 점수를 얻었다면 6단계에 소개된 검사나 전문가의 도움을 받을 필요가 있다. 그럼 이 6단계를 어떻게 활용해야 하는지 살펴보자.

1단계: 스트레스의 원인을 밝히고 스트레스를 줄여라

스트레스 수치를 낮추는 첫 번째 단계는 무엇으로 인해 스트레스 받는지 알아내 그것을 제거하는 것이다. 물론 원인을 찾더라도 그것을 제거하기가 힘든 경우도 있다. 만약에 당신의 상사가 스트레스의 원인이라 해도 그를 제거할 수는 없지 않겠는가! 하지만 당신이 원하기만 하면 제거할 수 있는 스트레스 원인들도 많다. 제거할 수 없는 스트레스 요인에 대해서 어떻게 해야 하는지는 나중에 더 자세히 알아보겠다.

우선 종이 한 장을 꺼내서 자신의 삶에서 스트레스가 될 만한 것들을 적어보자. 종이를 두 부분으로 나눠서 한 쪽에는 '사회심리적 스트레스 요인'을 적고 다른 한 쪽에는 '물리적 스트레스 요인'을 적도록 하자.

일반적인 사회심리적 스트레스 요인은 다음과 같다. 직장, 인간관계, 금전문제, 자녀, 사회심리적 장애(우울증, 불안 등), 자신감 부족, 세계정세(국제 정치상황, 이웃 국가의 문제 등) 등. 한편 일반적인 물리적 스트레스 요인에는 다음과 같은 것들이 있다(과체중 또는 비만, 만성통증, 알레르기, 유독성분, 당분, 고과당 콘시럽, 포화지방, 트랜스지방, 술, 담배, 약물 등).

스트레스 원인 목록을 다 작성했다면 그 요소들을 제거할 수 있는지 한번 생각해보기 바란다. 제거하는 데 어려움이 없는 것도 있을 것이다. 예를 들어 저녁에 술을 너무 많이 마시고 그것이 스트레스 요인이라고 느껴진다면 줄이면 된다. 물론 어려운 경우도 있다. 만성적인 사회심리학적 문제나 건강문제를 다룰 때 그렇다. 이 문제를 해결하는 데 많은 노력이 들지도 모른다. 하지만 전체적인 스트레스 양을 줄이기 위해 당신이 할 수 있는 일이 많다는 것을 기억하기 바란다.

2단계: 적극적으로 이완 훈련을 하라

모든 스트레스 요인을 제거할 수 없을지는 모르지만 스트레스 받는 상황에 놓였을 때 의식적으로 우리 뇌와 몸에 기운을 북돋워줄 방법이 있다. 여기서 소개하는 간단한 호흡법으로도 우리는 의식적으로 편안함을 찾을 수 있다. 사우나를 할 때 하면 특히 좋다. 시작하기 전에 '이완 훈련'을 언제, 어떻게 해야 하는지에 관해 몇 가지 이야기하고 싶다.

첫 번째로 가능한 한 지속적으로 이완 훈련을 해야 한다. 이것은 체중과 건강문제 둘 다에 중요하다. 가능하다면 일주일에 2~3번 정도의 이완 훈련 시간을 정하기 바란다. 체중의 변화는 여기에 달려 있다. 게다가 일단 시작하기만 하면 기대했던 것보다 기분이 더 좋아짐을 느낄 것이다. 이완 훈련은 아무런 방해 없이 격리된 상태에서 해야 한다.

당신은 이것을 시작하기 전에 차분히 숨을 쉬고 자신의 내부에 집중하는 시간을 갖는 것이 좋다. 숨을 몇 번 깊게 들이 쉬고 내쉬거나 아래에 소개할 호흡법을 활용하면 된다. 덧붙여서 이완 훈련이 끝나고 나서 곧장 일로 돌아가면 안 된다. 이렇게 하면 훈련 효과가 다 사라져 버리기 때문이다. 훈련이 끝난 후 약간의 시간을 갖고 나서 일상으로 돌아가는 것이 좋다. 훈련이 끝난 후에는 천천히 움직이면서 자신의 몸을 느끼도록 해라. 방을 한번 둘러보고 자신이 얼마나 편안한지를 느끼는 것이다. 그리고 나서 일상으로 돌아가라.

이제 편안해지는 방법에 대한 기본을 익혔으니 훈련을 시작해보자. 우리는 실행하기 가장 쉬운 깊게 숨쉬기부터 시작할 것이다.

이완을 극대화하기

하버드 심신의학연구소(Mind-Body Institute)의 허버트 벤슨Herbert Benson 박사는 이완반응(relaxation response) 상태를 만들어내는 활동들을 제시했다. 이것은 만성적인 사회심리학적, 물리적 스트레스의 훌륭한 해독제가 될 수 있는데, 이러한 활동에는 명상, 요가, 자율 긴장이완훈련(autogenic training, 몸의 감각을 의식하는 휴식방법), 심상유도 요법(guided imagery, 머릿속에 특정 생각이나 이미지를 의식적으로 떠올리는 방법), 최면 등이 있다. 웃음과 아름다운 음악듣기, 사랑의 감정 등도 같은 효과가 있다.

대안요법(alternative therapies)에 관한 최근의 연구에 따르면 요가를 규칙적으로 한 사람들은 하지 않은 사람보다 체중을 더 많이 감량한다는 결과가 나왔다.[8] 이러한 연구는 스트레스 관리가 체중감량에 중요한 역할을 한다는 것을 증명한다. 어떤 방법이든 자신에게 맞는 것을 고르면 된다. 다음의 방법들 중 어떤 것이든 적합한 태도로 임하면 이완반응을 경험할 수 있다.

- 명상, 기도, 자율 긴장이완 훈련, 점진적 이완법(progressive muscular relaxation), 심상유도 요법, 최면 , 라마즈Lamaze 호흡법, 요가, 태극권, 기공

이제 당장 편안함을 느끼게 하는 몇 가지 간단한 방법을 소개하겠다. 숨쉬기와 사우나만으로도 우리는 충분히 편안함을 느낄 수 있다.

깊게 숨쉬기

　우선 편안한 자세로 앉기 바란다. 집에 있다면 가장 편안한 의자에 앉거나 누워도 좋다. 사무실에 있다면 발은 바닥에 놓고 허리는 곧게 세우고 손은 무릎에 놓은 채 의자에 편안하게 앉도록 한다. 바지나 셔츠를 좀 헐겁게 만드는 것도 좋다. 편안함을 느끼게 하는 것이라면 무엇이든 하면 된다. 준비 작업이 모두 끝나면 눈을 감고 휴식을 시작한다.

　천천히 숨쉬기에 정신을 집중하도록 하라. 자신이 숨 쉬는 방법을 자세히 느껴보자. 당신은 입으로 숨 쉬는가 아니면 코로 숨 쉬는가? 얕게 숨 쉬는가 아니면 깊게 숨 쉬는가? 숨이 들어오고 나가는 것을 느낄 수 있는가? 그 장소가 가슴인가 아니면 배인가?

　자신의 숨을 느껴봤다면 천천히 코로 숨을 들이쉬고 다시 천천히 코로 내쉬어라. 너무 서두르거나 과도하게 호흡하려고 하지 마라. 코를 통해 차분하게 숨을 쉬면 된다. 이것이 익숙해지면 배로 깊게 호흡해보라. 손을 배 위에 얹고 숨이 들어오고 나가는 것에 따라 손을 위아래로 같이 움직여라. 원한다면 한쪽 손은 가슴에 얹어도 좋다. 복부로 깊게 호흡하기 시작했다면 배가 가슴보다 더 확장되는 것을 느낄 수 있을 것이다.

　호흡을 깊게 함에 따라 몸이 편안해지는 것을 느껴보라. 이제 숨을 내쉴 때 편안함이라는 단어를 떠올려보라. 이런 식으로 들이쉬고 내쉬는 것을 반복하라. 원한다면 5~10분 정도 이러한 숨쉬기를 지속해도 좋다. 배로 호흡하는 것에만 집중하고 편안함이라는 단어를 되뇌어라. 그렇게 하면 몸의 변화를 느낄 수 있을 것이다. 모든 긴장을 풀고 당신의 몸이 느슨한 밧줄이라고 상상해라. 그리고 몸을 이완시켜라.

　준비가 되면 천천히 현실로 돌아온다. 그리고 천천히 방을 한번 둘

러토라. 이제 편안함을 유지한 채 천천히 일상으로 돌아가라.

간단한 깊게 숨쉬기

당신은 긴장을 느낄 때마다 이 방법을 간단히 실행에 옮길 수 있다. 이 호흡법을 몇 번 해본 적이 있을지도 모른다. 스트레스를 받을 때 숨을 깊게 들이마시고 긴장을 내보낸다는 생각으로 크게 숨을 내쉰다. 편안해질 때까지 이것을 반복한다.

스트레스를 받을 때 눈을 감고 5~10번 정도 깊은 복부 호흡을 한다. 숨을 내쉴 때 조용히 "편안하다"라고 말한다. 이렇게 함으로써 듣에 편안함이 퍼지는 것을 느껴보라. 긴장을 푸는 시간을 갖는 것은 스트레스를 떨쳐내는 가장 좋은 방법이 될 수 있다.

사우나 또는 한증욕

사우나와 한증욕이 스트레스를 감소하고 자율신경계의 균형을 맞춘다는 것은 이미 입증된 바이다. 이 방법들은 혈액순환을 개선시켜, 체중 감량을 도우며 혈당의 균형을 맞추고 해독작용을 향상시킨다.

또한 사우나는 심장질환자들의 합병증을 줄이고 심장기능을 향상시킨다는 것이 입증됐다. 자율신경계가 만성적인 스트레스 상태에 있으면 심장박동이 고르지 않게 된다. 일반적으로 심장박동 사이에는 미묘한 변동(variability)이 있다. 만약 심장박동 사이에 변동이 더 많다면 심장과 신경계가 더 건강함을 뜻한다. 심장이 건강하지 않을수록 리듬의 변동이 적다(심장 모니터에 나타난 리듬의 변화를 생각하면 된다). 사우나와 한증욕은 리듬의 변동을 증가시키고 신경계의 건강을 증진한다.[9]

왜 사우나와 한증욕이 심장과 신경계에 좋은지는 아직 정확하게 밝혀지지 않았다. 하지만 그것은 신경계를 진정시키고 근육을 이완하며 혈액순환을 좋게 하는 기능 때문일 가능성이 높다. 또는 체온에 의해 영향을 받는 것으로 알려진 뇌의 통제부인 시상하부에 직접적으로 영향을 미치기 때문일지도 모른다. 어쨌든 사우나와 한증욕은 스트레스 반응을 활성화하는 유해성분을 제거하는 데도 도움이 된다. 사우나와 한증욕을 할 때는 다음의 사항을 참고하라.

- 근처의 사우나를 찾는다.
- 처음에는 한 번에 5~10분 정도로 가볍게 시작한다.
- 30분~1시간 정도 몸을 식히거나 찬물로 샤워를 한다.
- 사우나를 하는 동안 수분 공급을 충분히 하라. 물 한 병을 준비해서 사우나실에 갖고 들어가라.
- 집에서 사용할 수 있는 적외선 사우나기를 구입하는 것도 고려해보라.
- 땀으로 빠져나가는 미네랄 보충을 위해 복합미네랄 보충제를 먹어라.

사우나가 심장질환이나 당뇨의 치료에 사용되기도 하지만 만약 당신이 만성적인 질환을 갖고 있다면 사우나 요법을 시작하기 전에 의사와 상담해보기 바란다.

3단계: 스트레스를 줄이는 음식을 먹어라

16장에 소개될 건강한 식사법의 기본 원리는 스트레스를 줄이고 신진대사를 치유하는 것이다. 즐겨야 할 음식과 피해야 할 음식이 나와 있는 이 식사법을 따르도록 하자.

많은 음식들이 우리의 편안함과 만성적인 스트레스 해소에 도움이 된다. 반면에 우리 몸에 더 이상 해를 끼치지 못하도록 피해야 하는 음식도 있다. 영양은 스트레스를 해소하는 데 중요하다. 또한 정제된 당분이나 탄수화물을 줄이고 오메가-3 지방과 섬유질, 다양한 비타민B 아연, 비타민C, 항산화성분의 섭취를 늘림으로써 혈당과 인슐린 조절 능력을 향상시키는 것도 매우 중요하다. 왜냐하면 상승된 혈당이나 인슐린 수치는 부신을 자극하여 스트레스 호르몬을 생산하는 악순환을 부추기기 때문이다.

영양소는 코티졸 같은 스테로이드steroid 호르몬을 감지하는 감각기관을 도와 이 호르몬들이 몸에서 제거될 수 있게 한다. 이러한 기능을 하는 영양소에는 비타민 B6, B12, 엽산이 있다. 이 비타민들은 과다한 아드레날린과 코티졸을 해독하는 데도 중요한 역할을 한다.

또 도움이 되는 영양소로는 비타민 B5나 판토텐산(pantothenic acid), 비타민C와 부신의 균형을 맞추는 칼륨과 마그네슘 등이 있다. 이들 영양소는 짙은 녹색 잎을 가진 야채와 과일, 여러 가지 야채, 통곡물에 함유돼 있다. 자연산 생선이나 아마씨를 통째로 간 것 또는 아마씨유를 통해 오메가-3 지방을 섭취를 늘리면 염증과 이로 인한 시상하부-뇌하수체-부신축(hypo-thalamic-pituitary-adrenal axis)에서의 크작용을 줄일 수 있다.

스트레스는 몸의 산화(酸化)를 유발한다(12장을 참고하라). 따라서 비타민E나 비타민C, 코엔자임Q10, 리포산 같은 항산화성분이 도움이 된다. 이러한 성분은 과일과 야채에 함유돼 있으며 스트레스의 영향을 감소시키는 것을 돕는다. 종합비타민이나 종합미네랄 보충체가 당신이 이러한 영양소들을 채우는 데 도움이 될 것이다(16장을 참고하라).

4단계: 스트레스 해소에 허브를 활용하라

몇몇 허브가 스트레스를 줄이는 데 도움이 된다. 만약 당신이 스트레스 해소 프로그램에 뭔가 추가하고 싶다면 허브요법을 시도해보는 것도 좋다. 강장제(인삼 등)나 몇 가지 허브를 조합해 과민성을 줄이고 몸의 회복력을 증가시킬 수 있다. 이런 효능을 지닌 허브에는 다음과 같은 것들이 있다.

- 인삼, 홍경천(Rhodiola, 참돌꽃이라고 불리는 일종의 강장제), 가시오가피, 아샤간다(ashwagandha, 인도 인삼으로 알려져 있는 허브), 감초*

5단계: 스트레스 해소에 보충제를 활용하라

스트레소 해소 프로그램 중 하나로 물리적인 스트레스 요인을 억제

---

* 편집자 주: 허브들은 성질이 강하므로, 반드시 한의사와 상담하고 복용하길 권한다.

하는 데 도움이 되는 몇 가지 보충제가 있다. 다음의 보충제들을 그려 해보는 것도 좋다.

- 비타민B군, 마그네슘, 비타민C, 아연

6단계: 스트레스 반응 검사를 고려해보라

스트레스 반응의 건강함과 과민성을 알아볼 수 있는 검사가 있다. 이 검사가 올바른 치료법을 찾는 데 유용할 것이다.

부신 기능 스트레스 검사(Adrenal Stress Index)

이것은 하루 네 번 침을 통해 코티졸 분비를 검사하는 것이다. 많은 연구소에서 실행하고 있는 검사로 스트레스 반응이 정상적으로 기능하는지, 당신이 혹사당하거나 소진된 상태는 아닌지를 알아볼 수 있다. 상태가 어떠한가에 따라 치료법이 달라진다.

코티졸 함량 검사(24-Hour Urinary Cortisol Test)

이 검사는 소변 중의 스트레스 호르몬을 측정하는 것이다. 이 수치가 높으면 그것은 병으로 간주된다(쿠싱Cushing 증후군: 뇌하수체 이상으로 코티졸이 많이 분비되는 병. 고혈합, 다모증, 무력증 등이 나타남). 이 수치가 중간 정도 되면 스트레스 반응이 과민하다는 것을 나타낸다. 이 검사를 통해 수치를 알아내는 것은 사람들이 살을 뺄 수 없는 이유와 편안해져야 하는 이유를 보여주는 가장 좋은 방법이다.

GF-1 검사

이것은 성장호르몬을 검사하는 것이다. 스트레스를 받거나 코티졸 수치가 올라가면 성장호르몬 수치는 떨어진다. 성장호르몬은 근육을 키우고 젊음을 유지하는 데 중요한 호르몬이다.

스트레스와 초강력 신진대사 프로그램

초강력 신진대사로 가는 문을 여는 데는 우리 몸 전체의 체계를 아는 것이 필요하다. 스트레스는 모든 것에 영향을 미친다. 그리고 우리가 하는 거의 모든 일들은 스트레스를 유발한다. 수면부족이나 단것을 먹는 것, 삶의 부담까지 스트레스의 요인은 다양하다. 따라서 이 모든 요인들을 찾아내려고 노력할수록 우리의 건강과 체중에는 큰 변화가 일어날 것이다.

잠으로 치료하다

조셉Joseph은 50대 초반의 남자로 체중이 138kg이나 나갔다. 인생에서 가장 많은 업적을 이루던 시절에 그는 회사 간부로 근무했다. 그는 위로 올라가기 위해 끊임없이 일했고, 지위가 올라갈 때마다 체중도 같이 올라갔다.

그는 기회가 있을 때마다 먹는 부류의 사람이었다. 그는 갑자기 배고 고파지면 어떤 것이든 닥치는 대로 먹었다. 프레즐(pretzel, 막대 모양의 비스킷 ─ 옮긴이) 한 봉지와 탄산음료를 먹거나 지방은 없지만 정제된 탄수화물 함량이 높은 과자를 먹었다. 그의 사무실 복도에는 자판기가 있었고 그는 하루 종일 커피를 입에 달고 살았다.

내가 그를 처음 봤을 대 그는 체중과 혈압, 콜레스테롤을 관리하기 위하 저지방, 저염분 채식 다이어트 중이었다. 의사들은 그를 돕기 위해 여러 가지 약물을 처방했다. 콜레스테롤을 위해서는 리피토Lipitor를 처방했고 혈압약도 3가지를 처방했다. 그러나 이러한 치료에도 불구하고 여전히 대사증후군은 사라지지 않았고 그는 무기력함을 느꼈다.

배 둘레가 늘어날수록 그는 점점 더 피곤해졌다. 일하려고 앉기만 하면 잠이 들어서 서서 일할 수 있는 책상을 구비하고 거의 하루 증일 서서 일했다. 그러자 하지정맥류가 생겼다.

우리의 첫 진료 때 그는 아내와 함께 왔다. 나는 둘 중에 코를 고는 사람이 있냐고 물었다. 아내가 대답하길, 그는 코를 너무 심하게 골다서 다른 방으로 쫓겨나곤 한다고 했다. 나는 그의 체중과 당뇨병 초기증상, 혈압, 콜레스테롤 문제가 모두 수면부족 때문이라는 것을 알게 되었다. 만성적인 수면부족은 체중을 통제하는 호르몬들을 방해하고 당분이나 전분이 많은 탄수화물의 섭취를 부추기며 고혈압, 고콜레스테롤, 당뇨 같은 합병증을 유발한다.

수면 중 무호흡증을 치료하는 기구를 사용하고 난 후부터 그는 크를 골지 않았고 마침내 푹 잘 수 있었다. 살도 22kg이나 빠졌다. 또한 나는 그어게 저지방, 저염분 정크푸드 채식을 그만두라고 했다. 대신에 자연식품을 섭취하라고 했다. 그는 더 이상 무기력하지 않았을 뿐만 아니라 중성지방 수치도 259mg/dℓ에서 80mg/dℓ로 떨어졌다. 한편 HDL 클레스티롤 수치는 38mg/dℓ에서 59mg/dℓ로 올라갔다(둘다 정상수치이 다).

혈당과 인슐린 수치도 정상으로 돌아왔고 그는 마침내 앉아서 졸지 않고 일할 수 있게 되었다.

수면 중 무호흡증

수면 중 무호흡증은 자는 동안 호흡이 잠시 멎는 상태를 말한다. 하룻밤에 수백 번 정도 반복되며 보통 10초 정도씩 지속된다. 대부분의 경우 사람들은 자신이 무호흡증이라는 것을 모른다. 물론 숨 막힘 때문에 일어나는 사람들도 더러는 있다. 무호흡증은 보통 코골이와 동반된다. 무호흡증이 있는 사람들은 자신의 상태를 알지 못하지만 이는 낮 동안의 졸음과 체중증가, 심장질환, 폐질환, 고혈압과 인슐린 저항성의 원인이 된다. 무호흡증은 보통 진단을 받지 못한 채로 지내는 경우가 많다. 만약 당신이 코를 골고 과체중이라면 수면검사를 한번 받아보는 것이 좋다.

point
– 스트레스를 받으면 코티졸이라는 호르몬이 분비된다. 코티졸은 혈액 속으로 들어가 체중증가를 유발하는 일련의 화학반응을 일으킨다. 우리는 이완 훈련을 통해서 이 과정을 되돌릴 수 있다.

CHAPTER 11

염증을 잠재워라:
살이 찌는 원인, 숨겨진 화

불타는 우리 몸

질Jill은 내가 '전인치료(whole-listic)'를 한 환자 중 하나였다. 나를 처음 찾아왔을 때 52세인 그녀는 온갖 불평으로 가득했다. 그녀는 병이란 병은 다 가진 사람처럼 보였다. 만성피로, 섬유근육통(fibromyalgia), 과민성 대장증후군, 염증성 장질환, 류머티즘성 관절염, 역류, 만성적인 부비동염(축농증), 갑상선 기능저하증, 높은 콜레스테롤 수치, 인슐린 저항성, 음식 알레르기, 천식, 희귀한 면역결핍증까지 말이다. 그리고 그녀는 과체중이었고 그것 때문에 괴로워했다.

그녀는 원래 마른 편이었는데 병으로 인해 살이 거의 20kg이나 쪘다. 그녀는 매일 많은 약을 복용했고(질병 하나당 한 알씩) 병을 치료하기 위해 수없이 많은 의사들이 그녀에게 처방을 내렸다. 몇 년 동안 나는 그녀를 위해 내가 아는 모든 지식을 동원했다. 거의 모든 검사를 해보고 모든 증상과 원인들을 샅샅이 살폈던 것이다. 그 과정에서 우리는 많은 것을 발견했다. 수은, 음식 알레르기, 호르몬 불균형, 영양결핍, 스트레스 등 이 모든 것들이 그녀가 만성적으로 염증을 안고 살아가는 원인이었다. 그녀는 내가 본 그 다른 어떤 사람보다 염증성 질병을 더 많이 갖고 있었다. 어떻게 한 사람이 그렇게 많은 염증문제를 가질 수 있을까?

그녀의 위장, 관절, 위, 부비동(sinuses, 코 주위의 머리뼈 속 빈 공간), 폐에 염증이 있었다. 우리는 모든 문제를 치료했고 재발하기 전까지는 조금 나아진 듯 보였다. 그러던 어느 날 그녀가 절망적인 상태로 나를 찾아왔다. 만성적인 부비동염, 체중증가, 참기 힘든 피로, 관절염 등으로 몇 달간이나 항생제 투여를 받은 후였다. 그녀는 면역체계를 돕기 위해 한 달간 항체주사를 맞기까지 했다. 그녀의 면역체계가 제대로 작동하지 않았기 때문이다. 그녀는 이제 무엇이라도 할 각오가 되어 있었다.

나는 그녀에게 2주간의 엄격한 항염증 해독 프로그램을 실행할 것을 제안했다. 알레르기 위험이 낮은 쌀 단백질(주로 농축된 가루형태로 판매한다), 쌀, 찐 야채, 생선을 먹는 프로그램이었다. 이 프로그램을 실행한 이후에 그녀의 모든 증상은 놀랍도록 호전됐다. 그 순간 우리가 수년 전에 발견했던 문제를 그녀가 완전히 제거하지 않았다는 것을 깨달았다. 바로 글루텐gluten이었다.

그녀는 그것을 제거하려고 노력했지만 항상 조금씩 되돌아왔고 상황은 악화되었다. 나는 그녀에게 글루텐을 100% 피하라고 강하게 지시하는 이메일을 보냈고, 그녀는 그 메시지를 받았다. 글루텐(밀, 보리, 호밀, 귀리에 들어있는) 불내성(소화하지 못함)과 식품 민감성 또는 음식에 대한 알레르기는 염증과 부종, 체중증가의 원인이 된다. 글루텐은 체중증가를 부추기는 염증의 원인으로 흔히 진단이 어려운 것 중 하나다.

그 이후로 그녀를 다시 본 것은 뉴욕에서 강의를 하고 있을 때였다. 누군가가 내 이름을 불렀다. "마크 선생님이세요?" 내가 소리를 듣고 돌아서자 거기에는 아름다운 드레스를 입은 날씬한 몸매의 여성이 서 있었다. 그녀가 질이라는 것을 알아보는 데는 한참이 걸렸다. 그녀는 살이 16kg이나 빠졌고 건강을 완전히 되찾은 모습이었다.

그녀의 모든 염증과 자기면역질환은 모두 셀리악병(celiac disease) 때문이었다. 셀리악병은 글루텐이라고 불리는 곡물 단백질을 소화시키지 못하는 질병이다. 글루텐은 보통 밀, 보리, 호밀, 귀리 등의 곡물에 함유된 것이다. 이것은 상당히 많은 사람들에게 영향을 미치는 알레르기이지만 제대로 진단을 받은 사람은 거의 없다. 왜냐하면 증상이 다양한 형태로 나타나기 때문이다. 특히 그중 하나가 체중증가이다.

마침내 그녀는 글루텐을 삶에서 완전히 제거한 것이다. 그리고 그녀의 세계도 완전히 달라졌다. 내가 그녀를 다시 본 그날 밤 그녀의 남편은 나에게 와서 이렇게 말했다. "내 아내를 돌려줘서 고맙습니다."

염증은 무엇인가?

염증이란 대체 무엇이고 체중과 어떤 관련이 있는 것일까?[1] 비만과 염증의 관계를 밝혀낸 놀라운 연구가 하나 있다. 살이 찌는 것은 염증을 부추긴다. 그리고 염증은 비만을 부추긴다. 이것은 끔찍한 악순환이다. 절반 이상의 미국인들에게 염증이 있지만 대부분이 그것을 모른다. 따라서 염증의 원인을 찾아내고 그것을 제거하는 것이 중요하다.

그렇다면 염증이란 무엇일까? 우리들 대부분은 염증에 익숙하다. 전형적인 증상으로 통증, 부기, 피부의 빨개짐, 열이 있고 심한 인후통과 손거스러미 감염이 동반되기도 한다. 이러한 증상이 나타난다는 것은 몸이 외부의 침입에 대항해 싸운다는 바람직한 증거이다.

염증은 감염, 통증, 독소 등 모든 외부의 물질에 대항하는 우리 몸의 자연스런 방어체계의 일부분이다. 백혈구에서 일어나는 일련의 연쇄반응과 사이토카인이라는 특별한 화학물질은 외부의 침입으로부터 몸을 보호하기 위해 동원된다.

하지만 때때로 감염과 알레르기, 독소나 그 밖의 스트레스를 통제하는 데 필요한 염증을 만들어내는 면역체계가 자연스러운 균형을 잃을 때가 있다. 그렇게 되면 면역체계가 만성적인 경보 혹은 염증상태로 돌입하게 되고, 온몸에 불꽃 없는 불이 번져나간다. 이 불이 심장에 붙으면 심장질환이 되는 것이고 뇌에 붙으면 치매나 알츠하이머를 유발한다. 또한 다양한 암의 원인이 되며, 실명을 일으킬 수도 있다. 우리가 방금 살펴봤듯이 지방세포에 이 불이 붙으면 비만을 유발하게 된다.

이렇듯 염증이란 몸을 보호하기 위한 것이기는 하지만 잘못될 수도 있다. 이것은 관절염 같은 염증성 질환을 가진 사람들에게만 해당되는 것이 아니다. 염증은 자극제(잇몸 질환의 미미한 감염에서부터 음식 알레르기, 독소, 심지어는 설탕이나 동물성 지방 같은 염증성 식품까지)로 인식되는 물질에 노출된 환경이나 생활방식을 가진 건강한 사람들에게도 나타날 수 있다.

염증에는 상처 입은 부위가 붓고 빨갛게 되고 건드리면 화끈거리는 것처럼 증상이 확실한 것이 있는 반면 조용히 숨어서 진행되는 것도 있다. 이러한 염증은 아무런 증상도 없이 조용히 진행되는데, 심하면 심장질환, 당뇨, 암, 알츠하이머와 노화의 원인이 된다. 물톤 체중증가와도 관련이 있다. 염증은 소리 없는 살인자다. 따라서 염증을 제대로 치료하지 않으면 우리의 체중과 건강에 심각한 영향을 끼칠 수 있다.

염증을 일으키는 것이라면 무엇이든 체중증가의 원인이 될 수 있다. 그리그 살이 찌면 찔수록 더 많은 염증이 일어난다. 침투성 염증의 가장 흔한 원인은 우리의 식단(당분, 동물성지방, 가공식품, 혈당부하가 높은 음식)과 운동부족이다. 다른 원인(글루텐 같은 식품, 환경적인 알레르기 유발물질, 스트레스, 독소)들도 있지만 그 영향은 더 적다.

당신이 만성적인 염증에 시달리고 있는지 아닌지 알아보는 데 아래의 자가진단표가 도움이 될 것이다.

나는 얼마나 염증이 심한가

> 다음의 질문에 대답이 '예'이면 오른쪽의 네모 칸에 V 표시를 하시오. V 표시 하나당 점수는 1점이며 합산한 점수에 대한 해석방법은 133쪽을 참고하시오.

음식 알레르기가 있다 도는 식사 후 기분이 나쁘다. (만사가 귀찮음, 두통, 피로가 몰려옴, 혼란) ☐

채광과 통풍이 좋지 않으며, 화학물질이 있는 곳에서 일한다. ☐

살충제, 독성 화학물질, 시끄러운 소음, 중금속에 노출되어 있거나 독소에 노출된 상사나 동료들과 일한다. ☐

자주 감기에 걸리고 감염된다. ☐

간염이나 피부염, 구내염, 감기로 인한 입가의 발진 같은 만성적인 감염을 경험한 적이 있다. ☐

축농증과 알레르기가 있다. ☐

기관지염이나 천식이 있다. ☐

습진, 여드름, 발진 같은 피부염이 있다. ☐

관절염으로 고생하고 있다. (골관절염, 퇴행성 마모) ☐

자가면역질환이 있다. (류머티스성 관절염, 루프스) ☐

대장염이나 염증성 장질환이 있다. ☐

과민성 대장증후군이 있다. (혹은 경련성 대장염) ☐

주의력 결핍 · 과잉 행동장애(ADHD), 자폐, 심리나 행동장애가 있다 ☐
(신경염이라고 불리는 유전적인 장애들).

심장질환이 있거나 심장마비의 경험이 있다. ☐

당뇨이거나 과체중이다(BMI 25 이상). ☐

파킨슨병이 있거나 파킨슨병이나 알츠하이머를 앓았던 가족이 있다. ☐

스트레스를 심하게 받는다. ☐

일주일에 술을 3잔 이상 마신다. ☐

일주일에 3번(30분 기준) 이하로 운동한다. ☐

어떤 이유에서건 당신에게 염증이 있다면 그 원인을 밝혀내고 치료하는 것이 중요하다. 체중감량만을 위해서가 아니라 염증은 현대사회의 심장질환, 치매, 당뇨, 암 등 모든 주요 퇴행성 질병의 원인이기 때문이다. 이제 당신의 염증이 어느 정도인지 알았다면 당신 몸속의 염증이란 불을 꺼야 할 때다. 이제부터 그 방법을 살펴보자.

몸의 그물망: 염증의 원인 찾아내기

의학을 여러 가지 전문분야로 나누는 것은 우리 몸의 유기성과는 관련이 없다. 단지 편의상 내분비학, 심장학, 면역학 등으로 나누어 놓은 것일 뿐 우리는 몸이 어떻게 작동하는지 거의 알지 못한다. 7가지 열쇠를 통해 우리 몸이 어떻게 작동하지는 알아볼 수 있지만 이 역시도 우리 몸의 복잡한 상호연결 체계를 설명하는 하나의 방법에 불과하다. 우리는 보통 특정한 체계나 특정 부위의 문제를 나타내는 증상에만 초점을 맞추는 경향이 있지만 실제로 우리 몸은 복잡한 그물망과 같다.[*]

각각의 부위가 다른 모든 부위에 영향을 미치는 것이다. 염증은 이것의 훌륭한 예이다.

초강력 신진대사를 위한 열쇠들 중에 한 가지 균형단 깨져도 염증문제가 발생하게 된다. 여태까지 우리가 살펴본 열쇠들이나 아직 살펴보지 않은 열쇠들 모두가 염증의 원인이 될 수 있다. 불균형한 식단, 형편없는 식습관, 스트레스, 운동부족, 산화, 갑상선의 불균형, 독소, 지방간 등 이 모두가 염증의 원인이 된다.

가짜 음식을 너무 많이 먹거나 칼로리를 너무 많이 섭취했을 때처럼 포화지방과 동물성 지방, 트랜스 지방의 함량이 높은 식단도 전체적으로 염증을 심하게 만든다.[2] 혈당부하가 높은 음식을 먹는 것도 염증을 심각하게 증가시킨다. 실제로 최근의 비만연구에 따르면 염증이 체중증가의 주범으로 밝혀졌다. 특히 인슐린 저항성이나 당뇨병 초기단계로 인한 혈당불균형이 동반됐을 때 더 심했다(10장에서 살펴봤듯이 인슐린

저항성의 원인은 혈당부하가 높은 식단인 경우가 많다). 실제로 한 연구에서 염증이 당뇨의 위험을 1,700%나 증가시킨다는 것이 밝혀졌다.[3], [4]

'C-반응성 단백질 혈액검사'를 받아라

자신의 염증 정도가 걱정된다면 의사에게 CRP(C-reactive protein) 검사를 요청할 것을 권한다. CRP는 혈액 속에 있는 단백질로 염증을 나타내는 주요 지표이다. 다시 한번 말하지만 자신의 염증 수준을 잘 알수록 염증에 더 잘 대처할 수 있음을 기억하라. 그럼 이제 어떻게 염증이 생기는지 더 자세히 살펴보고 지금 당장 염증에 대항할 수 있는 몇가지 방법을 소개하겠다.

복부에 불이 붙다: 불길을 쫓아다니는 지방세포

복부에 밀집해 있는 지방세포는 염증의 가장 큰 원인이다. 지방세포(adipocytes)는 바지 치수를 늘리거나 굶주림에 대비해 에너지를 저장하는 것 이상의 역할을 한다. 지방세포는 식욕을 감퇴시키는 렙틴, 인슐린 저항성을 키우는 레지스틴resistin, 인슐린 민감성을 증가시키고 혈당을 낮추는 아디포넥틴adiponectin과 같은 호르몬을 분비한다. 게다가 지방세포는 에스트로겐이나 테스토스테론, 코티졸도 생산한다. 최근에는 지방세포가 염증성 물질(사이토카인)인 IL-6와 TNF-alpha를 생산한다는 것도 밝혀졌다. 이처럼 지방세포는 식욕과 호르몬 균형, 염증을 조절하는 데 많은 역할을 한다.

지방세포의 의학용어인 아디포사이트adipocytes는 아디포사이토카인acipocytokines을 생산한다. 이는 염증성 물질 혹은 지방세포에서 나오는 사이토카인을 부르는 다소 거창한 이름이다. 당신은 이 시점에서 혼란스러워질지도 모른다. 지방세포가 호르몬이나 사이토카인을 생산한다고? 그럼 지방세포는 내분비계나 면역체계의 일부인가?

모든 대답은 이미 나와 있다. 지방세포에서 만들어진 물질들은 염증과 식욕을 증가시키고 지방연소를 늦추며 스트레스 호르몬의 생산을 증가시킴으로써 신진대사를 파괴한다. 이 물질들은 심한 스트레스와 과도한 당분과 트랜스 지방으로 인해 우리 몸의 균형이 깨지거나, 과도한 독소나 알레르기 유발물질, 감염에 노출되어 있을 때 많아진다.

이 물질들은 IL-1-beta, IL-6, TNF-alpha, 레지스틴, 렙틴, 아디포넥틴 같은 이상한 이름을 가지고 있다. 복부에 집중해 있는 지방과 내장지방에서 시작한 염증의 불길은 이 염증성 물질들을 통해 몸 전체로 퍼져나간다. 우리 몸 어디에서 염증의 불길이 시작되건 간에 이 물질들은 복부의 불길을 부추기고 염증과 산화적 스트레스의 악순환을 만들어낸다. 그리고 이것은 체중증가와 대사증후군, 초기 당뇨를 유발하는 신진대사의 변화로 이어진다.

결론적으로 지방세포는 염증을 부추기고, 염증은 지방세포를 만든다. 이것은 염증과 과체중이 심각해질 때까지 반복된다. 따라서 염증을 없애는 것은 살을 빼는 데 도움이 되고 살을 빼는 것은 염증을 없애는 데 도움이 된다.

염증과 체중증가의 스위치PPAR

염증-신진대사-체중의 상관관계를 이해하는 데 핵심이 되는 것은 PPAR family(알파, 베타, 감마)라고 불리는 지방세포와 간세포 핵 표면에 풍부하게 존재하는 수용체에 있다.[5] PPAR은 우리의 세포가 신진대사의 증진과 감퇴에 관해 DNA와 의사소통할 수 있도록 하는 세포의 작은 창구이다. PPAR은 염증을 조절하는 데 관여하기도 한다. 그리고 이 PPAR 수용체의 작동을 결정하는 특정한 음식들이 있다.

이것은 어떻게 염증이 체중증가를 유발하는지 설명하고, 체중감량을 위해 자연스러운 항염증 반응을 사용하는 법도 보여준다. 우리가 먹는 음식은 우리의 유전자에 말은 건다. 특히 PPAR 수용체 집단에 말을 건다. 이들에게 체중의 증가나 감소를 명령하고 염증을 잠재우거나 불을 지르는 것이다. 물론 우리에게는 감염이나 상처를 치유하기 위해 염증을 만들어내는 능력과 염증을 잠재우는 능력 모두 다 필요하다.

다만 건강을 위해 이 능력들 간의 균형은 필수적이다. 우리가 당분과 포화지방을 과다섭취하거나 너무 많은 칼로리를 섭취할 때 지방세포에서 생산되는 염증성 물질로 종양괴사인자-알파(TNF-alpha: tumor necrosis factor-alpha)라는 것이 있다. 이 물질은 우리 세포 안에 있는 PPAR을 억제하고 방해한다. 이 염증성 물질은 신진대사를 저하하고 인슐린 저항성을 만들어내며 체중증가의 원인이 된다.

질 낮은 식사(당분, 트랜스 지방, 포화지방 등을 포함한)를 하는 것은 우리의 진화에 맞는 것이 아니다. 우리의 진화에 맞는 것은 체중증가를 유발하고 신진대사를 망치는 작용으로부터 신진대사 체계의 중요한 부분을 보호하는 염증반응을 일으키는 일이다. 이것은 이론에 불과한 것이 아니다. 음식은 실제로 우리의 유전자에 말을 건다.

체중감량에 도움이 되는 음식(생선과 아마씨 기름의 오메가-3 지방, 야채와 과일의 항산화성분과 식물영양소)이 염증 억제에도 도움이 된다는 것을 밝힌 몇 가지 재미있는 연구가 있다.

약인가 음식인가

PPAR 수용체의 작용을 통제해 놀라운 체중감량을 이뤄낼 수 있는 새로운 약들 연구에 엄청나게 많은 돈이 투자됐다. 인슐린 민감성을 향상시키고 염증을 감소시키는 데 사용하는 아반디아(Avandia, TZDs: thiazolidinediones 성분)라고 불리는 새로운 약은 이 같은 전제하에 만들어진 것이다.

다른 약도 마찬가지지만 이 약을 개발할 때도 어떠한 방법으로든 몸의 작용을 방해하는 혼합물을 만들어내는 데 초점이 맞춰졌다. 의학자들은 약물만이 질병을 위한 유일한 무기라고 생각했다. 그렇기 때문에 음식이나 생활방식, 자연제품이 좀 더 효과가 있음에도 불구하고 약물 연구만 진행되었던 것이다. 하지만 약물은 해결책이 아니다. PPAR 수용체는 제약회사가 PPAR 수용체를 작동시킬 물질을 찾아내 수백만 달러를 벌도록 하기 위해서 우리 세포 속에 존재하는 것이 아니다. PPAR 수용체는 우리가 매일 접하는 음식과 운동이라는 신호를 통해 우리의 에너지 신진대사를 통제하기 위해 존재하는 것이다. 생선기름이 PPAR 수용체과 결합되면 이 약물들이 의도하는 바와 같은 효과가 있다. 오히려 약물보다 효과가 더 좋다. 또한 비용도 저렴하다(TZD를 복용하면 한 달에 164달러가 들지만 생선기름 알약은 한통(한 달 치)에 10달러에서 20달러 정도다).

실제로 영국의학저널(Brifish Medical Journal)은 심장질환의 예방을 위해 모든 사람들에게 폴리필(Polypill, 혼합약)을 투여하는 것에 반대하는 연구를 진행했다. 기존의 연구는 모든 사람들에게 소량의 아스피린, 스타틴 계열의 콜레스테롤 강하제, ACE(안지오텐신전환효소: 혈압상승효소) 억제제,베타 차단제, 이뇨제 등이 조합된 알약, 즉 폴리필을 투여하는 것이 심장질환을 상당히 감소시킬 수 있다고 말해왔다.

그런데 영국의학저널의 연구는 폴리밀(polymeal, 혼합식품)이 폴리필보다 훨씬 좋다는 것을 보여줬다. 폴리필, 즉 자연산 생선(예를 들어 연어) 113g, 레드와인 141g, 다크 초콜릿 99g, 아몬드 56g, 과일과 야채(사과 2개 반과 같은 양) 400g, 마늘 한 쪽을 매일 먹으면 심장질환을 75%까지 줄일 수 있고 수명을 7년까지 연장할 수 있다. 이 모두가 유전자에 올바른 메시지를 보내는 것으로 가능한 일이다. 약과 달리 부작용이 없음은 말할 것도 없다.

약은 부작용이 있지만 음식은 없다

어떤 약이든 간에 제조사가 제공하는 설명서를 읽어본 적이 있는가? 그것을 읽어본다면 어떤 쪽이 더 나쁜 것인지 알 수 없다. 지금 상태가 나은 것인지 아니면 '치료약'을 먹고 부작용의 위험을 감수하는 것이 나은지 말이다. 약을 먹으면 언제나 생리적인 결과가 생기기 마련이다. 이것은 원인과 결과라는 피할 수 없는 생물학적 법칙이다. 의대나 약대에서는 학생들에게 일찍부터 그러한 사실을 주지시킨다. 부작용이 나타나든 그렇지 않든 간에 정도는 다르지만 모든 약물은 우리 몸에 유해하며 때로는 의도하지 않은 결과를 불러온다.

약물치료가 의술에서 차지하는 역할을 부정하는 것은 아니다. 하지만 약물은 질병을 치료하는 마지막 수단이 되어야지 첫 번째 수단이 되어서는 안 된다. 약물은 어떠한 형태로든 우리의 생리작용을 막거나 방해한다.

약상자 속에 들어 있는 약품들에는 항(anti)이라는 말이 붙는다. 이들은 억제제이자 차단제이다. 항염증제, 항우울제, 항생제, 베타 차단제, ACE 억제제 등이 그것이다. 이들은 우리 몸과 조화를 이루는 것이 아니라 우리 몸에 대항하도록 만들어졌다. 그렇기 때문에 심각한 잠재적 부작용의 위험이 있는 것이다.

우리 몸에 문제가 생겼을 때 가장 먼저 해야 할 질문은 '이 문제에 가장 좋은 약은 무엇인가?'가 아니다. '우리 몸이 균형 잡히고 최상의 기능을 발휘하는 상태로 되돌아가려면 내 몸과 어떻게 조화를 이루어야 할까?'이다.

우리 몸은 올바른 요소들이 제공되었을 때 최상의 기능을 발휘하도록 훌륭하게 설계돼 있다. 우리의 유전자는 매순간 환경으로부터 메시지를 받는다. 음식과 음식 속에 포함된 여러 가지 물질에는 우리 몸이 제 기능을 찾도록 해줄 유전자의 작동에 대한 모든 정보가 담겨 있다. 그것도 아무런 부작용 없이 말이다. 음식 속에 들어 있는 특별한 메시지는 우리의 세포 속에서 약물과 같은 작용을 한다. 하지만 어떤 것도 억제하지 않으면서 정상적인 생리작용을 촉진하고 건강과 균형, 최상의 신진대사를 작동할 메시지를 전달한다.

염증을 잠재워라

많은 연구들이 식단과 생활방식, 운동의 변화로 염증을 감소시킬 수 있다는 것을 보여준다.

섬유질과 올리브 기름, 오메가-3 지방, 탄수화물(혈당부하가 낮은) 함량은 높고, 포화지방과 콜레스테롤 함량은 낮은 식단은 염증을 감소시키고 인슐린 민감성을 향상시킨다.[6] 또한 섬유질의 섭취를 늘리는 것만으로도 염증과 C-반응 단백질 수치를 낮출 수 있다.[7]

토론토Toronto 대학의 데이비드 젠킨스David Jenkins 박사는 콩으로 만든 식품과 물에 녹는 점성이 있는 섬유질(글루코만난 혹은 곤약), 아몬드, 식물 스테롤(sterol. 과일과 야채, 견과류에서 소량 발견되는 식물성 지방)로 구성된 식단이 현재 콜레스테롤과 염증 치료제로 권장되고 있는 스타틴 제제만큼 콜레스테롤과 염증 감소에 효과가 있다는 것을 보여줬다.[8] 콩으로 만든 음식 또한 염증을 감소시키는 데 효과가 있는 것으로 알려져 있다.

덧붙여 염증의 원인을 제거한 후 당신의 초강력 신진대사 처방에 허브요법과 보충제를 추가하면 우리 몸의 염증을 완전히 치료할 수 있다. 우리 몸속 염증의 불을 잠재우려면 다음의 6단계를 활용해야 한다.

1단계: 염증의 원인을 제거하라

2단계: 염증 신호를 끄도록 유전자에게 지시하라

3단계: 염증을 줄이는 음식을 섭취하라

4단계: 염증을 줄이는 데 허브를 활용하라

5단계: 염증을 줄이는 데 보충제를 활용하라

6단계: 염증과 그 원인에 대한 검사를 받아라

만약 당신이 염증 문제를 갖고 있다면 이 6단계를 통해서 염증을 통제하고 상황을 반전시킬 수 있다. 그렇게 함으로써 초강력 신진대사 처방을 자신만의 필요에 맞게 만들 수 있다. 또한 체중감량을 유발하는 유전자를 작동시키고 체중증가를 유발하는 유전자의 작동을 중단할 수 있 다. 당신에 이번 장에 포함된 자가진단표에서 높은 점수를 받는다면 6단계에서 소개될 검사를 받고 전문적인 도움을 받는 것이 좋다. 그럼 이제부터 이 6단계를 어떻게 활용할 수 있는지 살펴보겠다.

1단계: 염증의 원인을 제거하라

우리는 염증의 원인을 찾아서 그것을 제거해야 한다. 원한다면 항염증제(아니면 생선기름이나 초콜릿 콩)를 복용할 수도 있지만 원인을 제거하지 못하다면 증상만 감추는 셈이 될 것이다. 이것은 나의 스승인 시드니 베이커Sidney Baker 박사가 말해주었던 오래된 격언과 비슷하다. "못 위에 서 있을 때 고통을 줄이고 싶다면 엄청난 양의 아스피린을 먹어라. 하지만 진짜 해결책은 못을 치우는 것이다." 염증의 치료법은 당신의 접시와 운동화 속에 있다. 당신이 무엇을 먹고 얼마나 운동하는가가 염증을 다스리는 데 가장 중요한 요소이다.

염증의 원인을 찾는 것이 항상 쉬운 일은 아니다. 가장 흔한 원인은 식단과 운동부족이지만 다른 원인들도 많다. 그렇기 때문에 숨겨진 원인을 찾기 위한 특별한 검사가 필요한 것이다. 과도한 당분과 정제된 탄수화물, 포화지방과 불포화지방, 지나치게 많은 칼로리 섭취 같은 식단의 문제들은 염증을 유발할 수 있다. 때로는 알레르기 유발물질이나 환경적인 독소처럼 우리가 먹고 숨 쉬는 데서 오는 숨겨진 감염이 원인인 경우도 있다.

스트레스 또한 염증을 유발한다. 아무것도 안 하고 가만히 앉아 있는 것도 염증을 유발할 수 있기 때문에 규칙적인 운동은 지구상에서 가장 좋은 항염증제인 셈이다.[9] 다양한 비타민 역시 훌륭한 자연의 항염증제이다.[10] 염증의 근원(당분, 정제된 혈당부하가 높고 흡수가 빠른 탄수화물, 포화지방, 트랜스 지방, 운동부족, 글루텐, 음식 알레르기, 지하실·화장실벽 속의 곰팡이, 바이러스·박테리아·기생충과 같은 증상이 바로 드러나지 않는 숨겨진 감염, 복용하고 있는 약물)을 밝히고 그것을 제거함으로써 만성적인 염증에서 벗어날 수 있다.

때로 이러한 작업을 할 때는 탐정과 같은 치밀한 관찰과 검사가 필요하고 의사의 도움도 받아야 한다. 하지만 당신의 체중과 건강에 나타나는 결과는 그러한 노력을 보상하고도 남을 것이다.

2단계: 염증 신호를 끄도록 유전자에게 지시하라

우리 몸속의 염증을 잠재우기 위해서는 유전자에 올바른 메시지를 전달해야 한다. 운동부족(13장 참고)과 스트레스(10장 참고)뿐만 아니라 혈당부하가 높은 가공식품으로 이루어진 식단(9장 참고)은 모두 유전자에 염증을 더 많이 만들어내라는 지시를 내린다.

이 책의 핵심 주제는 음식이 우리 유전자와 의사소통한다는 것이다. 음식은 지방을 연소하거나 저장하라는 신호를 통해 체중에 영향을 미친다. 이러한 과정은 전사인자(transcription factor)라고 불리는 것을 통해 이루어진다. 전사인자는 DNA에 붙어서 특정 유전자의 전사(DNA를 원본으로 사용하여 RNA를 만드는 과정)를 일으키는 조절단백질(regulatory protein)이다.

말하자면 이 작은 단백질이야말로 실제로 우리 유전 암호의 특정 부분을 해석가능하게 만든다는 뜻이다. 유전자 중 어떤 부분의 암호를 푸느냐에 따라 우리 몸이 체중증가의 신호를 받는지 아니면 빠른 지방연소의 신호를 받는지가 결정된다. 그런데 이러한 전사인자들은 우리가 먹는 것에 의해서 어느 정도 통제된다. 이것이 바로 음식이 우리 유전자에 말을 걸어 체중과 염증에 관여하는 방법이다.

가장 중요한 전사인자들 중 하나가 NF-kappaB(nuclear factor kappa B)이다. 이 작은 물질은 우리에게 엄청난 손상을 가져올 수 있다. 감정적인 스트레스와 독소, 유해산소 혹은 특정 유해성분, 염증, 알레르기 식품에 의해 이것이 활성화되면 125개가 넘는 염증성 물질이 봇물 터지듯 생산된다. 즉 염증의 홍수가 우리 몸 전체에 영향을 미치게 되는 것이다.

다행히도 음식이나 보충제에 들어 있는 항산화성분으로 이 불길을 끌 수 있다. NF-kappaB에 대해서는 산화적 스트레스에 대해 이야기하면서 다시 언급하겠다. 하지만 산화적 스트레스가 염증의 또 다른 원인이며 NF-kappaB를 활성화시켜 염증의 악순환을 일으킨다는 것을 기억해 두도록 하자.

지방을 가려 먹자

염증을 줄이고 지방을 연소하라는 메시지를 우리 유전자에 보내는 가장 좋은 방법 중 하나는 지방을 가려 먹는 것이다. 생선기름에 함유된 오메가-3 지방(EPA와 DHA)이 도움이 된다.[11] PPAR 수용체를 통해서 염증과 에너지 신진대사를 조절하는 'OEA(oleoylethanolamide)[12]'라는 지방도 있다(보통 코코아 버터나 다크 초콜릿, 코코아 콩에서 발견된다).

생선기름과 항산화성분 또는 초콜릿으로 PPAR 수용체를 작동하면 NF-kappaB를 막고 결과적으로 염증과 산화적 스트레스를 감소시킬 수 있다. 생선기름, 다크 초콜릿*이나 코코아 콩에 들어 있는 코코아 버터의 항산화성분 역시 PPAR 수용체를 작동시킨다. 즉 이런 항산화성분 또한 인슐린 민감성을 향상시키고 지방연소를 촉진하며 염증을 감소시키는 것이다. 따라서 음식과 보충제에 들어 있는 항산화성분은 체중을 조절하는 데도 도움이 될 수 있다. 이에 대해서는 12장에서 살펴보겠다.

---

* 초콜릿: 제조과정에서 유익한 성분이 제거돼 효과가 없다는 의견도 있다.

다크 초콜릿을 먹자

식물영양소 함유량이 높은 식품들도 광범위한 항산화, 항염증 작용을 한다. 이 식물영양소 중 하나인 플라보놀flavonol은 딸기, 포도(레드와인)같은 과일과 차, 코코아에 함유돼 있다. 초콜릿[13](카카오 함량이 높은 것)에는 폴리페놀polyphenol*이라고 불리는 식물영양소가 들어 있는데 이것들은 자연의 항산화·항염증 물질로 염증을 잠재우고 비만으로부터 당신을 보호해준다. 그렇다. 초콜릿은 체중감량에 좋은 음식인 것이다!

하지만 초콜릿을 사러 나가기 전에 알아두어야 할 것이 있다. 첫 번째로 포화지방이 추가되지 않고 코코아 함량이 높은 초콜릿이어야 한다는 것이다. 코코아는 초콜릿의 주원료로 항산화성분의 원천이다.

하지만 이러한 조건을 갖춘 다크 초콜릿은 많지 않다. 그러니 초콜릿을 사러 갈 때는 다음 사항을 고려해야 한다. 설탕이 되도록 적게 첨가되어야 하고 코코아 함량은 되도록 높아야 한다. 요즘 판매되고 있는 대부분의 다크 초콜릿에는 코코아 함량이 표시돼 있다. 적어도 코코아 함량이 70% 이상인 제품을 선택하라. 또한 이렇게 특별한 종류의 초콜릿이라도 적당히 먹는 것이 좋다. 하루에 50~80g 정도가 적당할 것이다.[14] 초콜릿을 하루에 15개씩 먹고서 건강에 좋은 일을 했다고 착각하는 일은 없기를 바란다.

또 다른 방법으로 가공하지 않은 채 볶기만 한 코코아 콩을 먹을 수

도 있다. 코코아 콩은 바삭바삭하고 맛있을 뿐만 아니라 지방연소를 돕는 특별한 지방인 폴리페놀과 OEA가 풍부하다.

과일과 야채를 먹어라

초콜릿과 코코아 말고도 식물영양소를 섭취할 수 있는 다른 음식은 많다. 우리는 식물영양소 수치(PI)가 높은 식물들을 먹음으로써 항염증 식물영양소를 섭취할 수 있다. 식물성 식품을 충분히 먹지 않는다면 이러한 치유기능이 있는 영양소를 충분히 얻을 수 없을 것이다.

혈당부하가 낮고 식물영양소 수치가 높은 가공되지 않은 자연식품을 먹는 것이 염증을 줄이는 또 다른 방법이다. 우리가 질이 좋은 음식을 먹지 않는다면 염증은 늘어나고 살찌게 될 것이다.

예를 들어, 같은 양의 칼로리라도 패스트푸드를 먹으면 과일과 야채(중요한 식물영영소가 함유된)가 포함된 식사를 먹을 때보다 더 많은 염증과 산화적 스트레스를 유발한다는 연구가 있다. 그러니 다시 한 번 말하지만 체중과 신진대사, 염증 통제에 중요한 것은 칼로리 그 자체가 아니라 어떤 칼로리를 섭취하는가이다. 살을 빼기 원한다면 식물영양소가 풍부한 식단은 필수적이다. 초강력 신진대사 처방은 바로 그런 식단을 제공한다.

몸을 움직여라

운동은 우리 조상들이 하지 않았던 것들 중 하나이다. 1984년에 중국의 시골을 여행했을 때 나는 그곳에서 조깅하는 사람을 한 사람도 발견하지 못했다. 그들은 물통이나 거름통을 들고 다니거나 밭에서 하루 종일 일했으며, 바느질하느라고 너무 피곤했다.

내가 영양과 유전, 염증에 대한 회의에 참석했을 때 염증과 심장질환의 관계를 밝혀낸 선구자, 하버드대의 폴 리드커Paul Ridker 박사 옆에 앉았던 적이 있다. 나는 그에게 20세기에 사는 우리가 염증 때문에 고생하는 이유가 무엇인지 물었다. 그는 현대인들은 활동량이 너무 적고 우리 조상들만큼 몸을 사용하지 않는다고 대답했다. 그것이 우리가 진화해 온 방식인데 말이다. 실제로 운동을 통해 염증을 줄이는 것은 심장질환을 예방하는 데도 도움이 된다. 당황하지 말고 어떠한 움직임이라도 중요하다는 것을 기억해라. 13장에서 운동과 미토콘드리아, 최대한 고통 없이 운동하는 방법에 대해 이야기할 것이다.

스트레스를 줄여라

우리는 10장에서 스트레스에 대해 알아봤기 때문에 이제 전문가가 다 되었다. 우리는 스트레스의 원인이 무엇이고 어떻게 다루어야 하는지 알고 있다. 하지만 스트레스가 얼마나 염증에 영향을 끼치는지는 모르고 있을지도 모르겠다. 비만에 대한 연구뿐만 아니라 천식이나 류머티스성 관절염 같은 질병에 관한 연구에서도 스트레스 해소가 강력한 항염증 효과를 가진다고 밝혀졌다.

3단계: 염증을 줄이는 음식을 섭취하라

우리의 식단은 염증을 줄이는 데 가장 중요한 요소이다. 16장에서 소개할 초강력 신진대사를 위한 식단은 항염증 식단으로 구성된 것이다. 한편 염증을 증가시키는 설탕이나 가공식품, 트랜스 지방 같은 식품 뿐만 아니라 음식 알레르기나 글루텐 민감성 같은 음식 민감성도 체중과 신진대사 문제의 가장 흔한 원인이 될 수 있다.

염증을 일으키는 피해야 할 음식

15장에서 기본적인 방향을 제시하겠지만 몇몇 사람들에게 문제가 될 수 있는 음식들이 있다.

음식 알레르기 성분(가장 흔한 것은 밀, 유제품, 달걀, 옥수수, 콩, 땅콩이다): 1단계 처방에 나와 있듯이 이러한 음식들의 제거와 섭취는 이 음식들에 대해 어떻게 반응하는지를 알아볼 수 있는 가장 좋은 방법이다. 물론 검사를 통해도 알 수 있지만 말이다.

글루텐: 나는 이것을 독립적인 항목으로 정리하려고 한다. 왜냐하면 미국 인구의 1%(수백만)가 글루텐에 영향을 받지만 염증의 원인으로 진단받지 못하기 때문이다. 글루텐 문제를 갖고 있다면 검사로 확실히 알아볼 수 있다. 글루텐은 밀, 귀리, 보리, 스펠트 밀(spelt), 호밀, 카무트(kamut, 고대 이집트 곡물)같은 곡물에 들어 있다.

4단계: 염증을 줄이는 데 허브를 활용하라

항염증 허브를 사용함으로써 놀라운 효과를 볼 수 있다. 염증 감소를 의해 허브를 섭생에 포함시키거나 보충제로 활용할 수 있다.

- 캡사이신(capsaicin, 고추에 함유된 성분), 녹차, 생강, 퀘르시틴
  (quercitin, 야채와 과일 껍질에 함유), 강황(turmeric, 카레의 노란 향신
  료), 코코아

5단계: 염증을 줄이는 데 보충제를 활용하라

다음의 보충제를 추가로 복용함으로써 염증을 줄일 수 있다. 그 자체로 강력한 항염증 작용을 하는 다양한 비타민과 미네랄, 생선지방이 포함된 식단에 보충제를 추가해보라.

- 프로바이오틱(probiotic), 효소(enzyme, 브로멜라인Bromelain 효소와
  기타 단백질 분해효소)

6단계: 염증과 그 원인에 대한 검사를 받아라

당신이 이번 장에 포함된 자가진단표에서 중간 이상의 점수를 받았다면 아래에 소개된 검사를 받음으로써 염증의 원인을 집어내고 그것이 정말 문제가 되는지 알아볼 수 있다. 요즘에는 염증의 원인을 좀 더 깊이 있게 알아보는 검사도 많다. 따라서 자가진단표에서 높은 점수를 받은 사람이라면 이 검사들뿐만 아니라 전문의의 조언을 얻는 것이 좋다.

고감도 C 반응성 단백질 검사(hs-CRP)

이것은 염증을 알아보는 가장 좋은 검사이다. 단, 이 검사는 일반적

인 염증의 정도를 측정할 뿐 그 원인을 알려주지는 않는다. C-반응성 단백질 수치를 높이는 가장 일반적인 원인은 대사증후군과 인슐린 저항성이다. 두 번째 원인은 음식에 대한 반응의 일종으로 민감성이나 알레르기, 글루텐으로 인한 자가면역질환들이다.

아래의 검사들은 음식과 글루텐에 대한 반응을 알아보는 데 도움이 될 것이다. C-반응성 단백질 검사를 받을 때 알아둘 것은 검사 수치가 높으면(1.0 이상) 염증이 있다는 것을 뜻하지만, 수치가 정상으로 나왔다고 해도 어딘가에서 염증이 없다고 100% 확신할 수는 없다.

IgG(견역글로불린 항체) 음식 민감성 검사

이 검사에 대해 아직까지 의견이 분분하지만 문제가 있는 음식을 가려내고 그것을 제거하는 것이 염증문제에 도움이 된다는 것을 보여주는 연구들이 있다.[15] 논란의 여지가 있기는 하지만 이 검사는 문제가 되는 음식을 찾아내는 데 도움이 된다.

ELISA/RAST IgG검사(곰팡이와 환경적 알레르기에 대한 검사)

이것은 심각한 알레르기를 앓고 있는 사람들을 위한 가장 대표적인 알레르기 혈액검사이다. 곰팡이에 장기적으로 노출돼 있거나 알레르기(특히 '병든' 건물로 인한)가 있다면 염증과 질병문제로 이어질 수 있다.

글루텐 과민성, 셀리악병 검사

이 검사는 글루텐이나 밀에 의해 나타나는 다양한 형태의 민감성이나 알레르기를 밝혀내는 데 유용하다.

염증 : 모든 만성질병의 숨겨진 원인

염증의 원인을 밝히고 그것을 치료하는 것은 매우 중요하다. 염증에 관한 것은 대부분의 의사들에게 친숙하지 않다. 우리가 배웠듯이 C-반응성 단백질 검사로 어떤 염증이 있는지 밝혀낼 수 있다. 그 후에 우리의 식단과 환경에서 원인을 찾고 그것을 바로 잡을 수 있다. 염증을 줄이기 위한 방법에는 여러 가지가 있는데, 그것은 항염증 식품과 허브, 보충제를 식단에 포함시키고 적당히 운동하며 휴식을 취하는 것이다. 염증의 불길을 끄고 나면 체중이 줄어들 뿐만 아니라 건강도 되찾게 될 것이다.

폐경기의 체중증가

샤우나Shauna가 내 진료실을 찾아왔을 때 그녀는 자포자기한 상태였다. 폐경기가 지나고 그녀의 삶은 망가져가고 있었다. 그녀는 울면서 지난 6년 동안 27kg이나 살이 찐 이야기와 결혼이 파탄 난 이야기를 풀어놓았다. 그녀는 우울과 좌절, 피로를 느꼈고 체중감량이 불가능하다고 생각했다. 그녀는 기분이 더 나아지길 원했고 운동도 하고 싶고 음식도 더 잘 먹길 원했지만 매번 완전히 지쳐버렸다. 운동을 할 때마다 피로가 너무나 빨리 몰려왔던 것이다.

이 모든 일이 6년 전부터 시작됐다. 샤우나는 폐경기에 나타나는 열 때문에 의사를 찾아갔다. 의사는 그녀에게 가장 흔한 에스트로겐(여성호르몬)인 프레마린Premarin(임신한 암말의 소변에서 추출)을 처방했다. 당시에 그것은 표준 처방이었다. 그 후 얼마 안 가 그녀는 부종이 생기기 시작했고 체중이 늘었으며 혈압이 높아졌다.

고혈압을 치료하기 위해 그녀의 의사는 테놀민Tencrmin이라는 베타차단제를 처방했다. 이 약은 혈압을 낮춤과 동시에 심장박동을 느리게 하고 우울과 피로, 성욕 저하 등을 유발할 수 있다. 이 약의 가장 나쁜 부작용 중 하나는 세포가 당분을 신진대사 하는 것을 더 어렵게 만든다는 것이다. 결과적으로 그녀의 몸은 당분을 세포에 도달하게 하기 위해 더 많은 인슐린을 생산하게 됐다. 이로 인해 체중증가와 고혈압, 당분에 대한 갈망, 더 많은 피로가 도미노처럼 나타난다. 평생 건강하게 산 샤우나였지만 2~3년 사이에 25kg이나 체중이 늘었고 우울해졌으며 당뇨병 초기 증상이 나타났다. 이 모든 것이 열 때문에 의사를 찾아간 이후에 시작된 것이다.

나는 샤우나에 대한 검사를 진행하는 동안 흥미로운 점을 하나 발견했다. 그녀의 할머니들 중 두 명이나 당뇨였기 때문에 그녀에게 츠기당뇨병이나 인슐린 저항성이 있을 거라고 예상했었다. 하지만 검사 중에 그녀의 몸이 염증의 불에 타고 있다는 것을 발견했다. 나는 그녀의 C-반응성 단백질을 측정하고 놀랄 수밖에 없었다. 정상이라면 단백질 수치가 1.0mg/ℓ 미만이어야 하고 3.0mg/ℓ만 되어도 매우 높은 것이다. 그런데 그녀의 수치는 22.0mg/ℓ이나 됐다. 이것은 몸속에 염증이 넘쳐난다는 것을 의미한다. 이 숨겨진 염증들이 신진대사 저하뿐만 아니라 인슐린 저항성과 체중증가를 부추긴 것이다. 그렇다면 염증의 원인은 무엇이었을까?

원인은 바로 그녀가 복용하는 호르몬 프레마린이었다. 이 호르몬이 고혈압과 부종뿐만 아니라 염증을 증가시켰고 체중증가를 유발하는 결과적으로 혈압약이 필요하도록 만든 것이다.

샤우나는 2년 동안 초강력 신진대사 처방을 실행에 옮겼고 그러자 늘었던 체중 25kg이 모두 빠졌다. 그녀에게 나타난 가장 큰 변화가 뭐냐고 묻자 그녀는 이렇게 말했다.

"프레마린과 베타 차단제에서 벗어난 거예요. 약을 계속 먹었다면 살을 뺄 수 없었을 거예요."

염증을 증가시키고 신진대사를 방해하는 약을 끊고 나자 마침내 그녀는 피로에서 해방될 수 있었으며 단것에 대한 갈망, 체중증가의 악순환을 멈출 수 있었다. 더 잘 먹고 더 잘 운동할 수 있게 된 것은 물론이다.

열도 내렸고 혈압은 정상으로 돌아왔다. C-반응성 단백질 수치도 22.0mg/ℓ에서 1.8mg/ℓ로 떨어졌고 좋은 콜레스테롤 수치도 30이나 올라갔다. 2년이 지난 지금 그녀는 행복을 되찾게 되었다. 결혼생활도 안정을 찾았고 외모도 10년이나 더 젊어보인다(그러나 의사의 지시 없이 함부로 약물 복용을 중단해서는 안 된다는 것을 명심하라).

point
- 염증은 오늘날 우리가 직면한 모든 건강문제와 연관돼 있다. 염증은 심장질환과 암, 당뇨, 알츠하이머, 관절염, 알레르기, 모든 자가면역질환의 원인 중 하나다.
- 염증과 비만은 직접적으로 연관돼 있다. 염증과 비만은 서로를 부추기며, 이것은 악순환이 된다.
- 우리는 식단과 생활방식을 바꿈으로써 이 모든 악순환에서 벗어날 수 있다.

CHAPTER 12

산화적 스트레스를 예방하라:
유해산소를 막아라

녹의 근원 찾기

캐니언 랜치의 공동원장으로 있을 때 나는 플로렌스Florence를 만났다. 그녀는 잘 먹고 운동 잘하는 법에 대한 정보를 수집하는 열정적인 환자였다. 40대 중반의 그녀는 2~4kg 정도 과체중으로 폐경이 조금 일찍 오고 뼈 손실이 있긴 했지만 그 외에는 건강에 특별한 문제가 없었다.

이혼을 경험하고 일하는 엄마가 되자 그녀는 약간 우울해졌다. 하지만 의사가 처방해준 프로작(prozac, 우울증 치료제)을 견딜 수가 없었다. 이혼 후 얼마 안 되어서 그녀는 새집으로 이사를 했다. 그런데 그때부터 모든 것이 잘못되기 시작했다. 만성적인 피로가 심해졌고 갑상선 기능이 저하되었으며 처음 그녀를 보았을 때보다 체중이 27kg까지 늘어난 것이다.

운동을 하고 좋은 음식을 먹으려고 노력했음에도 그녀는 지방간이 심해졌으며 혈압과 인슐린, 콜레스테롤 수치도 확 올라갔다. 스트레스 호르몬 수치도 치솟았으며 식욕이 늘어나 당분 섭취를 통제할 수도 없게 되었다. 그녀는 교사라는 자신의 직업을 유지하기 힘든 상태가 되었다. 뭔가 심각하게 잘못된 것이었다. 검사 결과 산화적 스트레스가 올라간 것을 포함해 혈액과 소변검사 결과 지방의 부패와 DNA 손상이 나타났다.

산화, 일명 '녹스는 과정'은 주로 세포 손상을 통해 이루어진다. 이것은 신진대사를 공격하며, 모든 것을 통제될 수 없는 상태로 만든다. 나는 그녀의 알레르기를 치료하고 몸에서 수은을 제거했으며, 항산화성분과 많은 보충제를 처방했다. 그러자 그녀는 나아지기 시작했지만 내가 기대했던 만큼은 아니었다. 그런데 소아 류머티스성 관절염에 걸린 딸을 위해 휴가를 떠날 때마다 그녀의 증세가 호전되는 것이었다. 나는 곧 환경문제가 원인이라는 것을 깨달았다.

우리는 곰팡이 검사를 했고 결과는 예상한 대로였다. 환경공학자가 그녀의 집에서 여러 유해한 곰팡이를 찾아낸 것이다. 우리는 집에서 발견한 곰팡이에 대한 항체를 그녀의 혈액에서 찾아냈고 곰팡이의 독소에 대한 항체도 발견했다.*

그녀의 몸은 이러한 독소들과 계속해서 싸우고 있었고 시간이 지나자 이러한 노력이 산화적 스트레스를 증가시켰다. 또한 간뿐만 아니라 몸 전체에 염증을 불러 일으켰다. 그리고 뇌의 체중조절을 관장하는 부위에 손상을 입혀 체중도 늘었다. 그녀는 렙틴 수치도 높아 정상적인 식욕통제 작용을 방해하는 렙틴 저항성의 기미를 보였다. 식욕에

---

* 그녀의 집에서 발견한 곰팡이 독소의 이름: 에피코쿰 니그럼Epicoccum nigrum, 푸른 곰팡이(Penicillium notaum), 폴라리아 펄란스Polaria pullans, 거미줄 곰팡이(Rhizopus), 니그리칸스nigricans와 스타키보트리스 Starchybotris, 알타나리아Alternaria, 지오트리쿰Geotrichum과 칸디다Candida

제동을 거는 주된 브레이크 중 하나인 '알파-멜라닌세포자극 호르몬
(a-MSH, 신경전달물질의 일종)의 수치도 매우 낮았다.

그녀의 보험회사에서는 집을 헐고 새로 짓는 것에 동의했고 그녀는
이사를 했다. 동시에 대부분의 증상도 호전됐다. 결국 그녀는 4개월 동
안 20kg을 뺄 수 있었다.

'산화'가 체중증가로 이어진다

우해산소(free radical)가 넘친다. 이것도 체중이 증가하는 이유이다.
그것은 비만의 원인이자 결과이다.

우해산소 또는 활성산소(ROSs)는 산화적 스트레스 또는 산화라고
불리는 상태를 유발한다. 산화(oxidation)는 차가 녹스는 것이나 사과가
갈색으로 변하는 것처럼 주변에서 쉽게 찾아볼 수 있다. 또한 햇빛에
오랜 시간 동안 노출되면 얼굴에 주름이 생기는 것도 이 때문이다. 문
제는 산화가 우리 눈에 보이는 형태로만 나타나거나 주변 환경에서만
나타나는 것이 아니라는 점이다. 유감스럽게도 우리 몸속도 녹슬고(산
화도고) 있다! 그리고 이것은 신진대사 손상, 체중증가, 노화의 원인이
된다. 우리 몸속에 주름이 생기는 셈이다.

그럼 이제 우리가 얼마나 녹슬었는지 살펴보자. 다음의 자가진단표
는 우리가 얼마나 산화되었는지 알아보는 데 도움이 될 것이다.

나는 얼마나 '녹슬었는가'?

나는 전반적으로 지쳐 있는 상태이다. □

향수나 연기, 화학물질에 민감하다. □

정기적으로 심한 근육통이나 관절통을 경험한다. □

심각한 수준의 환경오염 물질에 노출되어 있거나 집이나 직장에서 화학물질을 다룬다. □

담배를 피운다. □

간접흡연에 노출돼 있다. □

일주일에 술을 3잔 이상 마신다. □

일주일에 한 시간 이상 햇빛이나 자외선에 노출돼 있다. □

운동 횟수는 일주일에 3번(30분 기준)이하이다. □

처방받은 약을 복용한다. □

스트레스를 많이 받는다고 생각한다. □

튀긴 음식, 마가린, 지방함량이 높은 음식을 좋아한다. □

매일 과일이나 채소를 3~5컵보다 적게 먹는다. □

종종 과식하는 경향이 있다. □

산화는 이 책에 등장하는 다른 모든 문제들처럼 우리가 통제할 수 있는 것이다. 다시 말해 산화가 체중감량 프로그램을 방해하지 않도록 만들 수 있다. 이번 장에서는 그 방법을 가르쳐줄 것이다.

산화 줄이기 = 체중감량

산화는 자연 어디에서든 발견할 수 있는 자연스러운 화학작용이다. 마찬가지로 그것은 우리 몸에서 일어나는 자연스러운 현상이다. 다만 통제할 수 없을 때 심각한 문제가 될 뿐이다. 무언가가 산화되었다고 하면 보통 그것은 산소에 의해 손상되었다는 것을 뜻한다. 하지만 여기서 말하는 산소는 우리가 호흡하고 우리에게 친숙한 산소(O_2)와는 다르다. 산화는 O 형태의 산소에 의해 일어나는 것이다.

산소분자들은 2개가 짝을 이루는 형태로 존재하고 2개의 전자를 갖는다. 하지만 유해산소는 산소분자 1개의 형태로 존재한다. 그래서 유해산소는 우리 몸속을 돌아다니며 전자를 뺏어올 다른 분자를 찾는다. 이것은 다른 사람의 애인을 뺏는 것과 비슷하다. 이때 전자를 빼앗긴 분자는 손상(혹은 산화)된다. 그럼 또 이 분자는 뺏긴 전자를 다른 분자에게서 얻기 위해 몸속을 돌아다니게 된다.

이 과정에서 분자들은 돌아다니는 길마다 파괴의 흔적을 남긴다. DNA와 세포막이 손상되고 콜레스테롤도 산화되는 것이다. 또한 혈관은 녹슨 파이프처럼 되며, 주름도 생긴다. 산화된 조직과 세포는 정상적으로 기능하지 못한다. 이러한 기능부전으로 체중증가가 촉진되며 신진대사가 저하되는 것이다. 다음은 몸속에서 산화가 많이 일어나고 있는 사람들의 일반적인 증상이다. 만약 당신이 다음 증상들로 인해 고생하고 있다면 몸에서 '녹을 제거하는 것'을 생각해봐야 한다.

- 피로, 지적능력과 인지능력의 저하, 감염에 대한 저항성이 낮음(감기
에 잘 걸리거나 부비동염에 잘 걸리는 사람), 약한 근육, 근육통과 관절
통, 소화장애(위산 역류, 과민성 대장증후군, 궤양), 불안, 우울증, 두통,
저혈당증(어지럼증과 불안, 땀, 구토 같은 증상이 나타나고 식사나 간식
사이의 공복기간이 1~2시간 이상일 때 발생한다), 알레르기, 어지럼증

산화는 환원이라고 불리는 항산화작용에 의해 균형을 이룬다. 항산
화작용의 역할은 유해산소를 줄이고 세포와 신진대사의 손상을 억제하
는 것이다(항산화물질은 음식과 보충제를 통해 섭취할 수 있다). 만약 우리
가 몸속에서 산화된 분자들을 줄인다면 더 건강해지고 체중도 줄일 수
있다. 주름이 줄어드는 것은 말할 것도 없다. 항산화성분과 산화성분의
균형을 맞춘 식단도 궁극적으로는 노화의 전 과정과 만성질병, 체중, 신
진대사를 통제한다.

그렇다면 도대체 이 유해산소는 어디서 오는 것일까? 그리고 산화
적 스트레스는 어떻게 조절할 수 있을까?

녹과 염증: 또 다른 악순환

산화적 스트레스와 염증은 밀접한 관련이 있다. 녹은 염증을 유발하고 염증은
녹을 유발한다. 그러므로 산화와 녹을 줄이는 방법은 염증을 줄이는 방법이기
도 하다. 우리 몸속에서 이 두 가지는 서로 원인이자 결과이다. 녹의 발생 과
정과 염증이 우리 몸의 통제에서 벗어나면 신진대사의 손상과 비만을 유발하
게 된다. 뿐만 아니라 노화와 심장질환, 암, 치매를 일으킬 수 있다.

왜 유해산소가 넘쳐날까?

인간의 신진대사 과정에서 발생하는 대부분의 산화와 유해산소는 자연스러운 것이다. 산화란 음식으로 섭취한 칼로리와 공기 중의 산소를 몸에서 사용할 수 있는 형태로 전환하는 과정이기 대문이다. 이것은 자연스러운 과정이기는 하지만 그렇다고 끝도 없이 진행되지는 않는다. 왜냐하면 인간은 과거부터 항산화성분이 많은 딸기류와 견과류 같은 음식을 먹어왔기 때문이다.

이것은 현대인들이 많은 양의 '텅 빈 칼로리'를 섭취한다는 문제에 국한되지 않는다(왜 과학자들과 건강 전문가들이 '텅 빈'이라고 표현하는지 생각해본 적이 있는가? 그 이유는 이러한 음식에는 항산화성분과 영양스가 하나도 없기 때문이다). 산화와 항산화의 균형은 건강의 중심에 있다. 왜냐하면 이 균형은 체중과 관련된 것뿐만 아니라 모든 세포들의 메시지들을 통제하기 때문이다.

산화와 항산화는 유전자에 영향을 미쳐 체중을 조절한다. 이들은 PPAR 같은 수용체와 NF-kappaB 같은 전사인자에 영향을 미침으르써 신진대사의 향상과 손상어 대한 신호를 유전자에 보낸다. 항산화는 체중감량과 염증, 당뇨로부터 우리를 보호한다. 산화나 유해산소는 유전자가 체중증가와 신진대사 저하, 염증 증가, 당뇨 유발을 부추기는 신호를 보내도록 만드는 연쇄작용에 불을 붙인다.

산화적 스트레스를 조절할 때 가장 중요하면서 통제 가능한 요소는 바로 식단이다. 칼로리는 많이 섭취하는데 중요한 항산화성분(다크 초콜릿의 폴리페놀을 포함해서 색이 진한 식물에서 얻을 수 있다)을 충분히 섭취하지 못하면 유해산소가 과다하게 생산되는 결과가 초래된다.

유해산소는 우리 세포의 에너지 공장인 미토콘드리아mitochondria에서 발생한다. 미토콘드리아에서는 우리가 섭취한 칼로리와 호흡한 산소가 몸에서 사용가능한 에너지(ATP)로 바뀐다. 유해산소는 이러한 변환과정의 부산물인 것이다. 우리 세포에는 총 10만조 개 정도의 미토콘드리아가 있으며 이곳에서 우리가 섭취하는 산소의 90%가 소비된다. 이 산소들은 우리가 섭취한 칼로리를 태우는 데 필수적이다. 하지만 유해산소는 이러한 자연연소의 부산물로서 생산된다. 이것은 자동차에서 배기가스를 배출하는 것과 비슷하다.

우리는 자체적으로 자신을 보호할 수 있는 항산화 시스템을 갖고 있지만 이 시스템은 독소나 영양부족, 고칼로리 식단 등으로 인해 쉽게 과부하에 걸리곤 한다. 따라서 우리 몸이 만들어내는 항산화 물질인 SOD(활성산소를 제거하는 효소), 카탈라아제catalase, 글루타치온glutathione, 페록시다아제peroxidase는 아연, 구리, 망간, 비타민C, 셀레늄 같은 필수적인 영양소의 도움을 받는다.

우리가 유해산소 문제를 겪는 원인은 두 가지이다. 첫 번째는 유해산소의 확산을 불러오는 식사를 한다는 것이다. 이것은 칼로리만 많고 항산화성분은 부족한 식사를 의미한다. 두 번째는 비타민이나 미네랄과 같은 영양소 섭취가 부족해서 자체적으로 항산화성분을 생산하는 능력을 발휘하기 어렵다는 것이다. 항산화성분이 제대로 생산되려면 아연이나 셀레늄 같은 영양소가 필요하기 때문이다. 이것이 바로 자체적으로 생산하는 항산화성분으로는 우리 몸을 충분히 보호할 수 없는 이유이다. 하지만 우리 몸속의 항산화성분을 증가시키고 산화를 막는 방법이 있다. 그것은 다음의 5단계에 따라 초강력 신진대사 처방을 실행에 옮기는 것이다.

> 1단계: 산화의 원인을 제거하라
>
> 2단계: 산화를 줄이는 음식을 먹어라
>
> 3단계: 산화를 막는 데 허브를 활용하라
>
> 4단계: 산화를 막는 데 보충제를 활용하라
>
> 5단계: 산화와 관련된 검사를 받아라

만약 당신이 산화와 관련된 문제를 갖고 있고 몸이 녹슬고 있다는 것을 느낀다면 이 단계들을 실행에 옮김으로써 산화과정을 통제하고 상황을 반전시킬 수 있다. 그렇게 하면 초강력 신진대사 처방을 당신만의 필요에 맞게 만들 수 있고, 체중감량을 유발하는 유전자는 작동시키되 체중증가를 유발하는 유전자의 작동은 막을 수 있다. 만약 이번 장에 포함된 자가진단표에서 높은 점수가 나온다면 5번째 단계에 소개된 검사를 한번 받아보고 전문의의 도움도 받기 바란다. 이제 이 5단계를 실행에 옮기는 방법을 살펴보겠다.

1단계: 산화의 원인을 제거하라

산화의 원인이 되는 요소들은 우리의 식단과 생활방식, 환경에서 제거해야 한다. 다음은 산화를 일으키는 숨겨진 요소들을 제거하는 일반적인 방법들이다.

과식을 피하라

과도한 칼로리 섭취는 산화적 스트레스를 유발한다. 즉 너무 많은 칼로리 섭취는 신진대사 과정에서 더 많은 '배기가스'를 배출하는 것과 같다. 이것은 섭취한 음식을 소비할 때 미토콘드리아에서 발생하는 자연스러운 배기물이다. 그리고 이 배기물이 바로 유해산소이다. 이렇게 과도하게 생산된 유해산소 처리에 과부하가 걸리고, 이것이 통제에서 벗어나면 신진대사에 손상을 입게 된다.

탄 음식을 피하라

탄 음식에는 다핵방향족탄화수소(PAHs, polynuclear aromatic hydrocarbons)가 포함되어 있다. 이것은 구운 음식의 검고 잘 부스러지는 부분으로 우리 몸속에 들어오면 더 많은 유해산소를 만들어낸다.

과도한 음주를 피하라

음주는 사이토카인과 유해산소의 증가를 유발할 수 있다. 150g 정도의 와인은 몸에 좋을 수 있지만 400g 이상 섭취하면 몸에 해롭다. 소량의 술은 좋지만 많으면 나쁜 것이다.

독소와 석유화학물질, 중금속을 피하라

여기서 말하는 석유화학물질은 플라스틱 저장용기, 수돗물, 살충제 등이다. 또한 오염된 생선에서 중금속을 얻을 수 있다는 것도 잊지 말아야 할 것이다. 우리의 환경과 식단에서 이러한 요소들을 제거하는 것은 중요하다. 정수된 물을 마시고 유기농 식품과 과일, 채소를 먹어라. 그리고 항생제나 구충제, 호르몬 등을 투여하지 않은 육류를 먹어야 한다.

전리방사선에 노출되는 것을 최소화하라

전리방사선(ionizing radiation)에는 과도한 햇빛 노출에서 오는 자외선과 X선, 라돈 등이 있다. 집이 이러한 방사선에 노출돼 있지는 않든지 확인해보는 것이 좋다.

담배연기에 노출되는 것을 피하라

담배연기에는 산화적 스트레스를 가속화하는 4,000개 이상의 유독한 화학물질이 있다. 직접흡연뿐만 아니라 간접흡연도 문제가 된다는 사실을 기억해야 할 것이다.

공기오염을 줄여라

공기청정기를 집에 설치하도록 해라. 알레르기 유발물질과 산업오염에서 오는 미세한 물질들이 산화를 증가시키고 면역체계를 손상시킨다.

운동을 적당히 하라

만약 당신이 거의 매일 60분 이상씩 열심히 운동한다면 이것은 지나치다고 할 수 있다. 반면 일주일에 5회 이하로(30분 기준) 운동한다면 부족한 것이다. 운동하는 방법에 관한 정보는 13장에서 더 구체적으로 설명하겠다.

매일 7~9시간은 자도록 한다

수면부족은 스트레스로 작용한다. 스트레스는 어떠한 것이든 산화적 스트레스를 증가시키고 체중증가를 부추긴다.

만성적인 감염을 치료하라

숨겨진 혹은 만성적인 감염은 산화적 스트레스를 부추긴다.

산화적 스트레스를 일으키는 요소를 제거하라

가공식품과 혈당부하가 높은 음식, 고칼로리 음식에서 오는 식단의 불균형, 위장의 박테리아나 이스트균 수치 이상은 모두 산화적 스트레스를 일으킨다.

간과 위장의 해독작용을 향상시켜라

앞으로 살펴보겠지만 음식에서 나온 독소나 환경에서 나온 독소(살충제, 수은)로 인해 간에 과부하가 걸리면 염증이 생기고 더 많은 유해산소를 만들어내게 된다. 간을 아끼는 것은 유해산소를 통제하는 데 핵심적인 역할을 한다.

균의 독소에 노출되는 것을 줄여라

곰팡이와 균류가 생기는 데는 환경적인 요인과 내부적인 요인이 있다. 많은 사람들이 균이 득실거리는 건물에서 일하거나 곰팡이가 잔뜩 있는 지하실이나 화장실을 사용한다. 곰팡이는 산화적 스트레스와 유해산소를 증가시키는 독소를 만들어낸다. 따라서 곰팡이의 출처를 밝혀내는 것이 중요하다.

스트레스를 줄여라

크티졸과 스트레스는 둘 다 염증을 증가시킨다. 육체적인 스트레스(더위와 추위, 상처와 충격, 운동과다와 운동부족)와 심리적인 스트레스는 모두 우리 몸에서 같은 반응을 일으킨다. 바로 염증과 산화다.

호흡과 산소공급을 향상시켜라

깊은 호흡과 요가로 우리 몸의 조직과 세포에 더 많은 산소를 공급해야 한다. 산소가 문제의 원인이기는 하지만 알다시피 산소 없이는 살 수 없다(우리가 죽기 전 4분을 제외하고). 많은 산소를 조직에 공급함으로써 독소와 유해산소, 염증물질들을 몸에서 씻어낼 수 있다.

2단계: 산화를 줄이는 음식을 먹어라

우리가 음식을 통해 섭취할 수 있는 항산화성분(비타민, 미네랄, 폴리페놀, 식물영양소)은 과도한 산화로 인한 손상과 신진대사의 손상으로부터 세포를 보호하는 중요한 요소이다. 칼로리와 혈당부하가 높고 영양소와 항상화성분이 부족한 식단은 NF-kappaB[1] 같은 세포 메시지를 통해 산화적 스트레스를 증가시키고 우리 몸에 체중증가를 일으키는 신호를 보낸다.

이것이 체중을 감량하고 유지하는 데 항산화가 우리 몸에서 중요한 역할을 하는 이유이다. 당신이 '녹슬고' 있다면 동시에 살도 찌는 것이다. 산화적 스트레스를 줄이기 위해서 우리는 색이 선명한 채소[2]나 플라보놀과 폴리페놀(차, 레드와인, 코코아) 같은 다양한 항산화성분의 섭취를 늘려야 한다.[3],[4]

말하자면 당신 앞에 놓인 접시가 인상파 화가들의 그림처럼 파란색, 녹색, 빨간색, 보라색 등의 다채로운 색으로 가득 차야 한다. 만약 이미 그렇게 하고 있다면 당신은 식물영양소 수치가 높은 식사로 건강과 체중감량에 필요한 항산화성분을 충분히 섭취하고 있는 것이 거의 확실하다. 이것이 산화와 싸우면서 장기적으로 건강을 유지하기 위한 가장 좋은 방법이다.

따라서 가공되지 않은 자연 그대로의 신선한 식물성 식품으로 식물영양소 수치가 높은 탄수화물을 섭취할 수 있도록 해야 한다. 16장에 소개될 초강력 신진대사 식단은 산화적 스트레스를 일으키는 요소를 제거하고 항산화성분 섭취를 최대화한 식단이다.

3단계: 산화를 막는 데 허브를 활용하라

허브요법은 당신의 항산화 프로그램에 더욱 힘을 실어줄 것이다. 요리를 할 때 다음의 허브들을 첨가하거나 보충제로 활용하면 좋다.

- 은행, 생강, 녹차의 폴리페놀, 피크제놀(pycnogenol, 소나무 껍질에서 추출함)이나 포도씨 추출물, 밀크 시슬, 로즈마리, 심황(인도 생강의 일종)

4단계 : 산화를 막는 데 보충제를 활용하라

기본적인 섭생에 보충제를 추가함으로써 산화의 감소를 도와 체중을 감량할 수 있고 건강해질 수 있다. 초강력 신진대사를 위한 7가지 열쇠에 다양한 방법으로 도움이 되는 많은 보충제들이 있다. 우리 몸이 작동하는 데는 특별한 원료들이 필요한데 상황이 나빠지면(병에 걸리거나 비만인 경우처럼) 이러한 원료들이 더 많이 필요해진다. 몇몇 특별한 보충제에는 염증과 산화적 스트레스의 감소, 미토콘드리아 기능의 향상, 해독작용 등 여러 가지 효과가 있다.

이러한 보충제들(11장에서 소개된 염증을 위한 보충제, 13장의 미토콘드리아 신진대사를 위한 보충제, 16장의 해독작용을 위한 보충제)은 도든 훌륭한 항산화제이다.

- 환원형 글루타치온(Reduced glutathione): 우리 몸의 주요 항산화성분이자 해독제
- N-아세틸시스테인(N-acetylcysteine, NAC): 글루타치온의 체내 생산을 촉진하는 아미노산
- 알파-리포산: 혈당을 낮추고 미토콘드리아의 에너지 생산을 향상시키는 초강력 항산화성분
- 코엔자임Q10: 미토콘드리아의 에너지 생산에 핵심적인 역할을 하는 항산화성분
- NADH: 미토콘드리아 에너지 생산주기의 한 부분

5단계 : 산화에 관한 검사를 고려해보라

다음의 검사들은 산화가 어느 정도로 진행되고 있는지 알아보고 산화의 원인을 집어내도록 도와준다. 당신이 만약 이번 장의 자가진단표에서 중간 이상의 점수를 받았다면 기본적인 검사들을 받아보는 것이 좋다. 또한 점수가 매우 높게 나왔다면 전문의의 도움을 받아야 한다.

소변이나 혈청 중 과산화 지질(lipid peroxide) 검사

이 검사는 우리 몸속에서 산패된 지방을 측정하는 것으로 심장질환 및 여러 만성질환과 관계가 있다.

8-OH-2DG(8-Hydroxy-2-deoxyguanosine) 소변검사

이 검사는 산화적 스트레스를 판명하는 가장 좋은 방법 중의 하나로 유해산소로 인해 손상된 DNA 검출 여부를 알아볼 수 있다.

철분과다증 측정검사

철분과다증은 가장 흔한 유전병 중 하나로 지나치게 많은 철분이 체내에 축적되는 것이다. 이 철분들은 몸속에서 산화를 가속화시킨다. 일반적인 혈액검사로 트렌스페린 포화도(transferrin saturation), 페리틴, 혈청철(serum iron), 철결합 능력 등을 알아볼 수 있다.

항산화성분 수치 혈액검사

이 검사도 때로는 도움이 되며 이때 측정하는 항산화성분으로는 비타민A, 비타민E, 코엔자임Q10, 환원형 글루타치온, 베타카로틴betacarotene 등이 있다.

산화 감소 = 체중 감소

산화적 스트레스나 녹의 원인(주로 텅 빈 칼로리와 오염으로 인한)을 찾아 그것을 줄이고 항산화성분이 풍부한 음식과 허브나 보충제를 먹음으로써 유해산소의 공격으로부터 자신을 지킬 수 있다. 결과적으로 체중을 감량하며 장수할 수 있다.

가공식품으로 인한 스트레스

49세의 프리실라Priscila는 산화적 스트레스의 피허자였다. 수년간 체중감량을 위해 노력했지만 그녀의 식단에는 언제나 가공되고 포장된 식품이 가장 큰 자리를 차지하고 있었다. 그녀는 주로 TV를 보면서 저녁식사를 했고 식사를 준비하는 데 많은 것이 필요하지 않았다. 포장된 식품과 통조림, 전자레인지이면 충분했다.

그녀는 직장에 다니는 세 아이의 엄마이자 아내의 역할로 바빴고 과도하게 익혀 맛을 잃은 채소와 가공식품만 먹는 불우한 어린 시절을 보냈다. 그녀는 자연 그대로의 진짜 음식을 만드는 법을 몰랐다. 이것은 과도한 체중증가와 체중감량 실패라는 결과를 불러왔다. 그녀의 뼈는 점점 더 부풀어 올랐고 음식에 대한 집착도 심해졌으며 저혈당증, 식사 후 피로 같은 혈당 불균형 증상도 역시 심해졌다. 내가 그녀를 처음 만났을 때쯤에는 초기 당뇨병 증상을 보이고 있었다.

그녀의 혈액검사 결과 과도한 유해산소로 인한 산패지방과 DNA 손상이 나타났다. 이 유해산소들은 혈당조절능력에 손상을 입혔고 염증을 증가시켰으며 체중감량 실패의 원인이 되기도 했다. 그녀가 미처 알지 못했던 것은 비록 '다이어트' 식품일지라도 가공식품을 먹게 되면 체중감량에 진짜 도움이 되는 성분을 놓친다는 것이었다. 바로 색색의 신선한 과일과 채소에만 들어 있는 항산화성분 말이다.

그녀는 친숙했던 가공식품을 포기하고 진짜 음식을 준비하는 방법을 배움으로써 산화적 스트레스에서 벗어날 수 있었다. 결과적으로 염증과 혈당문제가 개선됐고 체중감량에도 도움이 됐다.

point
- 산화는 우리 몸과 자연 곳곳에서 일어나는 자연스러운 과정이다.
- 산화에 문제가 생기면 세포가 손상되고 빠른 노화와 질병, 체중증가의 원인이 된다.

칼로리를 에너지로 전환하라:
신진대사력 증진하기

산소를 위한 투쟁

존John은 체중 때문에 항상 고생해왔고 50세가 되었을 때는 완전히 지쳐 있었다. 온천이라는 온천은 다 찾아다녔고 유행하는 방법들도 다 시도해봤다. 하지만 그의 체중은 수년간 오르락내리락 하기만 했다. 그것만 빼면 그는 완벽하게 건강했다. 그는 운동을 했다고 말했지만 얼마나 오래 자주 했는지는 알 수 없었다.

그는 내가 권장한 식단을 충실히 따랐고 이를 통해 10kg 정도 감량할 수 있었다. 하지만 아직 13kg 정도는 더 빼야 했다. 그래서 나는 러닝머신을 통해 그의 운동 중 신진대사율을 측정했다. 나는 운동 중에 그가 들이마시는 산소의 양과 내쉬는 이산화탄소의 양을 측정했다. 이를 통해 그의 신진대사 활성도를 알아보는 것이다. 칼로리를 연소하는 능력은 에너지를 생산하는 세포 속의 작은 발전소인 미토콘드리아의 숫자와 건강, 효율에 달린 것이다. 미토콘드리아는 우리가 섭취한 음식을 산소와 결합시켜 그것을 연소시킨다. 이렇게 해서 에너지가 만들어지는 것이다. 이 과정이 바로 신진대사의 핵심이다.

1분 동안 우리가 호흡하는 산소의 양은 1분 동안 우리가 연소할 수 있는 칼로리의 수와 밀접한 관련이 있다. 더 많은 산소를 들이마시면 더 많은 칼로리를 연소할 수 있는 것이다. 존이 호흡한 산소의 양으로 신진대사의 효율성을 측정할 수 있는 것도 같은 맥락이다. 러닝머신을 이용해 측정한 존의 산소 호흡량은 그의 나이와 체중, 성별을 고려해볼 때 기대에 못 미쳤다. 그의 불쌍한 미토콘드리아는 산소를 충분히 연소하지 못하고 있었던 것이다.

나는 인터벌 트레이닝Interval training이라는 특별한 운동 프로그램을 제공하는 운동전문가에게 그를 보냈다. 인터벌 트레이닝은 고등학교 체육교사가 학생들에게 시키는 단거리 달리기 비슷한 것으로 몇 분 동안 빨리 달렸다가 천천히 달리는 것을 반복하는 운동이다.

이런 종류의 트레이닝은 우리 몸이 산소를 좀 더 효과적으로 호흡할 수 있도록 만들어준다. 결과적으로 근육세포는 더 많은 미토콘드리아를 만들어내게 된다. 또한 이미 존재하는 미토콘드리아의 효율성도 높아진다. 인터벌 트레이닝은 운동 시의 칼로리 소모뿐만 아니라 안정 시의 칼로리 소모도 더 활발하게 만든다. 한마디로 신진대사를 활발하게 만드는 것이다.

4달 후에 존은 13kg을 더 감량한 모습으로 나타났다. 내가 그의 신진대사를 다시 검사했을 때 산소 호흡량이 50% 가까이 늘어났고 신진대사도 마찬가지로 향상되었다.

신진대사의 자동조절기를 켜라

집이 추워지면 우리는 자동온도조절기로 집안의 온도를 조절한다. 그렇다면 우리가 살이 쪘을 때 그것을 조절하는 신진대사 조절기가 있다면 얼마나 좋을까? 조절기의 다이얼을 돌려서 살이 찐 만큼 연소시킬 수 있는 것이다. 이렇게만 된다면 얼마나 근사하겠는가.

우리가 칼로리를 소모하는 방법과 함께 왜 어떤 사람들은 칼로리를 소모하는 양보다 저장하는 양이 많은지를 보여주는 재미있는 연구가 있다. 이 새로운 정보는 신진대사력을 증진하여 칼로리를 더 많이 소모하고 체중을 더 많이 감량하는 데 도움을 줄 것이다. 노화를 억제하는 것은 말할 것도 없다.

그럼 어떻게 우리가 노화와 비만을 피할 수 있을까? 답은 간단하다. 바로 우리 세포의 발전소인 '미토콘드리아' 말이다. 우리는 12장에서 미토콘드리아가 에너지를 생산하기 위해 산소와 칼로리를 사용할 때 발생하는 부산물이 산화적 스트레스라는 것을 살펴봤다. 이 과정에서 우리가 호흡하는 산소의 5% 정도가 유해산소로 바뀐다. 그리고 이것은 미토콘드리아를 손상시키고 에너지 생산을 방해하며 결과적으로 신진대사와 칼로리 소모 능력의 저하를 불러일으킨다.

하지만 미토콘드리아의 손상은 되돌릴 수 있고 신진대사력도 다시 좋아질 수 있다. 이것이 바로 내가 이번 장에서 다루려는 내용이다. 하지만 이에 대해 살펴보기 전에 다음의 자가진단표를 통해 자신의 신진대사가 얼마나 효율적으로 이루어지고 있는지 한번 살펴보도록 하자.

나의 신진대사는 얼마나 강력한가?

만성적이거나 오래 지속되는 피로를 경험한 적이 있다. □

근육통이나 근육에 불편함을 느낀 적이 있다. □

수면에 문제가 있거나 일찍 깬다. □

근육 약화를 경험한 적이 있다. □

충분히 수면을 취함에도 불구하고 피곤한 채로 일어난다. □

운동할 때 너무 힘들고 운동 후 심한 피로를 느낀다. □

집중력이나 기억력에 문제가 있다. □

화를 잘 내거나 침울해진다. □

피로 때문에 하고 싶은 일을 못한다. □

피로로 인해 가정과 사회생활에 영향을 받는다. □

장기적으로 스트레스를 받고 있는 상태이다. □

피로가 어떤 감염이나 충격 같은 심한 스트레스 이후에 시작되었다. □

만성피로증후군이나 섬유근육통 진단을 받았었다. □

만성적인 감염에 걸린 적이 있다. □

자주 과식한다. □

화학물질이나 중금속(살충제, 정수되지 않은 물, 유기농이 아닌 음식, 참치, 황새치, 치과에서 쓰는 아말감)에 노출돼 있다. □

외상후증후군 진단을 받은 적이 있다.　　　　　　　　　　　　□

알츠하이머나 파킨슨병, 루게릭병 같은 신경질환 진단을 받은 적이 있다.　□

우리는 미토콘드리아의 기능을 효율적으로 만들 수 있고 신진대사를 조율할 수 있다. 이제 그 방법에 대해 알아보겠다.

신진대사 조율하기

미토콘드리아의 스트레스를 줄이고 삶의 범위를 더욱 확장시켜주며 체중감량을 유발하는 한 가지 방법이 있다. 무엇일까? 바로 칼로리를 제한하는 것이다![1]

그렇다면 1부에서 살펴본 굶주림에 대한 오해와 상반되는 내용이 아닌가? 그렇지는 않다. 정확히 말하면 칼로리 제한이란 하루에 필요한 양만큼의 칼로리만 섭취하고 그 이상은 섭취하지 않는 것을 의미한다. 이 점에서 효과가 입증된 식단은 칼로리는 제한돼 있지만 영양소 함량은 높다. 쥐를 가지고 실험한 결과 가장 필수적인 신진대사에 필요한 만큼 먹었을 때 영양상의 필요를 충족시킬 수 있었다.

어떠한 경우에든 이것은 별로 즐거운 계획 같지는 않다. 이렇게 하면 날씬해지고 더 오래 살겠지만 항상 배고픔 때문에 불행할 것이기 때문이다. 그럼 대안은 없을까? 물론 있다. 그것은 최근까지 아무도 밝히지 않았던 비밀이다. 배고픔을 겪지 않은 채 신진대사를 조정할 수 있는 방법이 있는 것이다!

신진대사력을 증진할 수 있는 방법을 이해하기 위해서는 우선 미트콘드리아가 어떻게 작동하고 칼로리를 어떻게 태우는지 알아야 한다. 그 후에 무엇이 잘못될 수 있고 무엇이 신진대사를 저해하는지 알아야 한다. 일단 우리가 미토콘드리아에 생긴 문제의 원인을 밝혀냈다면 그 문제를 해결하고 스스로 신진대사를 조정하는 방법을 배울 수 있다. 그렇게 되면 칼로리를 더 쉽게 소모할 수 있고 체중감량도 더 쉬워진다.

미토콘드리아는 어떻게 작용하는가?

우리 세포의 일부인 미토콘드리아는 우리가 섭취한 칼로리를 산소와 결합해 에너지로 바꾼다. 그러면 그 에너지가 우리 몸을 작동하는 데 사용되는 것이다. 하나의 세포에는 보통 200~2,000개의 미토콘드리아가 있고 더 많은 경우도 있다. 심장이나 간, 근육세포처럼 활동이 활발한 세포들이 미토콘드리아를 가장 많이 가지고 있다. 이 작은 발전소들이 없다면 우리는 숨을 쉬거나 현관까지 걸어가는 것도 불가능할 것이다. 미토콘드리아 덕분에 우리가 살아 있는 셈이다.

미토콘드리아가 음식과 산소를 에너지로 바꾸는 속도를 신진대사율이라고 부른다. 그리고 이 속도는 두 가지로 결정된다. 미토콘드리아의 수와 산소 그리고 칼로리의 소모 효율이다. 미토콘드리아를 더 많이 가지고 있을수록 산소도 더 효율적으로 소모할 수 있고 신진대사율도 더 빨라지며 칼로리 연소도 더 쉬워진다. 결과적으로 더 많은 에너지를 얻게 된다. 다행인 것은 우리에게 이 두 가지 요소에 지대한 영향을 미칠 수 있는 방법이 있다는 것이다. 그것은 바로 '운동'이다.

움직이기

나는 여러분이 이 주제만큼은 피하고 싶어 한다는 것을 안다. 하지만 운동은 죽음이나 세금처럼 피할 수 없는 것이다. 아침식사와 함께 운동은 장기적으로 유지할 수 있는 체중감량과 관련된 유일한 길이다. 운동을 해야 하는 가장 중요한 이유는 그것이 미토콘드리아의 수를 늘리는 가장 좋은 방법이기 때문이다. 그리고 이미 존재하는 미토콘드리아의 기능을 향상시키는 가장 좋은 방법 또한 운동이기 때문이다.

운동을 하면 근육이 늘어나고 산소 호흡량이 많아진다. 두 가지 다 미토콘드리아에 긍정적인 영향을 미치는 중요한 요소들이다. 근육량을 늘림으로써 미토콘드리아를 많이 가진 세포의 수를 늘릴 수 있다(근육세포가 미토콘드리아를 가장 많이 가진 세포 중 하나라는 것을 기억하라).

산소 호흡량이 늘어나면 미토콘드리아는 더 많은 산소를 더 빨리 처리하게 된다. 우리가 운동을 하면 미토콘드리아도 운동하는 것이다. 이것은 미토콘드리아의 산소 소비가 점점 더 좋아진다는 것을 의미한다. 한마디로 운동이 신진대사력을 증진시키는 것이다. 운동에는 단순히 칼로리를 소모한다는 것 이상의 효과가 있다. 즉 운동을 하는 동안 소모하는 칼로리만이 우리에게 득이 되는 것은 아니다. 운동은 운동하지 않을 때 소모하는 칼로리에도 영향을 미친다. 운동을 통해 미토콘드리아의 수를 늘리고 기능을 향상시킴으로써 안정 시 칼로리 소모능력을 향상시킬 수 있다. 앉아서 컴퓨터를 하거나 잠을 잘 때 소모하는 칼토리의 양이 늘어나게 되는 것이다.

요요현상을 겪는 사람들은 왜 살을 뺄 수 없을까?

근육의 손실은 요요현상을 겪는 사람들이 살을 뺄 수 없는 이유 중 하나이다. 그들의 체중은 계속 오르락내리락하기만 한다. 이것은 그 자체로 짜증나는 일이지만 정말로 문제가 되는 것은 그들이 살을 뺄 때, 지방만 빠지는 것이 아니라 근육이 반을 차지한다는 것이다(우리 몸은 지방을 우선 보유하려는 생존본능을 갖고 있다). 그리고 다시 체중이 불어날 때는 여러 가지 이유에서 지방으로만 체중이 늘어난다. 그런데 신진대사가 더 활동적이고 지방세포보다 칼로리를 70배나 더 많이 소모하는 근육이 줄어들면 신진대사도 느려진다. 결과적으로 살이 찌기는 쉽지만 빼기는 어렵게 되는 것이다. 칼로리 섭취량에 변화가 없더라도 말이다.

불행하게도 근육량을 늘리는 것보다 지방량을 늘리는 것이 더 쉽다. 지방을 줄이는 데는 노력이 필요하지만 근육을 줄이는 데는 아무런 노력도 필요 없다. 아무런 예방조치도 취하지 않는다면 35세 전후로 근육 손실이 일어나기 시작한다(평소에 잘 움직이지 않는 사람에게는 좀 더 일찍 소량의 근육 손실이 발생할 수 있다). 이러한 근육 손실은 체중감량 능력에 엄청난 영향을 미친다. 이것이 바로 중년에 들어서면 살을 빼기가 더 힘들어지는 이유이다.

노화와 비만의 공통점은 바로 근육 손실!

우리는 체성분 검사기인 DEXA를 통해 근육량과 체지방량을 측정할 수 있다. 이 검사로 근육감소증이라고 불리는 근육 손실을 알아볼 수 있다. 딱 보기에도 과체중이어서 체지방량이 많아 보이는 사람들이 있는 반면 '마른 비만'이라고 불리는 사람들도 있다. 이런 사람들은 말라 보이기는 하지만 근육량이 매우 부족하다.

근육과 지방의 비율은 건강과 신진대사 균형에 가장 큰 영향을 미치는 요소이다. 이런 점을 생각하면 사람들의 겉모습만 보고는 알 수 없는 것이다. 1년에 300g 정도씩 근육이 줄어들고 동시에 지방이 300g씩 늘어난다고 가정한다면, 체중에는 변화가 없겠지만 옷을 입은 모습은 분명히 달라질 것이다. 다른 말로 하면 70세가 되면 20세 때와 체중은 같더라도 근육이 지방으로 대체되었기 때문에 지방은 2배가 되는 것이다. 우리는 이것을 '대사성 비만'이나 '마른 비만 증후군'이라고 부른다. 이것은 비만과 마찬가지로 똑같이 위험한 결과를 초래한다. 근육을 잃게 되면 미토콘드리아를 잃게 되고 신진대사는 느려지는 것이다.

당뇨와 체중증가의 원인, 느린 미토콘드리아

비만인 사람들이 마른 사람들보다 미토콘드리아의 수와 기능이 떨어진다는 것은 확실하다. 이것이 아마도 마른 사람들은 늘 마른 상태로 있고 비만인 사람들은 늘 비만인 상태로 있는 이유일 것이다. 하지만 꼭 그러라는 법은 없다!

최근의 연구에 의해 제2형 당뇨를 앓고 있는 사람들의 마른 친척들이 다른 마른 사람들보다 미토콘드리아 수가 더 적고 기능도 더 떨어진다는 것이 밝혀졌다. 이 놀라운 결과는 우리의 인식과 추측을 뒤집어 놓았다.[2] 이것은 유전적으로 미토콘드리아 기능이 떨어지는 사람들이 살이 찌거나 당뇨에 걸리기 쉽다는 것을 의미한다.

당뇨와 미토콘드리아의 기능은 연결돼 있고 당뇨의 주요 원인은 미토콘드리아의 손상이라고 말하는 과학자들도 있다.[3] 과다한 칼로리와 당분, 고과당 콘시럽, 혈당부하가 높거나 빠르게 흡수되는 탄수화물, 과다한 포화지방과 트랜스 지방, 이 모두가 인슐린 저항성과 미토콘드리아 손상의 원인이고 제2형 당뇨를 유발한다. 따라서 우리 몸의 작동을 방해하는 것은 어떤 것이든(산화, 유해산소, 당분, 트랜스 지방, 염증, 지방세포에서 나오는 역효과를 불러일으키는 호르몬: TNFa, 레지스틴, IL-6) 신진대사 손상과 체중증가를 유발하는 것이다.

여기서 우리가 기억해야 할 것은 유전적으로 인슐린 저항성과 비만에 걸리기 쉬운 사람이라도 운동을 통해 이 유전자들의 작동을 억제할 수 있다는 점이다. 또한 미토콘드리아의 기능을 향상시키고 가장 중요한 영양상의 원칙을 적용함으로써 신진대사를 조율할 수 있다. 그리고 적당한 보충제를 섭취함으로써 신진대사 저하 유전자를 꺼버리고 신진대사 증진 유전자를 작동시킬 수 있다. 유전적으로 살이 찌는 체질이든 아니든 간에 이번 장에서 권장하고 있는 사항들을 따른다면 신진대사력을 향상시킬 수 있는 것이다. 당신만의 필요에 맞게 초강력 신진대사 처방을 활용하려면 다음의 5단계를 참고해야 한다.

1단계: 미토콘드리아의 손상 원인을 제거하라

2단계: 똑똑하게 운동하라

3단계: 신진대사를 향상시키는 음식을 먹어라

4단계: 신진대사 조율을 위해 보충제를 활용하라

5단계: 미토콘드리아 검사를 받아라

만약 당신이 초강력 신진대사로 가는 7가지 열쇠 중 하나라도 문제가 있거나 신진대사력이 많이 저하된 상태라면 위의 5단계를 통해 미토콘드리아의 손상을 되돌릴 수 있다. 이로써 당신은 초강력 신진대사 처방을 당신만의 필요에 맞출 수 있다. 또한 체중감량을 일으키는 유전자를 작동시키고 체중증가를 일으키는 유전자의 작동을 중단시킬 수 있을 것이다. 그럼 이제 5단계를 어떻게 활용할 수 있는지 살펴보자.

1단계: 미토콘드리아의 손상 원인을 제거하라

신진대사력을 키우려면 미토콘드리아를 손상시키는 요인들을 제거하고 음식과 보충제를 사용해 신진대사의 기능을 향상시키며 신진대사를 조율해야 한다. 12장에서 언급했듯이 미토콘드리아에 손상을 입히는 가장 큰 요인은 산화적 스트레스와 유해산소이다. 즉 칼로리 과다섭취나 영양(식물영양소 포함)부족이 미토콘드리아의 손상을 증가시킨다. 해결책은 영양소와 식물영양소가 풍부하고 정제·가공되지 않은 진짜 자연식품을 먹는 것이다. 이러한 식생활은 초강력 신진대사 처방의 핵심이다. 3부에 소개될 식단이 당신의 미토콘드리아를 건강하게 만들어줄 것이다.

우리는 산화적 스트레스나 유해산소 말고 미토콘드리아를 손상시키는 다른 요소들도 밝혀야 한다. 여기에는 갑상선 호르몬 문제(14장 참고)나 수은과 같은 유독성분(15장 참고)이 포함될 수 있다. 만성감염(11장 참고), 염증의 원인이 되는 모든 것, 약물복용(에너지 신진대사에 중요한 코엔자임Q10을 고갈시키는 스타틴 같은) 등도 마찬가지다. 이 책의 프로그램을 통해 위의 요소들의 균형을 맞추려고 노력하는데도 여전히 문제가 있다면 어떤 부분에 미토콘드리아 손상의 위험이 있는지 자세한 검사와 함께 의사의 도움을 받는 것이 좋다.

2단계: 똑똑하게 운동하라

우리는 유전적으로 몸을 사용하도록 설계되어 있다. 이것이 바로 우리 몸이 건강해지는 방법이다. 신진대사에 불이 붙길 원한다면 운동을 해야 한다. 최근에 운동을 하지 않았다면 당장 시작하고, 이미 하고 있다면 더 많이 해야 한다. 여기서 한 가지 고백할 것이 있다. 나는 운동을 싫어한다. 아마 체육관에 있는 내 모습을 발견하기란 쉽지 않을 것이다. 하지만 '놀기'는 좋아한다. 테니스와 야구를 좋아하고 스키나 자전거를 타고 버크셔Berkshir 주의 언덕들을 넘어 다니거나 트램폴린trampoline 위에서 뛰는 것을 즐긴다. 또 친구들과 등산을 하거나 R&B 음악에 맞춰 춤을 추기도 한다. 그리고 아이들과 레슬링을 하기도 하고 음악을 들으며 강아지와 산책을 나간다. 하지만 나는 결코 '운동'은 하지 않는다.

중요한 것은 당신이 좋아하는 일을 찾아 그것을 하는 것이다. 우리 조상들은 운동이라는 것을 한 적이 없다. 하지만 그들의 삶은 활동으로 가득 차 있었다. 우리의 유전자가 건강한 신진대사를 위해 신호를 만들어내려면 활동이 필요하다. 활동이 왕성할수록 좋지만 TV리모컨을 없애고 채널을 바꾸기 위해 왔다 갔다 하는 것만으로도 시간이 지나면 체중감량에 큰 효과를 볼 수 있다. 운동에 관한 한 연구를 보면, 일주일에

5번 30분씩 유산소 운동을 하는 것은 건강에 좋고, 일주일에 5번 60분씩 유산소 운동을 하는 것은 체중감량을 위해 필요하다고 한다.

운동량이 너무 많다고 겁낼 것은 없다. 똑똑하게 운동하면 오래 운동하지 않고도 효과를 볼 수 있다. 이제부터 그 방법을 설명할 것이다. 최종적으로는 유산소 운동과 좋은 근력 운동을 인터벌 트레이닝으로 통합하게 될 것이다. 우선 이것을 시작하기 전에 우리가 일상에서 조금 더 많이 움직이는 것만으로도 체중감량과 유지에 엄청난 효과를 볼 수 있는 이유에 대해 설명하겠다.

매일 조금씩 움직여라

세계적인 과학저널 〈사이언스Science〉 지에 '자세 변화를 통해 살펴본 개인간의 차이에 대한 고찰(Interindividual Variation in Posture Allocation)', 소위 '안절부절못하기(fidgeting)'[4]라고 불리는 이름의 연구 논문이 게재되었다. 이 논문에 따르면 단순히 의자에서 앉았다 일어났다 하는 것만으로도 하루에 350cal를 더 소모할 수 있다고 한다. 이것은 일 년이면 16kg을 감량할 수 있는 양이다.

이 연구에 참가한 마른 지원자들과 비만인 지원자들은 나사NASA에서 개발한 정교한 움직임 감지 센서를 착용했다. 이들의 움직임은 10일 동안 0.5초 간격으로 기록되었다. 과체중인 지원자들이 움직인 시간은 하루 평균 2시간 이하였다. 이들에게는 체중감량에 매우 중요한 요소가 빠져 있었다. 바로 비운동성 활동에 소모되는 에너지(NEAT)였다.

미국 정부의 '한 걸음 더 걷기 운동'은 일상에서 활동을 늘릴 수 있는 다양한 방법을 제시하고 있다. 안절부절못하기, 리모콘 사용하지 않고 TV 채널 바꾸기, 더 좋은 것은 TV를 끄고 지하실 청소하기. 이때 매일의 활동을 추적해볼 수 있는 가장 좋은 방법은 만보기를 사용하는 것이다. 만보기를 허리에 차고 움직이면 당신이 움직이는 만큼 숫자가 올라간다. 하루에 만보 채우기를 한번 시도해보기 바란다. 여기 미국의 보건복지부에서 권장하고 있는 몇 가지 활동들을 소개하겠다. 이 중에서 5개를 골라 당장 1주일 동안 실행에 옮겨보기 바란다.

- TV 앞에서 윗몸 일으키기(꼭 윗몸 일으키기가 아니어도 좋다)
- 점심시간에 산책하기
- 가능하면 차를 타지 말고 걷기
- 저녁식사 후 가족들과 산책하기
- 교회에 걸어서 가기
- 강아지와 산책하기
- 운동 동아리에 가입하기
- 정원 가꾸기
- 한 정거장 전에 내려서 걸어가기
- 집 주변 청소하기
- 자전거 타고 장보러 가기
- TV 보는 대신 30분간 산책하기
- 손세차 하기
- 아이들의 운동경기 코치하기
- 상점에서 멀리 주차한 후 걸어가기
- 친구와 함께 운동하기

- 날씨가 좋지 않을 때는 운동비디오로 집 안에서 운동하기

- 담배나 커피로 휴식하기보다는 산책하기

- 아이들과 하루에 30분씩 놀아주기

- 춤추기

- 쇼핑몰 돌아다니기

- 움직일 거리 찾아내기

- 재미와 건강을 위해 다양한 활동 시도하기

- 에스컬레이터 대신 계단 이용하기

- 직장 동료에게 이메일 쓰지 않고 직접 가서 얘기하기

- 겨울에 집 앞 눈 치우기

- 걸을 때 언덕이 있으면 돌아가지 말고 넘어가기

- 아령을 한 세트 들고 아이들과 '사이언이 말하길(사이언 역을 맡은 사람기 명령하는 동작을 다른 사람들이 흉내 내는 게임)' 게임하기

- 스스로의 노력에 대한 상 주기

신진대사 엔진을 강화하려면 더 많이 숨 쉬어라

유산소 운동은 당신의 운동에서 중요한 부분을 차지한다. 유산소 운동은 우리 몸에 산소공급을 늘리고 미토콘드리아가 산소를 더 효율적으로 소모하게 한다. 이를 통해 신진대사 엔진이 강화되는 것이다. 호흡과 심장박동을 빠르게 하는 것은 모두 유산소 운동이다. 걷기, 조깅, 자전거 타기, 수영, 테니스 등의 운동은 그중 일부에 지나지 않는다.

가장 이상적인 것은 일주일에 5번, 30~60분씩 유산소 운동을 하는 것이다. 또한 심장박동을 당신의 최고 심장박동수의 70~85%로 올리

는 것이 좋다. 220에서 자신의 나이를 뺀 수가 자신의 최고 심장박동수인데, 이 최고 심장박동수의 70~85%를 달성하면 목표치를 달성하게 된다. 예를 들어 당신이 현재 45세라면 최고 심박수는 175(220~45)이다. 그리고 여기에 각각 0.7과 0.85를 곱하면 122와 148이 된다. 그럼 122~148이 당신이 목표로 하는 심박수가 되는 것이다.

이것이 당신의 운동 시 목표 심박수이다. 이 목표에 도달하게 되면 건강에 가장 좋을 뿐만 아니라 체중감량 능력도 극대화할 수 있다. 목표 심박수를 초과하는 것도 나쁘지 않다(실제로 인터벌 트레이닝을 할 때는 필수적인 것이다). 순간적으로 전력질주하면서 자신을 좀 더 몰아붙이는 것은 대단한 효과가 있다. 이것이 바로 더 똑똑하게 운동하는 방법이다.

그동안 운동을 그다지 하지 않은 사람이라면 처음에는 천천히 시작하다가 점차 강화해나가고 싶을 것이다. 당신이 주로 앉아서 생활하는 사람이라면 우선 하루에 딱 10분간 부담이 되지 않는 유산소 운동으로 시작하기 바란다. 집 주변을 가볍게 산책하는 정도면 된다. 시간이 지나면 강도를 좀 더 높여야 한다. 예를 들어 첫째 주에 매일 10분씩 운동했다면 그 다음 주에는 15~20분으로 운동시간을 늘릴 수 있다. 적정 수준에 도달할 때까지 조금씩 늘려나가면 된다.

이렇게 조금씩 시간을 늘려나가면 지루해지는 것을 방지할 수 있다(이것이 인터벌 트레이닝의 장점 중 하나이다. 다음 장을 참고하기 바란다). 가능한 한 긍정적인 생각으로 스스로 무장해야 하며 지루해하는 것은 하나도 도움이 안 된다. 이를 위해서 친구와 함께 운동하거나 운동 중에 음악을 듣거나, 트레이너의 도움을 받을 수 있다. 운동에 대한 동기

부여를 해주는 것이라면 어떤 것이든 좋다. 당신이 지속적으로 운동한다면 몸이 가벼워진 느낌이 들고 보기에도 좋아 보이며 활력이 넘치게 될 것이다. 당신의 일상에 꼭 인터벌 트레이닝을 도입할 것을 강력하게 추천한다. 인터벌 트레이닝은 유산소 운동의 하나로 체중감량 능력에 엄청난 영향을 미친다.

인터벌 트레이닝: 자는 동안 지방을 불태운다

우리 모두는 운동이 칼로리를 소모하고 체중감량을 촉진한다는 것을 알고 있다. 하지만 운동 후에 칼로리를 더 많이 소모할 수 있는 방법은 없을까? 물론 있다. 바로 인터벌 트레이닝이라는 것이다. 이 운동은 짧은 시간 동안 강도 높은 운동을 한 뒤에 더 긴 시간 동안 가벼운 운동을 하는 것이다. 인터벌 트레이닝은 운동선수의 능력을 최대화하려는 목적으로 만든 것이기는 하지만 보통 사람들도 이 운동을 통해 큰 효과를 볼 수 있다.

캐나다 맥마스터McMaster 대학의 마틴 기발라Martin Gibala 박사는 똑똑하게 운동하면 짧은 시간을 하고도 더 많은 효과를 얻을 수 있다는 것을 보여줬다. 방법은 30~60초간 온힘을 다 쏟아 전력질주(이때 최대 심박수의 90% 정도가 될 것이다. 왜냐하면 호랑이에게 쫓기는 경우가 아니라면 100%는 힘들기 때문이다)한 후, 최대 심박수의 50~60%를 유지하면서 3분간 휴식 시간을 갖는 것이다. 그리고 이것을 번갈아가면서 반복하면 된다.

베타 차단제를 복용하고 있는 경우가 아니라면 당신의 최대 심박수는 '220-자신의 나이'이다. 이러한 인터벌 트레이닝을 일주일에 2~3회,

20~30분간 지속해야 한다. 그러면 당신의 체력이 극적으로 향상되고, 또한 지구력을 요하는 운동을 할 때보다 더 많은 지방을 태울 수 있을 것이다.

캐나다 라발Laval 대학[5]의 연구원들이 일반적인 유산소 운동과 인터벌 트레이닝을 비교한 결과 놀라운 사실을 발견했다. 일반적인 유산소 운동을 한 집단은 인터벌 트레이닝을 한 집단보다 오랜 기간(20주, 인터벌 트레이닝 집단은 15주), 더 오랜 시간(20분, 인터벌 트레이팅 집단은 15분) 운동했고 전체적으로도 더 많이(총 90회, 인터벌 트레이닝 집단은 60회) 운동했다. 그리고 운동할 때마다 2배나 더 많은 칼로리를 소모했다(에너지 단위로 환산하면 120mJ〔밀리줄millijoules〕, 일반적인 유산소 집단은 59mJ).

물리법칙대로라면 일반적인 유산소 운동을 한 집단이 인터벌 트레이닝을 한 집단보다 더 많은 체중감량을 경험해야 한다. 하지만 일반적인 유산소 운동을 한 집단보다 반만큼만 운동했는데도 인터벌 트레이닝 집단은 몸속의 지방을 9배나 더 많이 제거할 수 있었다. 왜 그럴까? 그것은 안정 시 신진대사력이 증가되었기 때문이다. 인터벌 트레이닝을 한 집단이 일반적인 유산소 운동을 한 집단보다 안정 시에 더 많은 칼로리를 소모한 것이다.

이것이 가능한 것일까? 우리 몸의 지방 감소는 칼로리의 섭취와 소모에 달린 것이 아니란 말인가? 만약 그렇다면 당신은 다시 한 번 오해하고 있는 것이다. 과학을 통해 우리는 운동효과를 최대화할 수 있는 방법(인터벌 트레이닝을 포함해)에 대한 더 많은 정보를 얻을 수 있다.

1. 우리는 체력과 산소를 활용하는 능력을 향상시킨다. 그리고 더 많은 산소를 사용할수록 더 많은 칼로리를 소모할 수 있다.
2. 우리는 쉬거나 잠잘 때조차도 '운동 후' 지방연소와 칼로리 소모를 늘릴 수 있다.
3. 운동 시간은 줄이면서 체중감량과 체력향상에 더 큰 효과를 볼 수 있다.
4. 우리는 지방연소와 근육형성을 촉진하는 성장 호르몬을 자연스럽게 증가시킬 수 있다.

그렇다면 인터벌 트레이닝의 장단점은 무엇일까? 장점을 보자면 강도 높은 운동을 통해 시간을 절약할 수 있고 일반적인 유산소 운동보다 체중감량에 효과적이라는 것이다. 일주일에 2~3회만 하면 되고 운동 시간도 더 짧다. 그러면서도 일반적인 유산소 운동과 같은 혹은 그 이상의 효과가 있다. 즉 이를 통해 지방을 더 많이 연소시킬 수 있는 것이다. 게다가 강도 높은 운동에는 다양한 방법(어떤 운동이든 인터벌 트레이닝이 될 수 있다)이 있기 때문에 지루하지 않게 운동할 수 있다.

단점을 보자면 우선 불편할 거라는 점이다. 최대 심박수의 80~90%로 자신을 몰아붙이게 되면 숨이 가빠지고 다리 근육에 피로가 쌓이게 된다. 만약 당신이 30세 이상이라면 인터벌 트레이닝을 시작하기 전에 종합적인 신체검사를 받아야 한다. 또한 늘 의자에 앉아서 생활하는 사람이라면 인터벌 트레이닝을 시작하기 전에 4~12주 정도 좀 더 평탄한 운동으로 대비할 필요가 있다. 근육통이나 부상을 막기 위해서는 인터벌 트레이닝 전의 준비운동도 매우 중요하다. 하지만 결국에 중요한 것은 여기저기가 좀 불편한 것이 아니라 엄청난 효과 아니겠는가? 가능하면 빠른 시일 내에 다음의 인터벌 트레이닝 프로그램을 실행에 옮기는 것이 좋다.

인터벌 트레이닝 안내

이제부터 인터벌 트레이닝이 어떤 효과가 있는지 단계별로 살펴보겠다. 여기에는 이제 막 운동을 시작한 사람과 그보다는 좀 더 많이 운동한 사람, 이미 규칙적으로 운동하고 있는 사람들을 위한 프로그램이 있다. 당신이 이 중 어떤 범주에도 속하지 않는다면(다시 말해 30분 동안 5.6km/h 속도로 걸을 수 없다면) 인터벌 트레이닝을 시작하기 전에 유산소 운동을 해야 한다.

초보자(30분 동안 5.6km/h 속도로 걸을 수 있는 사람)

1. 준비운동: 5.6km/h 속도로 5분간 걷기
2. 속도를 올려서 6.4km/h의 속도로 1분간 걷기
3. 속도를 늦춰서 4.8km/h 속도로 1분 15초간 천천히 걷기
4. 2번과 3번을 5번 이상 반복하기
5. 편안한 속도로 5분간 걷기

중급자(달리기나 자전거)

1. 준비운동: 최대한 힘들이지 않는 수준으로 5분간 달리기
2. 1분간 80~90%로 전력질주하기(목숨이 위험한 상황에서 도망치는 상황의 속도를 100%라고 생각하면 된다. 이것을 기준으로 80~90%

정도의 운동 강도를 가늠한다)

3. 1분 15초간 50%로 속도를 늦춰 달리기(퍼센티지를 잘 맞춰야 한다)

4. 2번과 3번을 5회 이상 반복한다.

5. 30% 정도로 속도를 늦춰 5분간 걸으며 정리한다.

체중감량으로 가는 길, 근력강화 운동

인터벌 트레이닝은 세포를 더 똑똑하게 만들 수 있고 미토콘드리아 기능을 향상시킬 수 있다. 심지어는 미토콘드리아를 만들어낼 수도 있다. 하지만 우리에게는 노화와 함께 일어나는 근육 손실을 막을 방법도 필요하다. 내 환자 중 한 명이 자신의 사무실에서 하던 운동 하나를 소개하자면, 어딘가에 기대거나 손을 짚지 않고 다리의 힘으로만 의자에서 일어나는 것이다. 도움 없이 의자에서 일어날 수 없을 정도로 허벅지 근육이 부족한 사람(젊은 사람들도 많다)이 얼마나 많은지 알면 놀랄 것이다. 당신도 지금 한번 해보기 바란다.

근력강화 운동은 근육을 증가시키고 강하게 만들며 미토콘드리아의 수도 증가시킨다. 그리고 신진대사율을 높여 휴식 중이나 수면 중에도 더 많은 칼로리를 소모할 수 있게 만든다. 자신이 좋아하는 것을 찾은 후 약간의 변화를 주어 시도해보기 바란다. 자신의 체중을 이용한 요가나 계단 오르기, 팔굽혀펴기, 앉았다 일어나기 등도 매우 좋다. 체육관의 기구를 이용하는 것도 또 다른 방법이다. 한 번도 기구를 사용해본 적이 없는 사람이라면 트레이너의 도움을 통해 올바른 사용법과 부상 방지법을 배워야 한다.

가장 좋은 것은 주요 근육에 피로를 줄 수 있도록 8~10회, 2세트씩

기구를 사용하는 것이다. 20분씩 일주일에 2~3번이면 기본적인 근력운동을 모두 실행할 수 있다. 건강과 신진대사를 위해 일주일에 40~60분 정도도 투자할 수 없는 사람은 없을 것이다.

이 책에 나와 있는 모든 것들은 부가적인 것으로 함께 수행돼야 효과가 있다. 내 환자들 중에는 운동 없이 상당한 양의 체중을 감량한 환자들도 많다. 하지만 어느 시점에 가면 체중감량이 멈춰버리고 마지막 4~7kg을 빼지 못하곤 한다. 그러면 이들을 정체에서 끌어낼 다른 방법이 필요한데, 이때 필요한 것이 바로 인터벌 트레이닝을 포함한 유산소 운동과 근력강화 운동이다.

뿐만 아니라 이러한 운동은 식욕을 감소시키고 건강한 체중과 신진대사를 촉진하는 호르몬과 뇌, 면역의 균형을 맞추는 화학물질들이 제 역할을 하게 만든다. 실제로 운동은 가장 강력한 항염증, 항산화 작용을 한다(배고픔 신호 조절, 인슐린 민감성 향상, 스트레스 물질 제거, 갑상선 기능 향상에 도움이 되는 것은 말할 것도 없고 간의 해독작용에도 도움이 된다).

3단계: 신진대사를 향상시키는 음식을 먹어라

어떤 음식들은 신진대사 향상에 도움이 되는 반면 미토콘드리아에 해가 되고 그 기능을 저해하는 음식도 있다. 초강력 신진대사 처방의 식품 권장사항을 따름으로써 당신은 어떤 음식을 먹어야 하고 어떤 음식은 피해야 하는지 알게 될 것이다. 이를 통해 지방을 태우고 건강을 유지할 수 있다.

4단계: 신진대사 조율을 위해 보충제를 사용하라

머일의 식생활에 적당한 보충제를 추가하는 것은 신진대사를 조율하는 데 도움이 될 수 있다. 미토콘드리아의 힘을 높이는 데 다음의 보충제를 활용하면 좋다.

- N-아세틸시스테인(NAC): 세포 내 글루타치온 합성을 돕는다.
- 에킬-L-카르니틴(Acetyl-L-carnitine): 지방을 미토콘드리아로 옮기는 역할을 한다.
- 알파-리포산: 미토콘드리아를 산화로부터 보호한다.
- 코엔자임Q10: 에너지를 더 많이 생산하도록 돕는다.
- NADH: 에너지를 더 많이 생산하도록 돕는다.
- 아기노산(아르기닌과 아스파르트산): 미토콘드리아에 필요한 세포 신진대사의 동력
- 디-리보스(D-ribose): 에너지 생산과 세포내 ATP 형성의 동력

5단계: 미토콘드리아 검사를 받아라

미토콘드리아 검사는 상당히 전문적인 검사이다. 나는 진료할 때 두 가지 전문적인 검사를 사용하는데 이 같은 검사를 하는 곳이 점점 많아지고 있다. 첫 번째 검사는 심혈관대사 스트레스 검사이다. 다른 하나는 소변에서 채취하는 유기산(organic acid) 검사이다. 필요하다면 좀 더 정밀한 미토콘드리아 검사도 있다. 이러한 검사는 근육 전문가들을 통해 받을 수 있다. 이러한 검사들이 미토콘드리아를 치료하는 데 꼭 필

요한 것은 아니다. 하지만 진찰 시 검토하지 않아야 할 부분을 제거하는 데 도움이 된다.

심혈관대사 스트레스 검사

이 검사는 산소의 호흡과 소모 속도를 측정하는 것으로 일명 VO2 max 측정이라고 한다. 이 검사의 원리는 매우 간단하다. 산소를 더 많이 소모할수록 칼로리도 더 많이 소모하는 한다는 것이다. VO2 max는 운동하는 동안 들이마시는 산소의 양을 측정하는 것으로 체력, 칼로리 소모 능력과 직접적으로 관련이 있다. 이 검사를 수행할 때는 꼭 의사나 임상 운동처방사, 스포츠 의학의 도움을 받아야 한다. 몇몇 최고급 헬스클럽에서 이 검사를 변형한 형태의 검사를 받을 수도 있다.

유기산 검사

소변 중 유기산 검사는 신진대사의 부산물과 영양결핍 등을 측정하는 검사이다. 심혈관대사 검사가 미토콘드리아의 숫자와 능력을 간접적으로 보여주는 반면 유기산 검사는 미토콘드리아의 생화학적 효율성을 보여준다. 하지만 이러한 검사를 할 수 있는 병원은 그다지 많지 않다. 그리고 검사 결과를 해석하는 것도 쉬운 일은 아니다. 하지만 신진대사나 영양문제에 대한 주목할 만한 단서를 제공하기도 한다.

초강력 신진대사 처방과 신진대사 엔진

신진대사 엔진의 기능을 최상으로 유지하는 것은 체중감량 능력을 향상시키는 데 중요하다. 그리고 이것은 끝끝내 안 빠지는 살들을 뺄 수 있는 방법이 되기도 한다. 신진대사 엔진의 기능을 최상으로 유지하기 위해서는 초강력 신진대사 처방에 따라 음식을 먹고 운동하는 것이다. 더불어 미토콘드리아에 손상을 입히는 요소를 제거하고 보충제를 정기적으로 섭취함으로써 가능해진다. 보충제는 미토콘드리아의 보호를 돕고 호르몬과 혈당의 균형을 맞춘다. 체중감량과 노화, 건강에 미토콘드리아가 어떤 역할을 하는지 이해하는 것은 의학 분야에서 가장 흥미로운 영역 중 하나이다.

고장 난 신진대사 발전소를 수리하라

다이앤Diane이 나를 찾아 왔을 때 그녀는 60대 후반에 접어들고 있었다. 그녀는 남편을 일찍 여의고 홀로 가족과 떨어져 살았다. 그녀는 10년 동안 당뇨를 앓고 있었고 류마티스 관절염, 알레르기, 갑상선 기능저하증, 위산 역류, 후두염을 앓고 있었다. 그리고 그녀는 항상 피곤했고 우울했다. 사실 그녀의 상황을 보면 피곤하고 우울할 수밖에 없었다.

그녀는 162cm의 키에 113kg을 훌쩍 넘겼고 살이 빠졌다 쪘다 하기를 수없이 반복했다. 가장 최근에 그녀는 45kg이나 뺐지만 그 체중을 오래 유지하지는 못했다. 그녀는 병을 치료하기 위해 좋다고 소문난 갖가지 약들을 복용하고 있었다. 당뇨, 우울증, 고지혈증, 혈압, 알레르기, 관절염, 갑상선 질환을 위한 약들 말이다. 그녀는 폐경으로 인해 에스트로겐까지 복용하고 있었다. 뭔가 증상이 나타나면 모두 치료했지만 그녀의 상태는 여전히 안 좋았다.

그녀는 빵이나 파스타, 머핀, 아이스크림을 먹으며 스스로를 위로했고 운동을 하기에는 너무 피곤했다. 혈액검사 결과는 그녀의 식단보다 더 나빴다. 검사결과 약을 복용하고 있음에도 불구하고 혈당과 인슐린 수치가 높았다. 중성지방 수치도 높았고 간도 지방간으로 변한 상태였다. 뿐만 아니라 염증도 심해서 C-반응성 단백질 검사결과가 10mg/ℓ로 나왔다(정상수치는 1mg/ℓ 이하이다).

많은 당뇨병 환자들이 칼로리 소모에 문제를 갖고 있다. 그들의 세포에 지방이 축적되는 이유는 두 가지로 생각해 볼 수 있다. 첫 번째 이유는 빠르게 흡수되는 흰 빵과 머핀 같은 탄수화물을 섭취하기 때문일 것이다. 두 번째는 '생산라인'에 과부하가 걸렸기 때문일지도 모른다. 말하자면 음식을 소모해야 하는 이 작은 공장들(미토콘드리아)의 속도가 느려져 연소되기만을 기다리는 지방들이 쌓이게 되는 것이다. 이러한 문제가 발생하는 데는 유전적인 이유가 있을지도 모른다. 하지만 이것은 발견만 하면 치료할 수 있는 문제이다. 소변 유기산 검사라는 특별한 검사로 미토콘드리아의 기능을 살펴볼 수 있다. 이 검사를 통해 지방연소 단계 중 어느 부분이 느린지를 알아내는 것이다.

나는 검사를 통해 다이앤의 미토콘드리아가 지방과 탄수화물을 처리하는 데 많은 문제를 가지고 있다는 것을 발견했다. 그녀는 당뇨와 체중문제를 해결하기 위해 많은 것을 시도했지만 어떤 것도 장기적으로는 도움이 되지 않았다. 결국 그녀는 당분 섭취를 줄이고 적당히 운동하며 특별한 보충제들(리포산이나 코엔자임Q10, 카르니틴[6])을 섭취함으로써 손상된 미토콘드리아를 회복시킬 수 있었다. 더 이상 많은 약들을 복용하지 않아도 된 것이다.

1년 후에 그녀는 체중이 20kg이나 빠졌다. 염증도 사라졌으며 간의 지방도 모두 없어졌다. 혈당과 중성지방 수치도 정상으로 돌아온 것은 물론이다. 그녀는 더 이상 당뇨병 환자가 아니었다. 가장 중요한 변화는 그녀가 삶의 활력과 기쁨을 되찾았다는 것이다. 그녀의 지방, 탄수화물, 에너지 대사 검사도 모두 정상이라는 결과가 나왔다.

point

- 세포의 한 부분인 미토콘드리아는 칼로리와 산소를 에너지로 전환한다. 미토콘드리아를 많이 가지고 있을수록 효율이 더 높고 휴식 중이든 운동 중이든 더 많은 칼로리를 소모할 수 있다.
- 요요현상을 거듭할수록 다이어트가 더 어려워지는 이유는 살이 빠질 때는 근육으로 빠지고 찔 때는 지방으로 찌기 때문이다. 이렇게 되면 신진대사력이 절반으로 줄어드는 셈이다.

CHAPTER 14

갑상선을 보호하라:
주요 신진대사 호르몬 극대화하기

우울증이 비만을 부른다

38세의 독신인 멜리사Melissa는 뉴욕의 증권가에서 일에 파묻혀 살았다. 9·11 사태 이후로 그녀 역시 다른 사람들처럼 우울함을 느꼈고 항우울제를 복용하기 시작했다. 그녀는 살이 18kg이나 쪘다. 그녀는 아침에 달걀을 먹는 등 상당히 음식을 잘 먹었고, 탄수화물을 갈구했지만 단것은 먹지 않았다.

멜리사는 규칙적으로 운동을 하고 친구도 많았으며 삶을 즐기는 사람이었다. 하지만 그녀는 피곤했고 변비로 고생했으며 불규칙적인 생리 주기로 인해 불만이 많았다. 또한 생리 전에 몸이 붓거나 성격이 예민해지는 생리 전 증후군(PMS)까지 있었다. 의사는 피임약을 통해 이 문제를 해결하려고 했다. 그러자 그녀의 콜레스테롤은 275mg/dl이라는 심각한 수치를 기록했고 염증이 생겼으며 인슐린 수치도 높아졌다.

그녀의 증상을 한번 정리해보자. 피로, 변비, 체중감량의 어려움, 체중증가, 생리 전 증후군, 높은 콜레스테롤, 인슐린, 혈당수치, 염증. 그럼 이 증상들 간에는 어떤 공통점이 있을까? 그녀를 치료했던 어떤 의사도 그 공통점을 제대로 짚어내지 못했다. 문제는 바로 갑상선이었다. 그녀의 갑상선자극호르몬(TSH)은 정상이었다. 하지만 그녀의 몸속에는 갑상선을 공격하는 항체가 존재했고 가장 중요한 호르몬이자 활성도가 높은 T3 호르몬 수치가 매우 낮았다. '아무르 사이로이드'를 복용하고 몇 개월이 지나자 그녀의 몸무게는 14kg이나 줄었고 모든 건강 문제도 사라졌다.

사소해 보이는 증상에 주의하라

의사들은 '진짜 질병'(진단하고 약을 처방할 수 있는 증상들)을 찾도록 훈련받았기 때문에 미미하고 만성적인 증상은 무시하곤 한다. 하지만 이 증상들이야말로 문제의 근원을 밝혀줄 수 있는 단서이다. 많은 사람들이 피로나 우울, 근육통, 생리통, 체중증가, 변비, 건망증, 관절통 같은 다양한 증상 때문에 의사를 찾아간다. 그럴 때마다 당신은 항우울제를 처방받거나 그저 나이가 들었기 때문이라는 소리를 들을 것이다. 최악의 경우 적게 먹고 운동을 많이 하라는 말을 들을지도 모른다.

나는 스스로를 종합의사라고 부른다. 왜냐하면 나는 문제의 모든 면을 살펴보기 때문이다. 멜리사의 경우처럼 증상이 많은 사람들은 십중팔구 갑상선 기능에 문제가 있다. 갑상선 시스템은 우리의 신진대사에 중요한 역할을 한다. 인슐린, 코티졸과 함께 갑상선 호르몬은 신진대사와 체중을 관장하는 3대 호르몬 중 하나이다.

전체 여성의 20%(남성의 10%)에게서 갑상선 기능의 저하가 나타나고, 이는 신진대사의 저하로 이어지지만 갑상선 문제를 갖고 있는 사람들 중 반 정도는 진단받지 못한 채로 지내고 있다. 더 심각한 것은 진단을 받은 사람들조차 제대로 치료를 받지 못한다는 점이다. 당신에게 위에 언급한 증상이 있는지 살펴보려면 아래의 자가진단표를 통해 진단해보기 바란다. 이를 통해 당신의 갑상선 문제 여부를 살펴볼 수 있을 것이다.

살 빼기가 힘든 것과 갑상선 문저는 어떤 관련이 있을까?

다음의 질문에 대답이 '예'이견 오른쪽의 네모 칸에 V 표시를 하시오. V 표시 하나당 점수는 1점이며 합산한 점수에 대한 해석방법은 133쪽을 참고하시오.

나는 피부와 손톱이 두꺼운 편이다.	☐
피부가 건조하다.	☐
허스키한 목소리를 가지고 있다.	☐
머리카락이 얇고 잘 빠지며 부스스하다.	☐
다른 사람보다 추의를 잘 느끼는 편이다.	☐
손발이 찬 편이다.	☐
아침에 일어나자마다 잰 기초체온이 36.5℃ 이하이다(약국에서 체온겨를 살 수 있다).	☐
근육에 피로나 통증을 느끼거나 근육이 약하다.	☐
샹리양이 많거나 생리 전 증후군이 심하거나 다른 생리와 관련된 문제를 갖고 있다(불임 포함).	☐

성욕 감퇴를 경험한 적이 있다. ☐

폐경으로 인한 증상이 심각하다(발열이나 기분이 좋았다 나빴다를 반복하는 등). ☐

부종을 경험한 적이 있다(손발이 붓는 것). ☐

피로하다. ☐

심장박동수와 혈압이 낮다. ☐

콜레스테롤 수치가 높다. ☐

건망증이 있거나, 집중력이 떨어지거나, 가끔 머리가 멍해지는 것을 느낀 적이 있다. ☐

아침에 일어나면 피곤하거나 침대 밖으로 나오기가 힘들다. ☐

눈썹이 얇아지거나 바깥쪽 1/3 정도가 빠진다. ☐

체중감량에 어려움이 있거나 최근에 체중증가를 경험한 적이 있다. ☐

우울증과 무기력함 혹은 불안을 경험한 적이 있다. ☐

변비로 고생한 경험이 있다. ☐

자가면역질환(셀리악병, 류마티스 관절염, 다발성 경화증, 루푸스)이나 알레르기, 이스트 곰팡이 감염 진단을 받은 적이 있다(이 모든 질병이 갑상선 기능에 영향을 미친다). ☐

방사선 치료를 받은 적이 있다. ☐

최근에 (아니면 그 이전에라도) 환경적인 독소에 노출된 적이 있다. ☐

가족 중에 갑상선 질환을 앓은 사람이 있다. ☐

갑상선 기능이상은 추가적인 검사나 의사의 도움이 필요한 문제가
될 수도 있다. 따라서 어떤 검사가 있는지 알아두는 것이 좋다. 또한 갑
상선 치유를 돕기 위해 당신이 할 수 있는 일들도 있다. 이번 장에서는
그러한 방법들을 알아볼 것이다.

의사들은 어떻게 사소한 증상을 놓치는가

으대에서 공부를 할 때단 해도 나는 갑상선 기능저하를 진단하고 치
료하는 것이 쉽고 간단한 것이라고 생각했다. 갑상선 기능에 문제가 있
는 사람들에게 나타나는 증상은 전형적인 것이었기 때문이다. 피로, 감
기, 붓기, 과체중, 건조한 피부, 약한 손톱, 머리카락 빠짐, 변비, 근육통,
건망증, 우울증이 그 증상들이다. 나는 혈액검사를 통해 갑상선이 비 정
상이라는 결과가 나오면 신지로이드Synthroid를 처방했다. 이것은 갑상
선 질환에 흔히 처방되는 약으로 T4 호르몬이라고 불리는 비활성 갑상
선 호르몬으로 구성되어 있다. 이 약을 처방하면 문제는 해결되고 모든
사람들이 만족한 채로 집으로 돌아갔다. 하지만 내가 틀린 것이었다.

20년 동안 의사생활을 한 지금, 나는 갑상선 문제를 진단하고 치료
하는 일이 가장 복잡하고 어려운 문제 중 하나라고 생각한다. 그리고
경험하건대 갑상선 문제는 제대로 잡아내기만 하면 내가 어떤 처방을
내리든 그 사람의 전반적인 건강과 체중, 신진대사에 대해 매우 중요한
영향을 미친다.

갑상선 치료는 오늘날 가장 이견이 많은 분야이기도 하다. 갑상선 기
능이상이 확실한 경우의 치료과정은 잘 정립되어 있지만 갑상선에 미기

한 문제를 갖고 있는 사람들을 진단하고 치료하는 데는 의견이 분분하다. 또한 치료를 위한 가이드라인도 자주 변하고 그것이 실제 진료에 적용되기까지 오랜 시간이 걸린다. 이 문제는 어떻게 보면 이 분야의 연구 결과들이 서로 달라 의사들이 제대로 이해하지 못하기 때문에 발생한 것이다. 가장 효과적인 치료법이 될 만한 것들이 아직 실제 진료에서 주류가 되지 못하고 있다. 그러나 나의 지식은 수백 시간 동안의 연구와 갑상선 문제에 대한 수천 번의 검사, 수천 명의 환자 치료에서 나온 것이다.

갑상선 기능과 영양의 중요성

갑상선은 우리 목에 있는 작은 내분비선으로 두 가지 주요 갑상선 호르몬을 생산한다. 그중에서 93%를 차지하는 것이 비활성 형태의 T4 호르몬이고 나머지 7%가 활성 형태의 T3 호르몬이다. 갑상선에서 생산된 T4 호르몬은 간에서 T3 호르몬으로 전환된다.

식습관뿐만 아니라 생활습관이나 환경적인 요소가 이 과정에 영향을 미친다. 갑상선은 내분비 혹은 호르몬계의 일부이다. 따라서 갑상선 호르몬의 주된 역할은 신진대사를 촉진해 우리 몸의 거의 모든 기능에 영향을 미치는 것이다. 이 때문에 갑상선에 문제가 생기면 다양한 증상이 나타난다. 갑상선 호르몬은 인슐린, 코티졸, 성호르몬을 포함한 다른 모든 호르몬들과 신호를 주고받는다.

갑상선에서 일어나는 갑상선 호르몬의 생산과 분비는 뇌의 피드백 시스템(갑상선자극호르몬 분비호르몬인 TRH와 갑상선자극호르몬 TSH를 만들어내는 시상하부와 뇌하수체)의 통제를 받는다. 모든 것이 제대로 작동하면 필요한 호르몬이 생산되고 T4 호르몬이 T3 호르몬으로 전환된다. 이렇게 전환된 T3 호르몬은 세포핵에 있는 특정한 수용체(우리가 살펴봤던 PPAR 집단과 같은)에 작용하게 된다. 이 수용체는 신진대사를 촉진하고 미토콘드리아에서의 지방연소를 증가시키며 우리 몸의 모든 시스템이 제 속도로 작동하도록 만드는 신호를 DNA에 보낸다. 이것이 바로 T3 호르몬이 콜레스테롤 수치 감소, 기억력 향상, 몸매유지, 발모, 근육통 완화, 변비, 때로는 불임에까지 영향을 끼치는 이유이다.

만약 T3 호르몬이 너무 적게 생산된다거나 T4 호르몬이 활성호르몬인 T3 호르몬으로 제대로 전환되지 못한다면 우리 몸 전체가 엉망으로 돌아가게 된다. 그러면 신진대사와 미토콘드리아는 적절한 신호를 받지 못하게 되고, 결국 위에 언급한 증상들이 나타날 뿐 아니라 체중까지 늘게 되는 것이다. 게다가 염증발생 위험이 높아지고 인슐린 수치에도 문제가 생기며, 더 나아가 이 문제들은 건강을 위협하고 체중감량을 어렵게 만든다. 한 연구에 따르면 잠재적 갑상선 기능저하증이 C-반응성 단백질과 인슐린 수치를 높이는 원인이 된다고 한다.[1] 이뿐만 아니라 갑상선의 안정성이 건강에 엄청난 영향을 끼칠 수 있다는 것을 보여주는 지표들은 많이 있다. 갑상선 문제가 이미 진단돼 치료 중에 있다면 문제가 되지 않는다. 문제는 진단되지 않았을 경우에 발생한다. 갑성선 호르몬을 제대로 생산해내지 못하는 질병인 갑상선 기능저하증은 거의 진단이 되지 않고 있는 실정이다.

진단되지 않는 병, 갑상선 기능저하증

갑상선 기능저하를 진단하고 치료하는 것이 왜 그렇게 어려울까? 가장 큰 이유는 증상이 뚜렷한 것이 아니라는 것과 갑상선이 아니라 다른 문제가 원인일 수도 있기 때문이다. 예를 들어 당신은 얼굴에 핏기가 사라지고 땀을 흘리며 가슴을 움켜쥔 채 통증을 호소하는 사람을 보고서 심장마비라고 진단할 수 있을 것이다.

그러나 갑상선 문제는 심장마비와는 전혀 다른 문제이다. 당신이 갑상선 기능저하의 모든 증상들을 가지고 있다고 해도 그저 무시해버리기 십상일 것이다. 갑상선에 문제가 있어서 그런 증상들이 나타날 거라고는 상상도 못할 것이기 때문이다.

당신에게 선견지명이 있어 의사를 찾아간다고 해도 일반적인 검사를 통해 갑상선 기능이 정상적인 범위 안에 있다고 말해줄지도 모른다. 하지만 대부분의 경우 의사들은 적합한 검사를 충분히 시행하지 않는다. 결과적으로 당신의 갑상선 문제는 진단되지 않은 채로 남게 되는 것이다. 의사가 당신에게 갑상선 질환일 가능성이 있거나 증상 없는 갑상선 질환에 걸렸다는 말을 했을지도 모른다. 그럼 의사는 당신을 지켜볼 것이다. 무엇을 지켜본다는 말인가? 당신이 진짜로 아파질 때까지 기다린다는 말일까?

갑상선 문제는 실제로 매우 흔한 것이다. 전체 인구의 10% 이상, 60세 이상 여성의 20%가 증상 없는 갑상선 기능저하증을 가지고 있다. '무증상(subclinical)'이라는 말에는 증상이 없고 갑상선 검사에서 미미한 이상소견이 발견되었다는 의미가 담겨 있다. 하지만 이 말이 의미하는 것은 증상이 너무나 미미해서 의사들이 놓쳐버리기 쉽다는 것이다.

갑상선 검사 결과가 정상으로 나왔지만 여러 가지 증상으로 고생하는 사람이 있다면 갑상선 치료로 효과를 볼 수 있다. 이것은 '정상'을 어떻게 정의하느냐에 달린 것이다. 만약 당신이 212cm의 키를 가진 농구선수라면 몸무게가 136kg이 나간다 해도 이상할 것이 없다. 하지만 당신이 160cm 키의 여성이라면 136kg이라는 몸무게는 비정상일 것이다. 만약 당신이 화성착륙을 달성한 21세기의 미국인 중 한 명이라면 과체중인 것이 정상이라고 생각할지도 모른다. 왜냐하면 미국인의 60%가 과체중이기 때문이다. 하지만 그렇다고 해서 그것이 정상이 되는 것은 아니다!

우리가 정상이라고 생각했던 것들이 더 이상은 정상이 아니라는 것을 알게 되면서 의학 분야에서 '정상'이라는 말의 가치는 점점 떨어지고 있다. 1998년에 정상체중을 나타내는 BMI는 27이었다. 하지만 지금은 25이다. 2001년 이전에 정상적인 콜레스테롤 수치는 240mg/dℓ이었지만 지금은 200mg/dℓ이다. 정상적인 LDL 수치도 140mg/dℓ이었지만 지금은 100mg/dℓ이다. 정상적인 혈압도 140/90mm Hg였지만 115/75mm Hg(2004년 8월 기준)로 바뀌었다(미국 고혈압 합동위원회의 7번째 보고서(JNC-Ⅶ)를 바탕으로 한 것임).

왜 이렇게 됐을까? 그것은 우리의 지식이 더 풍부해졌고 미미한 변화가 건강에 큰 영향을 미칠 수 있다는 것을 알게 되었기 때문이다. 갑상선 문제도 마찬가지다. 하지만 의학계에서는 이것을 아직 받아들이지 않고 있다. 의사들은 다음의 내용들을 고려해서 갑상선 문제에 접근하는 방법을 다시 생각해봐야 한다.

1. 환자의 병력 분석을 통해 문제를 알아본다.

2. 올바른 검사를 시행한다.

3. 갑상선 기능이상의 원인을 제대로 진단하고 치료한다.

4. 생활습관과 식단, 보충제를 통해 갑상선 기능을 지원한다.

5. 환자 개개인에 맞게 갑상선 호르몬 조제약을 처방한다.

현재 위의 내용들은 의학계에서 시행되고 있는 것이 아니다. 하지만 갑상선 기능향상을 위해 스스로 실행할 수 있는 일도 몇 가지 있다. 또한 잘 숙지하고 있으면 정확한 진단에 도움이 되는 정보들도 있다. 이번 장의 나머지 부분에서 갑상선 기능을 최상으로 유지하는 방법과 필요한 검사에 대해 알려주고 호르몬 치료요법에는 어떤 것이 있는지 살펴보도록 하겠다.

갑상선 치료하기: 통합적인 접근법이 필요하다

갑상선 문제를 치료하는 것은 건강한 신진대사에 필수적이다. 갑상선을 치료한다는 것은 갑상선 약을 먹는 것보다는 훨씬 복잡한 일이다. 영양보충, 운동, 스트레스 감소, 보충제 섭취, 염증 감소, 특정 음식 금식, 중금속 해독, 석유화학제품(살충제나 PCBs)의 독소제거 등이 병행되어야 한다.

이 모든 요소들을 통합하고 갑상선 문제를 해결할 수 있는 방법들을 만들어내기 위해서 당신은 아래의 6단계를 활용할 수 있다.

1단계: 갑상선 문제의 원인을 제거하라.

2단계: 운동하고 사우나를 하라.

3단계: 갑상선에 좋은 음식을 먹고 나쁜 음식은 피하라.

4단계: 갑상선 기능을 돕는 보충제를 활용하라.

5단계: 갑상선 검사를 받아라.

6단계: 올바른 갑상선 호르몬 대체를 선택하라.

당신이 만약 갑상선에 문제를 갖고 있다면 이 단계별 프로그램을 통해 갑상선 불균형을 바로 잡을 수 있다. 이를 통해 체중감량을 일으키는 우전자들 작동시키고 체중증가를 일으키는 유전자의 작동을 멈출 수 있다. 그럼 이제부터 이 6단계를 어떻게 활용할 수 있는지 살펴보자.

1단계: 갑상선 문제의 원인을 제거하라

가장 먼저 해야 할 일은 갑상선 기능을 방해할 만한 요소를 조심스럽게 살펴보고 그것들을 제거하는 것이다. 갑상선 기능에 문제를 일으킨다는 오명을 쓰고 있는 음식들이 있지만 거기에 과학적인 증거가 있는 것은 아니다. 예를 들어 콩으로 만든 식품과 브로콜리, 양배추, 케일 Kale, 싹양배추(Brussel sprouts), 쌈케일(Collard greens)이 갑상선 기능 이상을 유발한다고 알려져 왔다.

하지만 이 식품들은 건강에 좋은 물질을 많이 함유하고 있는 것들이다. 게다가 이 식품들에 대한 지금까지의 연구를 살펴보면 갑상선에 문제를 일으킨다는 결정적인 증거를 제시하고 있는 것도 없다. 한 연구에서 콩을 집중적으로 먹은 쥐들에게서 갑상선 문제가 나타났다는 사실을 제시했는데, 이 사실을 통해 우리가 알아야 할 것은 한 가지뿐이다. 당신이 쥐라면 콩을 멀리하라. 인간을 대상으로 한 연구에서는 콩을 적당량 먹었을 때 별다른 이상이 나타나지 않았다.[2]

반면 느린 신진대사의 원인이 되는 갑상선 자가면역질환과 관련이 있다는 결정적인 증거가 발견된 식품군도 있다. 글루텐이 그러한 식품 중 하나다.[3] 당신에게 갑상선 문제가 있다고 생각된다면 글루텐(보리, 밀, 귀리, 호밀 등에 함유)에 어떻게 반응하는지 알아보기 위한 혈액검사를 받아볼 필요가 있다.

글루텐 민감성 또는 글루텐 알레르기는 편두통부터 피로, 체중증가까지 매우 다양한 형태의 증상을 유발할 수 있다. 검사를 받는 대신에 3주 정도 당신의 식단에서 글루텐을 제거해보는 방법도 있다. 만약 증상들이 사라진다면 당신의 몸이 글루텐을 좋아하지 않는다는 증거이다. 좀 더 확실히 알아보고 싶다면 3주 후에 글루텐을 다시 먹고 증상이 재발하는지 살펴보면 된다. 증상이 다시 나타난다면 그것은 결정적인 단서가 되는 것이다.

실제로 3주간의 글루텐 금식은 초강력 신진대사 처방에 포함돼 있다. 이런 처방을 한 이유 중 하나는 글루텐이 당신의 건강과 체중감량에 부정적인 영향을 미치는지를 스스로 확인할 수 있도록 하기 위함이다.

독소도 갑상선 기능을 저하시킨다. 수은 검사를 받고 수은을 우리 몸과 환경에서 제거하는 것 역시 중요한 일이다.[4] 갑상선 문제와 관련이 있는 불소를 피하라.[5] 그리고 염소가 처리된 물도 먹지 말아야 한다. 농약을 확인하는 것은 더 어렵다. 하지만 유기농 식품과 정수된 물, 해독작용이 있는 식품을 먹어 몸을 해독하는 것은 매우 중요하다. 독소와 해독작용에 관해서는 15장에서 더 자세히 살펴보겠다.

스트레스도 갑상선 기능에 부정적인 영향을 미친다. 특수부대 사관생도들의 훈련에는 심한 스트레스가 동반된다. 그래서 이들에게는 높은 크티졸 수치와 심한 염증, 테스토스테론의 감소, TSH 호르몬의 상승, T3 호르몬의 저하가 나타난다. 만성적인 스트레스를 해결하지 않은 채 갑상선을 치료하는 것은 더 많은 문제를 불러올 수 있다는 것을 명심하라.

만성적인 스트레스의 가장 일반적인 형태로 알려진 부신소모*는 이 점에서 특별히 위험하다. 부신소모는 부신이 스트레스에 의한 생리적인 필요를 따라잡지 못하게 될 때 발생한다. 갑상선과 신진대사를 위해 탄성피로를 줄이는 데 10장에 나와 있는 이완운동을 잘 활용하면 좋다.

2단계: 운동하고 사우나를 하라

갑상선을 제대로 치료하기 위해서 우리가 생활 속에서 실천해야 하는 것이 두 가지가 있다. 바로 운동과 사우나이다. 운동은 갑상선의 분비작용을 촉진하고 온몸의 세포가 갑상선 호르몬에 좀 더 민감하게 반응할 수 있도록 만든다. 13장에 소개된 운동처방과 16장에서 소개될 운동은 칼로리 소모와 신진대사에 좋을 뿐만 아니라 갑상선 기능에도 도움이 된다.

---

* 옮긴이 주: 부신은 신장 위에 자리하는 한쌍의 내분비 기관으로, 부신 소모가 일어나면 면역체계가 손상되고 정신적 문제, 궤양, 우울, 심지어 심혈관 문제가 나타나기도 한다.

또한 근육과 마음을 이완시키는 가장 좋은 방법인 사우나와 증기욕
은 갑상선 문제의 원인이 될 수 있는 몸속의 살충제 성분을 씻어낸다.
사우나는 체중감량과 갑상선 치유를 돕는다. 왜냐하면 우리가 살을 빼
면 농약(유기염소 성분)[6]이나 PCBs 같은 독소를 지니고 있는 지방세포
도 함께 빼는 것이기 때문이다.

이 독소들은 T3 호르몬 수치를 낮추며 결과적으로 '안정 시 신진대
사율'을 낮춰 지방연소 능력을 저하시킨다.[7] 그러므로 해독작용은 갑상
선 기능향상에 중요한 부분을 차지한다. 몸을 해독하지 않으면 체중을
감량함에 따라 체중감량 능력도 줄어들게 된다. 왜냐하면 지방이 연소
되면서 배출되는 독소가 갑상선에 부정적인 영향을 미치기 때문이다.

우리 몸 전체는 그물망처럼 연결돼 있다. 따라서 신진대사의 7가지
열쇠 모두에 동등하게 관심을 기울여야 한다. 특정 열쇠가 더 중요한
경우도 있겠지만 인간의 몸이란 조립 로봇처럼 독립적인 여러 부분들
이 모인 것이 아니기 때문이다.

한편 갑상선 문제의 원인을 제거하고 영양보충, 운동, 스트레스 감
소, 적당한 보충제 섭취 등을 실행에 옮겼는데도 여전히 몸이 아프고
살을 뺄 수 없으며 다양한 갑상선 질환의 증상들이 나타난다면 어떻게
해야 할까? 이때는 갑상선을 위해 처방된 약을 시도해봐야 한다. 이를
위해서는 포착하기 힘든 갑상선 장애를 치료해본 경험이 많은 의사를
찾아야 한다.

포착하기 힘든 갑상선 문제를 밝혀내고 치료하는 것은 건강한 삶과
신진대사를 위해 필수적이다. 수백만의 사람들이 흔하지만 애매한 증상
에 대해 적절한 진단과 치료를 받지 못한 채 고통받고 있다. 영양이 풍

부한 식사를 하고 운동을 하는데도 불구하고 체중감량이 어렵다고 호소하는 경우가 그런 예이다. 만약 당신이 위에서 언급한 증상을 갖고 있거나 갑상선 문제가 의심된다면 적당한 검사를 받거나 당신을 도와줄 수 있는 의사를 찾아야 한다.

3단계: 갑상선에 좋은 음식을 먹고 나쁜 음식은 피하라

치유와 체중감량을 위한 모든 단계에서 가장 중요한 것은 영양섭취를 제대로 하고 음식을 통해 유전자에 올바른 정보를 제공하는 것이다.[8] 갑상선을 치료할 때도 마찬가지다. 16장에서 소개될 지침과 함께 여기에 나와 있는 권장사항을 따르면 갑상선 치유에 도움이 될 것이다.

갑상선에 좋은 음식을 먹어라

갑상선 호르몬의 생산(비활성인 T4를 활성인 T3로 전환)에는 요오드와 오메가-3 지방산이 필요하다. T3 호르몬을 세포핵의 수용체에 결합시켜 활동하게 만드는 데는 비타민A, 비타민D, 아연이 필요하다. 이 고든 요소를 우리는 좋은 자연식품 식단에서 공급받을 수 있다. 깨끗한 유기농 자연식품은 우리에게 필요한 영양분을 제공해준다. 그리고 갑상선 문제에 특히 좋은 음식도 있다.

- 요오드가 함유돼 있는 해즈류
- 요오드와 오메가-3 지방, 비타민D가 포함되어 있는 생선
- 민들레 잎, 겨자와 비타민A를 포함하고 있는 짙은 녹색 채소

- 셀레늄을 포함하고 있는 브라질 호두, 가리비, 청어, 빙어

갑상선 기능을 방해하는 음식을 피하라

　갑상선 기능을 방해하는 것으로 알려진 음식들도 있다. 식단이 갑상선에 미치는 영향을 최대화하려면 다음의 음식은 피하는 것이 좋다.

- 밀, 귀리, 보리, 호밀 등에 함유된 곡물 단백질인 글루텐
- 과도한 콩 단백질: 갑상선 기능저하증으로 인해 약을 복용하는 환자의 경우 콩 단백질을 너무 많이 섭취하면 갑상선 기능이 저하된다.

4단계: 갑상선 기능을 돕는 보충제를 활용하라

　갑상선 기능에 필요한 필수 영양소는 기본적인 종합 보충제에 모두 포함돼 있다. 다양한 비타민과 셀레늄을 포함한 미네랄, 요오드, 아연, 비타민A, 비타민D, 오메가-3 지방이 그것이다. 이들 모두가 갑상선 기능을 정상적으로 유지하는 데 필수적이다.

　한 가지 주의할 점은 만성적인 스트레스로 인해 부신이 많이 지친 상태인데, 충분한 휴식과 약초(인삼이나 홍경천, 가시오가피) 등으로 부신을 달래지 않고 갑상선을 치료하게 되면 문제를 더욱 심각하게 만들 수 있다는 것이다. 10장 '스트레스를 정복하라'에 나와 있는 단계별 프로그램을 활용하면 스트레스 반응의 균형을 맞추는 데 도움이 될 것이다.

5단계 : 갑상선 검사를 받아라

갑상선 기능저하를 진단할 수 있는 한 가지 검사나 증상, 방법 같은 것은 없다. 중요한 것은 증상과 혈액검사 결과 등을 포함해 전체적으로 문제를 살펴보고 결정하는 것이다. 의사들은 보통 TSH 호르몬 수치로 갑상선 문제를 진단하고 유리티록신(free T4) 수치를 검사하기도 한다.

하지만 몇몇 의사들과 임상학자들이 이 검사들의 '정상' 기준에 의문을 제기하고 있다. TSH 호르몬 수치가 5~10mIU/㎖ 사이일 때 '무증상' 갑상선 기능저하증을 진단한다. 하지만 미국 내분비학회는 TSH나 T3의 수치 중 어느 하나라도 3 이상이면 비정상이라는 새 지침을 발표했다.[9] 수치가 바뀌었지만 여전히 예전 방식대로 검사를 받는 사람들이 듣고 여전히 갑상선 기능에 문제를 갖고 있는 것이다. 이 문제를 좀 더 잘 이해하려면 갑상선 기능에 다한 관점을 바꿀 필요가 있다.

1. 갑상선자극호르몬(TSH, Thyroid-stimulating hormone): 1~2m㎖U/㎖ 사이가 적당하다.

2. Free T4 호르몬(비활성)과 Free T3 호르몬(활성)

3. 갑상선 항체(TPO): 다른 검사가 정상 반응이 나와 토통 진단되지 않은 채로 남아 있는 자기견역성 반응을 찾아야 한다. 이것은 일반적인 검사에 포함된 것은 아니다.

4. 갑상선 자극호르몬을 방출하는 호르몬(TRH) 자극 검사

5. 24시간 free T3 호르몬 소변검사도 기본적 검사만으로 진단이 어려운 경우에 도움이 된다.

이러한 검사 경험이 있는 의사들이라면 갑상선 기능에 대해 좀 더 폭 넓게 바라볼 수 있을 것이다. 결론은 당신에게 진단되지 않은 갑상선 문제가 있다고 여겨진다면 의사에게 이러한 검사를 부탁하거나 이 검사를 해줄 만한 의사를 찾아야 한다는 것이다. 이 검사들은 일반적인 검사로는 알 수 없는 단서들을 찾아내는 데 꼭 필요하다.

6단계: 올바른 갑상선 호르몬 대체를 선택하라

궁극적으로 심각하게 불균형 상태에 있는 갑상선의 균형을 맞추기 위해서는 몇 가지 종류의 갑상선 호르몬 대체요법이 필요하다. 이에 대해 식단과 생활습관을 바꿈으로써 할 수 있는 일이 몇 가지 있다. 하지만 갑상선이 제대로 기능하지 않는다면 부족한 호르몬 생산을 보충하기 위해서 갑상선 호르몬을 추가로 복용해야 할지도 모른다. 어떤 방법이 있고 어떤 의문점을 가져야 하는지 아는 것은 건강을 위해 더 나은 결정을 내리는 데 힘을 실어줄 것이다.

내가 의대에 다닐 때는 갑상선 기능저하를 위한 치료법을 딱 한 가지만 배웠다. 바로 '신지로이드'다. 이것은 인공적인 T4 호르몬으로 약의 이름이기도 한데 최근까지 FDA가 승인하지 않았던 약물이다. 그런데 왜 의사들은 이 약을 처방하는 걸까? 왜냐하면 알고 있는 약이 이것뿐이기 때문이다. 그러나 의사들이 알고 있는 유일한 약이라고 해서 그것이 모든 사람을 위한 최선의 약은 아니지 않은가.

물론 이 약으로 효과를 본 사람들도 많다. 하지만 T4 호르몬만으로는 증상이 좀처럼 사라지지 않는 경우도 있다. 그렇다면 정답은 무엇일까?

그것은 경우에 따라 다르다. 최근에 일어나고 있는 의학혁명의 매력이자 비극은 모든 사람들에게 맞는 한 가지 치료법이란 없다는 것이다.

어떤 치료법이든 효과를 보려면 여러 경험과 검사, 시행착오를 거쳐야 한다. 하지만 내 환자의 대다수가 T3 호르몬과 T4 호르몬을 조합한 호르몬 처방으로 효과를 보았다. 신지로이드는 비활성 호르몬인 T4만으로 만들어진 약물이다. 대부분의 의사들은 몸에서 T4 호르몬이 T3 호르몬으로 전환돼 모든 게 잘될 거라고 생각한다. 하지만 불행하게도 농약과 스트레스, 수은, 감염, 알레르기, 셀레늄 부족 등의 요소가 전환과정을 방해할 수 있다. 모든 사람들이 몸속에 어느 정도 농약을 쌓아놓고 있는 것이 확실한 만큼 신지로이드를 복용했을 때 문제가 발생할 가능성도 있다.

나가 가장 많이 사용하는 치료제는 '아무르 사이로이드Armour Thyroid'[10]로 갑상선 호르몬 T4, T3, T2(갑상선 대사로 생산되는 물질로, 잘 알려져 있지는 않지만 실제로는 매우 중요할 수 있다)[11]로 이루어진 것이다. '아무르'는 말린 돼지 갑상선으로 만든 처방약품이다. 이 약에는 T4 , T3, T2 호르몬을 포함하여 모든 종류의 갑상선 호르몬이 들어 있다. 돼지의 호르몬을 먹음으로써 살을 뺀다는 게 모순처럼 들릴 수도 있지만 그것이 사실이다. 사람마다 다르지만 적당한 복용량은 15~180mg이다.

많은 의사들이 아직도 조제약은 불안정하고 복용량도 감시하기 힘들다는 구시대적인 생각을 갖고 있다. 과거의 '아무르'라면 맞는 말이지만 새로운 '아무르'에는 해당되지 않는 것이다. 갑상선 문제가 있는지 확인하기 위한 유일한 방법이 3개월 정도 이 약을 복용하는 것인 경우도 있다. 몸이 더 나아지고 증상이 사라지며 살이 빠진다면 제대로 된

택한 것이다. 한번 복용하기 시작했다고 해서 평생 동안 복용(가장 흔한 오해)할 필요는 없다. 갑상선 기능을 방해하던 모든 요소들을 바로 잡기만 하면 복용량을 줄이거나 복용을 중단할 수 있는 것이다. 단, 한 가지 주의할 것이 있다. 갑상선 호르몬을 너무 많이 복용하거나 필요하지 않은데도 복용하게 되면 불안, 불면증, 심계항진(심장박동이 빠르고 세지는 일), 장기적으로는 뼈 손실 등의 바람직하지 않은 부작용이 발생한다.

숨겨진 갑상선 문제 찾기

갑상선에 부정적인 영향을 미치는, 수은과 글루텐 같은 요소들을 다룰 때는 면밀히 살펴보는 것이 중요하다. 충분히 영양을 보충해주고 다양한 비타민과 생선기름을 섭취하며 필요하다면 적당한 검사와 치료를 받아야 한다. 이것이야말로 건강과 체중문제의 해답이 될 수 있다.

내 생활습관은 완벽한데, 왜 살이 빠지지 않을까?

아만다Amanda는 밝고 쾌활하며 야무진 28세의 젊은 여성이었다. 그녀의 BMI는 23으로 과체중은 아니었다(25 이상이 과체중이고 30 이상이면 비만이다). 하지만 그녀는 9kg 정도를 더 빼고 싶어했다.

그녀는 모든 일에 열심이었다. 일주일에 다섯 번, 아침 5시 30분에 트레이너와 함께 40분간 유산소 운동을 하고 30분간 근력 운동을 했다. 그녀의 체력은 정말 훌륭했다. 그녀는 오트밀과 단백질 세이크, 통밀 머핀이나 요구르트, 과일을 아침으로 먹었다. 점심은 샐러드와 칠면조 몇 조각과 콩이었다. 그녀의 저녁식사는 늦은 편이었지만 생선과 야채만을 먹었다. 그녀는 술과 담배도 하지 않았고 심지어는 단것도 먹지 않았다.

그녀는 이 모든 노력에도 불구하고 왜 살을 빼기가 힘든지 이해할 수가 없었다. 그녀의 문제를 파악하는 데 가장 중요한 단서는 생리주기가 불규칙해서 청소년 시절부터 생리주기를 조절하기 위해 피임약을 복용해왔다는 것이었다. 또한 그녀는 저혈압이었고 항상 몸이 찬 편이었으며 변비로 고생했다. 그리고 28세라는 나이에 어울리지 않게 피로를 느꼈다.

우리는 모든 검사를 했다. 검사 결과는 대체로 정상이었지만 다음 두 가지가 문제였다. 그녀의 갑상선 호르몬 수치는 정상범위이긴 하지만 낮은 편이었다. 또한 신진대사의 문제를 밝혀주는 소변 중 유기산 검사 결과 미토콘드리아의 지방연소에 문제가 있는 것이 발견됐다(갑상선 호르몬은 미토콘드리아의 에너지와 칼로리 소모를 촉진한다).

나는 그녀에게 현재의 식단이나 운동 프로그램을 바꾸지 말라고 했다. 단지 저녁을 좀 더 일찍 먹으라고 조언했다. 그리고 그녀의 갑상선 기능을 돕기 위해 '아무르 사이로이드' 소량과 생선기름, 복합비타민과 미네랄을 처방했다. 또한 미토콘드리아의 기능을 위해 카테킨과 코엔자임Q10 섭취를 권했다. 마지막으로 피임약 복용을 중단하라고 했다.

3개월 후 그녀는 처음으로 정상적인 생리주기를 가질 수 있었고 활력을 되찾았다. 그리고 그녀를 괴롭히던 9kg의 살도 빠졌다. 나는 그녀를 치료하면서 단순히 갑상선 검사 결과에만 의존하지 않고 아만다라는 사람 자체에 관심을 기울였다. 그 결과 그녀를 평생 동안 괴롭히던 살을 뺄 수 있도록 도울 수 있었고 그녀의 임신문제도 해결했다.

- 갑상선 호르몬은 신진대사에서 가장 중추적인 역할을 한다. 이 호르몬의 균형이 깨지면 신진대사의 균형도 깨진다.
- 갑상선 기능저하증은 진단이 가장 힘든 질병 중 하나이다. 매우 흔하고 건강에 끼치는 영향도 크지만 대부분의 의사들이 이 문제를 제대로 다룰 줄 모른다.
- 식단, 환경적인 독소, 스트레스가 모두 갑상선 기능에 영향을 미친다.
- 만약 갑상선 기능저하증이 염려된다면 의사에게 요청할 수 있는 다양한 검사들이 있다.
- 일반적인 갑상선 치료제인 신지로이드는 한정적인 역할만 할 뿐이다. 따라서 갑상선 문제를 더 완벽하게 대처할 수 있는 섬세한 처방이 필요하다.

CHAPTER 15

간을 보호하라:
독소로 가득찬 살을 없애라

독소는 비만의 원인이기도 하다

큰 트럭회사에서 일하고 있는 조Joe는 1985년에 성관계를 통해 C형 간염에 걸렸다. 그리고 1990년에 처음으로 간 검사에서 이상이 나타났다. 하지만 그는 자신의 생활습관을 그다지 바꾸지 않았다. 담배와 술을 계속 했던 것이다. 그의 식단은 전형적인 중산층 직장인의 식단이었다. 달걀과 소시지, 도넛, 마가린을 바른 베이글을 아침으로 먹었고, 소고기 샌드위치, 페퍼로니 피자 등을 점심으로 먹었다. 저녁은 스테이크와 와인, 빵, 감자, 파스타였다. 야채를 먹는 경우는 드물었다.

조는 내가 진료를 시작하기 1년 전에 담배와 술을 끊었다. 간 기능과 피로가 악화되었기 때문이었다. 게다가 최근에 아내와 직장을 잃어 심각한 스트레스를 받고 있는 상황이었다. 또한 간염 치료를 위해 인터페론interferon 주사를 맞고 있었다. 하지만 그의 바이러스 수는 여전히 줄어들지 않았다. 혈압과 혈당, 중성지방 수치도 높았다.

조는 내가 '삶을 해독하자(Detox for life)'라는 주제로 연 워크숍에 참석했고 변화할 준비가 되어 있었다. 하지만 걱정은 줄지 않았다. 최근에 간에 생체검사를 받았는데 상처가 있는 상태였고 상황이 점점 악화되고 있었기 때문이다. 또한 뱃살이 점점 불어나기 시작했다. 만성간염 때문에 간에 염증이 있기도 했지만 정제된 탄수화물과 정크푸드로 인해 생긴 지방간 문제까지 겹쳐 있었다.

조의 몸은 독소 그 자체였다. 수년간의 흡연과 음주, 형편없는 식사로 그의 몸, 특히 간에 독소가 쌓여가고 있었다. 야채와 쌀, 콩, 해독작용을 하는 쌀 단백질 셰이크, 간에 좋은 약초, 위장 청소를 위한 섬유질 섭취와 사우나, 요가, 휴식을 포함하는 5일간의 해독 프로그램을 통해 그는 정말 오랜만에 몸이 가뿐해지는 것을 느꼈다.

조는 해독 프로그램을 끝내고 나를 찾아왔다. 나는 그에게 식단을 바꿔 혈당과 인슐린 수치를 조절하라고 조언했다. 해독작용을 하고 간을 보호하는 브로콜리나 마늘, 민들레 잎, 냉이 등도 섭취하라고 권했다. 여기에 그의 지방간을 위해 몇 가지 특별한 영양소(알파 리포산과 셀레늄)와 밀크 시슬도 처방했다. 3개월 후 그는 몸이 한결 좋아진 것을 느꼈다. 살도 10kg 이상 빠졌으며 바이러스 수치도 최저를 기록했다. 손상이 심한 간일지라도 치유가 가능한 것이다.

환경적인 독소가 체중증가를 유발한다

우리 몸속에 있는 독소나 주변 환경에 존재하는 독소 모두가 비만의 원인이 된다. 독소를 제거하고 우리 몸의 해독작용을 촉진하는 것은 장기적인 체중감량과 건강한 신진대사에 필수적인 요소이다. 수년 동안 환자들을 진료하고 여러 가지 연구를 진행한 결과 체중과 독소간의 관계를 더 이상 무시할 수 없다는 것을 확신하게 되었다.

앞서서 생활하는 습관이나 식단의 변화보다 환경적인 요소가 비만에 더 큰 원인이 될 수 있을까?[1] 불행하게도 대답은 '그렇다'이다. 우리는 역사상 가장 많은 화학물질과 중금속으로 오염된 환경 속에서 살고 있다. 해독의 과학은 이러한 문제를 극복하는 데 도움이 될 것이다. 그럼 우리 몸에 얼마나 많은 독소가 있는지 아래의 자가진단표를 통해 살펴보자.

나의 해독작용은 어떠한가?

다음의 질문에 대답이 '예'이면 오른쪽의 네모 칸에 V 표시를 하시오. V 표시 하나당 점수는 1점이며 합산한 점수에 대한 해석방법은 133쪽을 참고하시오.

변비가 있다. 또는 하루에 한 번 이하로 화장실에 간다.	☐
소변 횟수와 소변량이 적으며 소변은 진하고 냄새가 강하다.	☐
갑자기 진땀이 났던 경험이 있다.	☐
다음의 증상 중 하나라도 해당되는 것이 있다. 피로, 근육통, 두통, 집중력 저하, 기억력 저하.	☐
섬유근육통이나 만성피로증후군을 가지고 있다.	☐
수돗물이나 우물물을 마신다.	☐
드라이 클리닝한 옷을 입는다.	☐
환기가 잘 안되거나 창문이 열리지 않는 갑갑한 건물에서 살거나 일한다.	☐

대도시나 공업지대에서 살고 있다. □

가정용 화학성분제품을 사용하거나 정원에서 화학물질을 사용한다. 또는 집에서 해충 구제작업을 한 적이 있다. □

수은 아말감을 씌운 치아가 3개 이상이다. □

다음 중 나를 괴롭히는 것이 2개 이상이다. 가솔린 자동차나 디젤 자동차 연기, 향수, 새 차 냄새, 세탁소, 드라이클리닝, 헤어 스프레이 혹은 향이 강한 것들, 비누, 세제, 담배 연기, 염소 처리된 물. □

다음의 음식들을 섭취했을 때 몸에 안 좋은 반응이 나타난다. 마늘, 양파, MSG, 아황산염(와인, 샐러드 바, 말린 과일에 포함되어 있는), 안식향산나트륨(방부제 성분), 레드와인, 치즈, 바나나, 초콜릿, 소량의 술. □

커피 같은 카페인이 함유된 기호식품을 먹었을 때 흥분되거나 관절이나 근육의 통증이 증가한다. 또는 저혈당 증상(불안, 심계항진, 땀, 어지럼증)이 나타난다. □

다음의 약품이나 기호식품을 정기적으로 복용한다. 아세트 아미노펜(타이레놀), 제산제(타가메트, 잔탁, 펩시드, 프리로섹, 프레바시드), 알약·패치·크림 형태의 호르몬 조절제(피임약, 에스트로겐, 프로테스토론, 전립선 약), 이부프로펜이나 나프록센, 대장염 병이나 크론씨병 약, 정기적인 두통, 알레르기 반응, 매스꺼움, 설사, 소화불량을 위한 약. □

황달이나 길버트 신드롬(간 검사에서 빌리루빈bilirubin 수치가 높게 나타나는 것)에 걸린 적이 있다. □

다음의 병에 걸린 적인 있다. 유방암, 담배로 인한 폐암을 포함한 다양한 암, 전립선 질병, 음식 알레르기, 음식 민감성, 음식 불내성. □

가족 중에 파킨슨, 알츠하이머, 루게릭병(ALS) 같은 운동신경질환이나 다발성 신경경화증에 걸린 사람이 있다. □

위의 질문들에 대한 대답이 '그렇다'이면 당신은 독소에 노출되어 있을 위험이 높다는 뜻일 수 있다. 그렇다면 독소는 도대체 얼마나 흔한 것이고, 건강과 체중증가, 만성질병과 무슨 관련이 있는 것일까?

독소의 바다에서 살다

왜 우리는 독소에 대해 걱정해야 할까? 유독한 화학물질을 다루거나 농약을 살포하는 일을 하지 않는 이상 독소에 노출된 위험은 거의 없지 않을까? 나도 그랬으면 좋겠지만 실제로는 그렇지 않다. 우리는 독소의 바다에서 살고 있다. 인간을 포함한 지구상의 모든 동물들의 조직 속에는 유독한 화학물질과 중금속의 찌꺼기가 들어 있다.

20세기에 접어들어 8만 종의 새로운 화학물질들이 만들어졌고 이들 대부분이 안전성에 관한 검사를 받지 않았다. 질병통제예방센터(CDC)는 환경적인 화학물질들이 인간의 몸을 교란시킨다는 보고서를 발표했다. 이들은 국민건강영양조사(NHANES)를 통해 116가지(아직 검사도지 않은 화학물질이 수천 가지나 된다) 화학물질에 대한 혈액 및 소변검사를 실시했다.[2]

그들은 모든 샘플에서 독소 잔여물을 발견했다. 독소 수치가 높은 것도 있었지만 낮은 것이 대부분이었다. 그러나 수치가 낮다고 해도 이것은 독소가 어디든 존재한다는 의미에 불과하다. 게다가 혈액이나 소변검사만으로는 독소의 영향을 제대로 파악할 수 없다. 왜냐하면 유독한 화학물질들은 혈액 속에 있다가 쉽게 지방조직이나 장기, 뼈 같은 저장소로 옮겨 가기 때문이다.

환경보호청(EPA)이 제공하는 자료도 우리를 혼란스럽게 한다. 환경보호청은 1970년부터 1989년까지 유독한 화학물질의 노출을 감시했다. 이 연구는 해부용 시체와 선택적 수술(elective surgery, 지방흡입술 등)에서 나온 지방에 포함된 다양한 세포의 수치를 측정했다. 인간에게 가장 유해한 것으로 알려진 5가지 화학물질이 모든 샘플에서 발견됐다. 즉 팔염화-다이옥신(OCDD), 다이옥신, 스티렌, '1,4-디클로로벤젠', 자일렌xylene, 에틸페놀(ethylphenol, 산업공해 물질로 매우 유독한 화학물질로 간과 심장, 폐, 신경계에 해로운 영향을 끼칠 수 있다)이 그것이다. 한편 91~98%의 샘플에서 9개의 물질이 더 발견되었다. 벤젠benzene, 톨루엔toluene, 에틸벤젠ethylbenzene, DDE(1972년부터 미국에서 사용이 금지된 살충제인 DDT의 분해물), 다이옥신 세 종류와 푸란furan 등이다. 폴리염화비페닐(PCBs)도 전체 인구의 83%에게서 발견됐다.

미국 미시간Michigan 주에서 이루어진 또 다른 연구를 보면 4세 인구의 70%에서 DDT가 발견되었다. 이들은 모두 미국인이었고 DDT는 1972년 이후로 사용이 금지된 것이다. 그런데 어떻게 이 아이들이 DDT에 노출될 수 있었을까? 아마도 모유를 통해서 DDT를 섭취했을 것이다. 그렇다면 엄마들은 어떻게 DDT에 노출되었을까?

세계 경제시대를 살아가는 우리는 매일 과테말라나 인도네시아 또는 다른 아시아 국가에서 생산된 음식을 먹는다. 그런데 이 나라들의 농약규제는 미국과 다르다. 또한 화학물질들의 대부분은 동물의 지방조직에 저장된다. 이 때문에 육류에도 이 화학물질들이 축적되는 것이다. 소고기의 100%가 DDT를 포함하고 있고 93%의 가공 치즈, 핫도그, 볼로냐 소시지, 칠면조, 아이스크림에도 DDT가 포함되어 있다. 왜냐하면 토양에는 오래전에 사용이 금지된 농약성분이 아직 남아 있기 때문이다.

우리는 모두 이 유독한 고기들로 국을 끓여 먹고 있는 것이다. 그리고 이것이 현재 미국에서 유행하고 있는 비만과 체중감량의 어려움에 가장 큰 원인 중 하나라는 것은 거의 확실하다. 독소가 비만과 어떤 관련이 있을까? 도대체 독소란 무엇일까? 이 독소들은 어디서 오는 걸까? 어떻게 우리 몸속으로 들어오는 것일까? 이제부터 살펴보자.

독소란 무엇이고 어디서 오는 걸까?

일반적으로 독소란 '우리 몸에 맞지 않는 어떤 것'이라고 할 수 있다. 말하자면 유해한 환경뿐만 아니라 스트레스 반응을 일으키는 안 좋은 생각들도 독소가 되는 셈이다. 한편 우리 몸이 정상적으로 작동하는 과정에서 발생하는 독소도 있는데 알다시피 이 독소들은 신장(소변으로 방출)과 쓸개즙(간과 대변으로 방출)을 통해서 제거된다.

간이나 신장의 기능에 이상이 없다면 이러한 독소들을 처리하는 데 문제가 없다. 하지만 지난 100년 동안 수많은 독소들이 우리 몸에 쌓여왔다. 농약, 각종 화학물질, 수은 등이 그것이다. 결국 우리 몸이 제거할 수 있는 양을 초과했고 이것이 질병으로 이어지게 된 것이다. 그리고 나는 독소가 체중증가와 신진대사 문제에도 영향을 미쳤다고 믿는다.

그러면 도대체 독소는 어디서 오는걸까? 독소의 출처는 두 가지로 나눠볼 수 있다. 하나는 환경적인 것(외부 독소)이고, 다른 하나는 우리 몸속(내부 독소)에 있는 것이다. 신진대사의 찌꺼기인 이 내부 독소들은 모두 처리되어야 한다. 그렇지 않으면 이 모든 요소가 간에 스트레스를 준다. 한편 외부 독소(external toxins)에는 화학적인 독소와 중금속이 있다. 질병의 원인이 되는 대표적인 중금속은 수은, 카드뮴, 비소, 니켈과 알루미늄이다. 또한 화학적인 유독물질에는 휘발성 유기화합물(VOCs), 용매제(청소용 세제, 포름알데히드formaldehyde, 톨루엔, 벤젠), 약물, 술, 농약, 제초제, 식품 첨가물이 있다.

또한 약물도 독소가 될 수 있다. 물론 대부분은 독소가 아니지만 유해한 영향을 미치고 체중증가를 일으키는 약물도 있기 때문이다. 이는 외부 독소로 간주될 수 있다. MAO 억제제, 리튬, 밸프로에이트Valproate, 레메론Remeron, 클로자릴Clozaril, 지프렉사Zyprexa 같은 항정신성 약물과 때로는 프로작, 졸로프트Zoloft, 팍실Paxil 같은 선택적인 세라토닌Serotonin 재흡수 억제제(SSRIs)가 다양한 방법을 통해 체중증가를 촉진하는 것으로 알려져 있다.

지방을 태우고 식욕을 줄일 수 있는 기적 같은 비만 치료약 연구에 수십억 달러가 쏟아부어졌다. 약물과 같은 외부의 화학물질은 우리의 체중에 영향을 미칠 수 있고 약물을 먹고 효과를 보는 사람들도 분명 있다. 하지만 약물이 체중에 영향을 미칠 수 있다면 환경적인 독소를 포함한 외부의 화학물질도 체중증가를 일으킬 수 있다는 것을 짐작해볼 수 있다.

내부 독소에는 미세한 성분(박테리아, 이스트이나 기타 미생물)들과 정상적인 단백질 대사과정의 부산물(요소와 암모니아 같은)이 포함된다. 위장에 있는 박테리아와 이스트 곰팡이도 우리 몸의 기능을 방해할 수 있는 찌꺼기와 대사 찌꺼기, 세포 잔해들을 만들어낸다. 이 유독 성분들은 염증의 증가와 산화적 스트레스를 유발할 수 있다. 이 박테리아들은 세

균내 독소, 독성 아민amine, 쓸개즙의 독성 파생물, 푸트레신putrescine 과 카다베린cadaverine 같은 다양한 발암물질들을 생산한다.

이 모든 독소들은 체중감량 능력에 영향을 미친다. 왜냐하면 우리 는 대부분의 독소를 우리 몸속에 저장해놓기 때문이다. 따라서 살이 찌 는 것은 한편으론 독소를 모으고 있는 것이기도 하다. 우리가 에너지를 얻기 위해 지방을 태우면 독소가 지방에서 나오게 되고 이 독소가 제대 로 처리되지 않으면 부가적인 문제를 일으킬 수 있다. 게다가 우리 몸 의 독소량은 두 가지 중요 장기(간과 갑상선)를 손상시킴으로써 체중감 량 시도를 좌절시킬 수 있다. 또한 에너지 공장인 미토콘드리아에 손상 을 입힐 수도 있다.

완전히 겁먹었는가? 나는 당신을 겁먹게 하려고 이러한 정보를 제 공하는 것이 아니다. 당신의 몸속과 주변에서 어떤 일이 벌어지고 있는 지 이해시킴으로써 독소에 대한 노출을 최소화하고 독소의 배출을 최 대화하는 것이 얼마나 중요한지 말하기 위해서이다. 독소를 다루는 법 을 배우기 전에 정확히 어떤 독소가 우리 몸 특히, 간과 갑상선, 미토콘 드리아에 어떻게 영향을 미칠 수 있는지 좀 더 자세히 살펴보자.

체중조절 신호와 신진대사를 방해하는 독소

체중감량 목표에서 멀어지게 하고 신진대사를 방해하는 것은 무엇일 까? 14장에서 내가 잠시 소개한 연구를 다시 한 번 살펴보자. 2003년 '비 만 리뷰(Obesity Reviews)'지에 게재된 '유기 염소제(Organo-chlorines)와 PCBs로 인한 에너지 균형과 오염도에 관한 고찰'[3]이라는 제목의 연구다

다. 결론은 농약(유기 염소계 살충제)과 PCBs(산업공해 물질)가 지방세포에서 분비된다는 것이었다. 보통은 지방세포에 독소가 저장돼 신진대사를 악영향을 끼치고 체중감량을 방해한다.

저자들은 체중을 조금만 감량해야 신진대사에 악영향을 끼치지 않을 수 있고 혈관질환과 퇴행성질환의 위험을 줄일 수 있다고 결론지었다. 독소를 제거할 방법이 없다면 나도 그들의 의견에 동의한다. 하지만 간을 보호하거나 독소를 제거할 수 있는 방법은 많다.

그럼 이 독소들이 정확히 어떤 방법으로 신진대사를 방해할까? 위에 언급한 연구의 저자들인 펠레이터Pelleiter와 임뷸트Imbeault, 트렘블레이Tremblay는 화학적인 독소와 비만의 관계를 찾아내고 이 관계의 메커니즘을 알아내기 위해 63개의 연구논문들을 살펴봤다.

우선 BMI 수치가 높은 사람들에게서 더 많은 독소가 발견되었다. 왜냐하면 그들에게 지방이 더 많기 때문이다. 이 독소들은 갑상선 호르몬 수치를 감소시키고 간이 갑상선 호르몬의 배출을 촉진하는 것을 포함해서 신진대사의 다양한 측면을 방해한다. 또한 독소들은 갑상선 수용체(갑상선 호르몬에 신진대사에 영향을 미치는 장소로 세포 위에 있다)를 방해하고 갑상선 전환 단백질과 경쟁함으로써 갑상선 호르몬과 싸운다. 그래서 갑상선 호르몬은 애초에 자기 기능을 수행할 수 있는 장소에 도달할 방법이 없는 것이다(차를 도난 당한 것과 비슷하다). 결론적으로 살충제와 다른 산업공해 물질들(PCBs 포함)은 갑상선 호르몬 수치를 낮추고 갑상선 호르몬의 기능을 방해하며 결과적으로 신진대사 기능을 저하시킨다.

두 번째 연구에서 퀘벡 라발 대학(Quebec Laval University)의 연구자들은 체중감량 기간 동안 지방으로부터 대부분의 농약성분(유기염소제)을 방출했던 사람들은 체중감량 후에 신진대사가 매우 느려진다는 것을 발견했다.[4] 모든 가능한 요소를 고려한 후에 지방연소가 감소한 이유에 대해 이 연구자들이 내린 결론은 농약에 대한 노출이다.

또 다른 연구에서 남성의 체중감량 기간 동안의 독소 증가는 정상적인 미토콘드리아의 기능을 억제하고 칼로리를 소모하는 능력을 감소시키며 더 많은 체중감량을 지연시키는 것으로 나타났다.[5] 이것은 독소가 갑상선 호르몬 수치에 영향을 미칠 뿐 아니라 미토콘드리아에 손상을 입히고 지방과 칼로리를 태우는 능력에 타격을 입힌다는 것을 의미한다. 이 모든 과정이 체중증가와 체중감량의 어려움을 유발하는 것이다.

뿐만 아니라 독소는 직접적으로 갑상선 호르몬 수치를 낮추고 미토콘드리아를 망가뜨리며 신진대사 속도를 늦추고 지방연소를 억제한다. 이로써 우리의 식욕과 식습관을 통제하는 호르몬 신호의 메커니즘에 손상을 입힐 수 있다.

당신은 아마도 렙틴이 뇌에 배가 부르다는 신호를 보내는 호르몬임을 기억할 것이다. 독소(수은과 같은 중금속과 유독한 화학물질)는 이 신호를 가로막는다. 시간이 지나면 뇌는 렙틴에 저항하게 되고 우리는 항상 배고픔을 느끼게 되는 것이다. 따라서 독소에 노출되면 식욕이 늘어날 수 있다.

이 모든 것은 독소가 체중감량이든 체중증가든 간에 독소가 심각한 영향력을 가진다는 것을 증명한다. 하지만 여기서 끝나는 게 아니다. 독소는 체중감량과 우리 몸의 원활한 작용에 필수적인 다양한 세포내 물질들의 분주한 움직임을 방해한다는 것 또한 입증됐다.

호르몬 방해자들: 호르몬의 혼란

우리가 이미 살펴봤듯이 호르몬의 일사불란한 움직임은 신진대사의 균형에 필수적이다. 우리 주변의 화학물질과 중금속은 호르몬을 방해하는 것으로 잘 알려져 있다. 터프츠 대학(Tufts University)의 교수인 셸던 크림스키Sheldon Krimsky는 그의 책《Hormonal Chaos: The Scientific and Social Origins of the Environmental》에서 호르몬 분야의 연구들을 광범위하게 소개했다.

그는 소량의 독소라도 성호르몬을 비롯한 정상적인 호르몬의 균형을 방해한다는 것을 발견했다. 독소의 양이 환경보호청의 허용치보다 훨씬 낮았음에도 불구하고 말이다. 성호르몬에 불균형이 오면 여성의 사춘기가 일찍 오고 호르몬 장애가 생길 수도 있다. 독소는 갑상선뿐만 아니라 체중감량에 중요한 역할을 하는 다양한 호르몬에 영향을 끼칠 수 있다. 이 호르몬에는 에스트로겐, 테스토스테론, 코티졸, 인슐린, 성장 호르몬, 렙틴이 있다. 또한 독소는 스트레스 반응을 방해하고 우리의 식습관을 통제하는 정상적인 생체리듬(24시간 기준)을 바꿔놓는다. 국립환경건강과학연구소(NIEHS)와 듀크 대학(Duke University)이 주최한 컨퍼런스에서 '비만: 발생 원인과 환경적 영향'이라는 주제로 독소와 비만의 관계가 조사됐다.[6]

독소와 비만의 관계에 관해서는 아직 밝혀야 할 것들이 많지만 그렇다고 해서 그 관계를 계속 무시하고 있을 수는 없다. 독소가 비만의 유일한 원인이거나 체중으로 인해 고생하는 유일한 원인은 아니지만 다른 원인들과 동등하게 다뤄야 할 것이다. 이것이 바로 독소에 노출되는 것을 최소화해야 하는 이유이다.

체중증가의 결과이자 원인, 지방간

몸속에 독소가 쌓이는 데 영향을 끼치는 심각한 문제가 한 가지 더 있다. 바로 지방간이다. 이것은 큰 문제이다. 왜냐하면 간에 문제가 많을수록 어떠한 종류의 독소이든 처리하는 것이 더 어려워지기 때문이다. 그럼 독소를 제거하는 방법을 알아보기 전에 지방간이란 무엇이고 건강과 체중감량에 어떤 영향을 미치는지 살펴보자.

당신은 최고급 레스토랑에서만 제공하는 매우 부드럽고 촉촉하고 기름진 프랑스 요리인 푸아그라를 먹어본 적이 있는가? 푸아그라는 프랑스어로 '지방간'이라는 뜻이다(프랑스어로 들으면 모든 것이 멋지게 들린다) 거위나 오리에게 녹말이 많은 탄수화물(옥수수)을 강제로 먹이면 간이 지방질로 변하게 된다. 불행하게도 지방간으로 고통받는 것은 오리만이 아니다. 지방간은 미국에가 가장 흔한 간질환으로 전체 인구의 20%가 지방간을 가지고 있다.

지방간이 약물이나 바이러스, 오염 때문일까? 전혀 아니다. 지방간의 원인은 우리 식단에 가장 풍부한 '당분'이다. 당분이나 정제된 탄수화물의 섭취가 늘어나면 우리가 이미 알다시피 인슐린 수치와 인슐린 저항성도 증가한다. 이는 간세포의 지방 축적으로 이어진다. 간세포에 쌓인 지방은 너무 많은 설탕과 정제된 탄수화물, 고과당 콘시럽의 섭취로 인해 발생한다. 이것이 인슐린 저항성의 원인이 되는 것이다. 내 환자들 중에는 오직 당분만으로 간경화가 진행된 경우도 있었다.

당분은 몸속에서 중성지방(지방간의 지방)으로 전환돼 간세포(또는 다른 세포)를 가득 채우게 된다. 뿐만 아니라 당분으로 과다하게 칼로리를 섭취하면 산화적 스트레스를 증가시키고 에너지 공장인 미토콘드리아에 손상을 입히게 된다. 중독된 미토콘드리아는 효과적으로 칼로리나 지방을 연소할 수 없게 된다. 그리고 이것은 느린 신진대사와 더 많은 체중증가로 이어진다. 이것이 바로 수백만의 사람들이 경험하고 있는 악순환이다.

이것도 모자라서 지방간은 해독작용에 더 깊은 손상을 입힌다. 그리고 이것은 인슐린 저항성으로 인해 유발되는 간염의 하나인 비알콜성 지방간염(NASH, nonalcoholic steatohepatitis)으로 이어진다. 지방간은 염증성 물질과 유해산소를 더 많이 생산하고 미토콘드리아의 손상도 더 심각하게 만든다. 지방과 염증으로 가득한 간은 더 이상 우리 주변의 독소로부터 우리를 보호하지 못하고 손상만 가속화될 뿐이다.

유전자는 어떻게 해독작용을 통제하는가

독소가 개인에게 미치는 영향은 어느 정도 해독 시스템의 유전적인 면에 의해 결정된다. 어떤 사람들은 독소를 잘 이동시키고 제거하는 반면 어떤 사람들에게는 그것이 어려울 것이다. 어찌됐든 중금속을 제거하는 것은 중요하다. 이 과정은 금속과 결합해 그것을 세포 밖으로 이동시키는 단백질과 효소에 의해서 결정된다.

최근의 한 연구를 보면 중금속 해독에 필요한 단백질이 없는 생쥐들은 중금속을 제거할 수 있는 생쥐보다 평생 더 살이 찐 채로 살았다.[7] 이것은 몸의 유전적인 요소가 더 쉽게 독소를 제거하도록 한다는 것을 의미한다. 하지만 유전적으로 해독능력이 떨어진다고 하더라도 몸에서 끔찍한 독소들을 몰아내기 위해서 할 수 있는 일들이 있다.

준비 : 스스로를 깨끗하고 날씬하게 유지하기

독소는 신진대사를 막고, 체중조절 작용을 방해하며, 미토콘드리아에 손상을 입힌다. 또한 염증과 산화적 스트레스를 증가시키고, 갑상선 호르몬 수치를 낮추며, 생체주기와 자율신경계에 부정적인 영향을 끼친다. 이렇게 말 그대로 초강력 신진대사로 가는 모든 열쇠를 빼앗는 과정을 살펴보는 것은 상당히 우울한 일이다.

하지만 좋은 소식도 있다. 생활방식을 몇 가지만 바꾸면 독소에 노출되는 것을 줄일 수 있고 저장된 독소를 운반하고 제거하는 능력을 증가시킬 수 있다. 우선 해독 시스템이 어떻게 작용하는지에 대한 기본 지식을 제공하도록 하겠다

유전적으로 해독작용에 문제가 있는 사람이라도 이번 장의 권장사항을 따른다면 해독 시스템을 향상시킬 수 있다. 이번 장의 자가진단표에서 중간 이상의 점수를 얻었다면 다음의 6단계를 통해 해독능력을 향상시키고 체중감량을 도울 수 있다.

1단계: 독소에 노출되는 것을 최소화하라

2단계: 땀으로 독소를 배출하고 제거하라

3단계: 해독을 돕는 음식을 먹어라

4단계: 해독을 돕는 허브요법을 활용하라

5단계: 간과 해독작용을 도와줄 보충제를 섭취하라

6단계: 해독 시스템과 독소검사를 받아라

당신이 독소와 관련한 문제를 가지고 있고 당신의 몸에 너무 많은

독소가 있다면 이 6단계를 통해 독소의 악영향에서 벗어날 수 있다. 이렇게 함으로써 초강력 신진대사 처방을 당신만의 필요에 맞는 것으로 바꿀 수 있다. 그러면 체중감량을 일으키는 유전자들 작동시키고 체중증가를 일으키는 유전자의 작동을 중단시킬 수 있다. 그럼 이 6단계를 어떻게 활용할 수 있는지 살펴보자.

1단계 : 독소에 노출되는 것을 최소화하라

피할 수 있는 독소를 피하는 것은 중요하다. 독소는 우리의 삶 어디에나 존재하지만 이 독소들을 피할 수 있는 쉽고 실용적인 방법들이 많이 있다. 그렇다고 독소에 노출되지 않으려고 지나치게 신경 쓸 필요는 없다. 몇 가지 전략에만 충실하면 된다. 모든 것을 한꺼번에 할 필요도 없다. 방법을 하나씩 늘려나가면 된다. 이 전략 중에서 가장 중요한 두 가지는 가능하면 유기농 식품을 먹고 정수된 물을 마시는 것이다.

- 유기농 식품 먹기: 석유화학 농약과 제초제, 호르몬, 항생제를 사용하지 않고 기른 육류와 식품을 섭취하라.
- 정수된 물 먹기: 역삼투 공정과 탄소필터가 물을 정수하는 데 가장 좋다.
- 공기필터 사용하기: 헤파HEPA/울파ULPA 필터와 이온화장치가 먼지와 곰팡이, 휘발성 유기물 등 실내의 오염물질들을 줄이는 데 도움이 된다.
- 난방기구를 청소하고 감시하기: 중독에 의한 사망원인 중 1위인 일산화탄소의 배출을 막아라.

- 집안에 식물을 키우기: 공기정화에 도움이 된다.
- 드라이 클리닝한 옷 환기시키기: 드라이 클리닝 한 옷은 입기 전에 환기시켜야 한다.
- 석유화학 물질에 노출되는 것을 최소화하기: 정원용 화학물질, 드라이 클리닝, 자동차 매연, 간접흡연 피하기
- 유해한 가정용품과 개인소지품을 줄이거나 없애기: 데오도란트, 제산제, 알루미늄으로 만든 냄비나 프라이팬
- 알레르기 요인과 먼지를 제거하기: 집안에서 이 요소들을 최대한 많이 제거하라.
- 전자기 방사선(EMR)을 최소화하기: 라디오나 TV, 전자레인지로부터 나오는 EMR을 최소화하다.
- 이온화된 방사선 줄이기: 과도한 태양노출과 엑스레이 촬영을 가급적 피하라.
- 중금속에 노출되는 것 줄이기: 중금속은 보통 육식하는 생선과 민물생선, 물, 납 페인트, 백신처럼 수은화합물이 함유된 제품에서 발견된다.
- 테플론(플라스틱계 합성수지)이 코팅된 팬에 요리하는 것 피하기
- 하루에 1~2회 배변하기
- 하루에 물 6~8잔 마시기
- 규칙적으로 운동하기: 요가와 임파선 마사지가 림프의 흐름을 향상시키그 혈액순환 과정에서 세포조직의 독소를 씻어내는 것을 도와 해독작용을 한다.

2단계 : 땀으로 독소를 배출하고 제거하라

> 사우나와 증기욕을 정기적으로 하면 운동을 할 때 심혈관계통에 주는
> 자극과 비슷한 자극을 줄 수 있다. 따라서 정기적으로 운동할 때 발생
> 하는 심혈관계 운동과 칼로리 소모만큼의 효과를 볼 수 있을지도 모
> 른다.
>
> _W. Dean, 'Effect of Sweating(땀의 효과)': 미의학협회지 vol.246, p.623.

올바른 음식과 보충제를 섭취하고 독소에 노출되는 것을 최소화해
야 한다. 그렇다면 체중감량을 할 때 지방에 저장되어 있는 독소 때문
에 해를 입는 것은 어떻게 방지할 수 있을까?

정답은 사우나와 증기욕을 하는 것이다. 온열요법(Heat therapy)은
의료계에서는 굉장히 과소평가되고 있는 방법이다. 하지만 이 요법은
자율신경계의 균형을 맞추고 스트레스 감소, 혈당 수치 저하에 도움이
되고 칼로리 소모를 돕는다. 또한 피부를 통해 중금속과 농약성분이 배
출되는 것을 돕는다.

사우나는 화학물질 중독의 치료법으로 사용되기도 하는데, 9 · 11사
건이 발생했던 맨해튼Manhattan에서 복구 작업을 했던 사람들의 해독
작용을 돕는 데 사용됐다. 더 많은 연구가 진행되어야 하겠지만 열요법
(thermal therapy)에 관한 논문을 보면 많은 효과들이 나열돼 있다. 그중
에는 염증과 체중감량뿐만 아니라 산화적 스트레스[8]의 감소가 포함되
어 있다.[9]

비만인 성인 25명을 대상으로 한 2주간의 연구를 보면, 매일 60℃
의 온도로 15분간 원적외선 사우나를 한 결과 체지방과 체중이 모두 감

소했다. 연구원들은 무릎 관절염 때문에 운동을 할 수 없는 비만환자들에 다해서도 보고하고 있는데, 10주간 사우나 요법을 실행에 옮긴 후 체지방은 46%에서 35%로 줄었고 체중도 17.5kg이 빠졌다.

독소 수치가 높으면 체중감량이 방해를 받을 수 있다. 왜냐하면 독소가 갑상선 호르몬을 막기 때문이다. 따라서 이 독소들을 제거하면 신진대사를 더 빠르게 유지할 수 있다. 사우나와 증기욕은 독소의 제거를 도와준다. 우리가 땀을 흘릴 때 독소도 함께 피부 밖으로 빠져 나오는 것이다.

우리는 이러한 방법을 통해 신진대사를 저해하는 독소가 쌓이는 것을 막을 수 있다. 이렇듯 사우나 요법이나 열요법은 많은 장점이 있다. 옛날부터 내려오는 이 효과적인 방법으로 건강을 유지하도록 실행해볼 것을 권한다.

3단계: 해독을 돕는 음식을 먹어라

우리의 해독 시스템은 단백질과 지방, 섬유질, 비타민, 미네랄, 식물영양소의 올바른 균형에 달려 있다. 그리고 이 요소들은 모두 초강력 신진대사 처방의 기본적인 식품 권장사항에 포함되어 있는 것이다. 올바른 음식을 먹음으로써 우리 몸은 해독을 위해 준비된 상태가 된다. 여기에 언급할 만한 몇 가지 중요한 식품이 있는데 이 식품들은 해독 시스템을 촉진하는 데 특히 효과적이다.

해독을 돕는 음식을 먹어라

음식은 독소 배출을 위해 우리 몸을 준비시킬 때 가장 중요한 역할을 한다. 예를 들어, 적당한 단백질은 간에서 사용되는 아미노산을 공급하는 데 필요하다. 그리고 아미노산을 제대로 공급받으면 간은 해독 시스템 발전소를 만드는 데 필요한 재료를 만들어낸다. 이것이 바로 글루타치온glutathione이다.

글루타치온은 우리 몸에서 만들어지는 가장 중요한 항산화물질이자 해독제이다. 또한 만성적으로 독소에 노출되면 쉽게 고갈되는 물질이기도 하다. 만약 우리가 단백질을 충분히 섭취하지 않는다면 이 중요한 해독제를 충분히 생산할 수 없을 것이다.

식물영양소도 또 다른 예이다. 식물에서 발견되는 이 특별한 물질들은 여러 통로를 통해 우리 몸이 해독작용을 할 수 있도록 만든다. 식물영양소들은 색이 짙은 식물과 초강력 신진대사 처방에 포함되어 있는 음식에 들어있다. 아래의 음식들은 해독작용을 위해 몸을 준비시킬 때 도움이 되는 것들이다.

- 십자화과의 채소들(브로콜리, 케일, 콜라드collads, 싹양배추, 콜리플라워 Cauliflower, 청경채, 배추, 카이란Chinese broccoli), 녹차, 물냉이, 민들레 잎, 고수잎, 아티초크artichokes, 마늘, 귤·유자껍질, 석류, 코코아

4단계: 해독을 돕는 허브요법을 활용하라

하독작용에 도움이 되는 허브요법이 몇 가지 있다. 간에 가장 좋은 허브는 밀크 시슬이다. 매일 녹차를 마시는 것도 좋다. 아래의 허브들이 해독작용을 향상시켜줄 것이다.

- 밀크 시슬(또는 실리마린), 녹차(차로 마시거나 보충제로 섭취할 것)

5단계: 간과 해독작용을 도와줄 보충제를 섭취하라

해독과정에 다음의 보충제들이 도움을 줄 수 있다.

- 미네랄 아스코르브산ascorbates이 추가된 비타민C: 어떠한 독에든 중독되어 있는 상태라면 비타민C가 필요하다.
- N-아세틸시스테인: 아기노산의 부산물로서 글루타티온 생산을 증가시키고 모든 독소로부터 간을 보호한다.
- 타우린taurine과 글리신glycine 같은 아미노산: 아미노산은 간의 해득작용을 돕는 중요한 물질이다.
- 알파-리포산
- 바이오 플라보노이드bioflavonoids(시트러스citrus, 소나무 껍질, 포도씨, 녹차): 이 화합물들은 증요한 식물 화합물 또는 색소로 4,000여 종이 있으며 식물의 색을 결정한다.
- 퀘르시틴quercitin
- 포도씨 추출물

- 루틴Rutin
- 프로바이오틱probiotics: 장내세균을 정상화시키고 내분비 독소 (endotoxins: 장내 박테리아 불균형으로 인해 생산되는 독소)를 감소시키는 유산균과 비피더스균 류

6단계: 해독 시스템과 독소검사를 받아라

유전적으로 해독작용이 약한 부분을 찾기 위해 좀 더 면밀히 조사하고 식단과 보충제로 해독작용을 도울 수 있는 방법을 찾는 것이 좋다. 숨겨진 독소를 찾아내는 것도 중요한데 수은은 만성질병이 있을 때 가장 먼저 찾아봐야 할 독소이다. 경험이 많은 의사의 도움을 받아 진행할 수 있는 유용할 검사들이 몇 가지 있다.

- 해독경로 유전검사(SNPs): 독소를 제거하는 유전자를 찾아내는 특별한 검사법
- 해독 효소 측정: 글루타치온, 페록시다아제 측정
- 중금속: 적혈구나 혈액 전체의 중금속 수치 검사(보통 최근에 노출된 것만 나타나곤 한다)나 머리카락 분석, 치아에 사용된 것을 제외한, 주로 생선 섭취로 인해 체내에 들어오는 수은 검사, 킬레이션chelation 요법(DMPS나 DMSA 같은 킬레이트제를 투여하면 금속들끼리 뭉쳐서 소변으로 배출되는 것을 돕는다. 이를 통해 독소를 검사할 수 있다)

건강한 신진대사를 위한 해독

우리의 해독 시스템은 특별한 식품과 식물영영소, 운동, 적당한 땀 흘리기, 비타민, 미네랄, 부수적인 영양소(영양소들을 합성하는 능력에 과부하가 걸렸을 때 일시적으로 필요한 영양소들), 사우나나 증기욕 같은 온열요법, 최상의 기능을 위한 스트레스 관리가 필요하다.

수은이나 납 중독과 같은 문제를 검사하고 치료하는 데 특별한 조치가 필요할 때도 있다. 여기에 제시된 해독에 도움이 되는 방법들을 한꺼번에 사용할 필요는 없지만 작은 차이가 오랫동안 쌓이면 큰 차이로 나타날 수 있다는 것을 명심해야 한다. 유기농 식품(특히 육류)을 먹고 브로콜리와 녹차, 물냉이, 아티초크를 식단에 포함시키길 권한다. 그리고 수은 함량이 낮은 생선을 섭취하고 물을 정수해서 먹어라. 또한 정기적으로 운동하고 종합비타민과 미네랄을 섭취하며 땀을 흘리는 것이 필요하다.

멕시코에서의 즐거운 체중감량

추운 겨울이었다. 나는 1주일간의 해독 프로그램을 위해 12명의 사람들을 데리고 멕시코에 갔다. 그곳은 없는 것 빼고는 모든 것이 다 있는 곳이었다. 우리가 묵었던 리조트는 마얀 리비에라Mayan Riviera에 있었다. 그곳의 모래는 하얗고 부드러웠으며 햇살은 따뜻했다. 밀짚으로 만든 지붕과 회를 바른 벽의 숙소는 평온해 보였다. 밤에는 하얀 초로 통로에 불을 밝혔다.

우리는 잠시 동안이라도 일을 멈추고 휴식을 취하기 위해 다양한 지역과 나라에서 온 사람들이었다. 각각의 사람들은 모두 다른 건강문제를 가지고 있었다. 우리는 삶과 신경계의 정지버튼을 찾기 위한 경험을 함께했다.

우리는 모두 깨끗하고 해독작용을 하는 멕시코식 음식을 먹었다. 신선한 야채, 콩, 현미, 생선, 쌀 단백질 셰이크, 진정작용과 해독작용이 있는 수프가 그것이다. 이 음식들은 모두 맛있었다. 그리고 그 지역에서만 나는 치유력이 있는 식물인 치아(한때 피마 인디언들이 먹었던)가 첨가된 것들이었다.

우리는 하루에 다섯 번 즐거움과 웃음 속에서 식사를 했다. 아침 일찍 일어나 조용히 일출을 바라보고 사람들과 대화를 나누며 해변을 거닐기도 했다. 또한 요가수업을 들으며 신경계를 쉬도록 만들었다. 저녁에 우리는 마야식 증기탕인 테마즈칼Temazcal에 앉아 있었다. 우리는 일주일간 세상과 강박적인 습관, 중독으로부터 벗어나 있었다. 스타벅스와 블로그로부터 말이다. 그러자 일주일 만에 사람들에게 놀라운 변화가 나타났다.

이들에게 나타난 체중감량은 자연 치유력이 있는 식품으로 바꿈으로서 나타난 부수적인 결과였다. 그리고 이 모든 과정에 배고픔이나 허기 따위는 없었다. 몇 사람은 1~2kg 정도만 감량했지만 나머지 사람들이 3~5kg을 감량했다. 하지만 더 중요한 것은 모든 사람들이 스트레스와 일의 독성에서 벗어났다는 점이다. 휴대전화가 울려도 우리는 그것을 그냥 내버려두었고 곧 우리의 얼굴에서는 붓기와 긴장, 피로가 사라져갔다.

몸과 마음을 충만하게 만드는 것은 간단하다. 몇 가지 간단한 원칙만으로 우리는 스스로를 치유할 수 있다. 깨끗한 자연식품, 요가 등을 통해 신경계를 이완하는 시간을 갖는 것, 취침 및 기상시간과 먹고 운동하는 시간을 규칙적으로 유지하는 것, 증기욕, 해로운 습관을 버리고 웃음과 눈물로 무장하는 것, 이것이 전부이다.

pcint
- 독소는 우리 시대가 안고 있는 전 세계적인 문제이다. 그리고 이 독소들 중에는 건강과 체중감량을 위해 특별히 관심을 기울여야 할 것도 있다.
- 독소는 갑상선과 미토콘드리아의 기능을 억제하고 호르몬의 균형도 깨뜨린다. 이 모두가 신진대사에 해가 되는 것이다.
- 유전적으로 다른 사람보다 해독능력이 뛰어난 사람들도 있다. 하지만 유전적으로 해독에 문제가 있다고 하더라도 몇 가지 간단한 조치로 해독작용을 더 쉽게 만들 수 있다.

3부: 초강력 신진대사 만들기

이 책의 마지막 부분인 3부에서 나는 초강력 신진대사를 만드는 방법을 두 가지 단계로 나누어 설명하려고 한다. 그전에 이 처방이 단순히 식단이 아니라 삶의 방식이라는 것을 기억하길 바란다. 이 처방을 매일의 일상에 통합시킴으로써 당신이 추구하는 체중감량을 쉽고 빠르게 만들어주는 초강력 신진대사를 만들 수 있을 것이다. 이 처방의 두 단계란 아래와 같다.

1. 몸을 해독하라
2. 신진대사에 균형을 맞추고 평생 건강한 신진대사를 유지하라

3부에는 맛있는 요리법이 실려 있다. 나는 지금까지 살펴봤던 7가지 열쇠를 모두 통합할 수 있도록 도울 것이다. 그리고 이 프로그램은 당신이 찾던 '내 몸 사용안내서'가 될 것이다. 내가 추천한 허브와 보충제의 정확한 활용법, 똑똑하게 운동하는 방법과 식단을 바꾸는 법도 알게 될 것이다. 마지막으로 당신은 건강한 자연식품을 먹고, 유전자에 체중을 감량하라는 신호를 보낼 수 있다.

이 프로그램은 당신이 하루도 빠짐없이 지켜야 할 규칙이 아니다. 이것은 유전자와 싸우지 않고 조화를 이루며 살기 위해 설계된 삶의 방법이자 먹는 방법이다. 이 처방을 꾸준히 따르려면 열린 마음과 융통성이 필요하다. 건강한 삶을 꾸려나가기 위해 당신에게 좋은 것이 무엇인지 찾아내고 그 정보를 활용해야 한다.

초강력 신진대사 처방 미리보기

초강력 신진대사 처방은 1주일간의 준비기간을 갖고 시작되는 2단계 프로그램이다. 1단계는 3주간 진행되며 신진대사 문제를 해결하도록 도울 것이다. 1단계에는 해독을 통한 정화와 재정비 기간이 포함된다. 1단계를 통해 당신은 더 많은 활력을 느끼게 되고 체중을 감량하며 만성 건강문제에서 벗어날 수 있게 될 것이다. 그리고 기억력, 소화력, 수면, 알레르기 등이 개선될 것이다. 한편 2단계는 평생 동안 지속되는 것이다. 이것은 당신이 유전자와 조화를 이루고 호르몬과 면역체계, 에너지 신진대사의 균형을 맞추도록 도와줄 것이다. 그러면 평생 건강한 체중과 초강력 신진대사를 유지할 수 있다.

7가지 열쇠를 식단에 통합하기

3부에서는 건강한 식품을 선택하기 위한 권장사항과 함께 운동처방.

보충제, 휴식, 사우나 등 2부에서 제시한 초강력 신진대사의 열쇠들을 식단에 통합할 것이다. 이를 통해 체중을 감량하고 습관을 바꿀 수 있는 쉽고 효과적인 방법을 배울 수 있고 신진대사를 재정비할 수 있다. 뿐만 아니라 평생 건강의 기반을 세울 수 있다.

음식이 약이다

식사(eating)를 중국말로 표현하면 밥 먹는다(eat rice) 또는 식사(食事)라는 단어가 된다. 또 약을 먹다(take medicine)라는 표현도 중국에서는 식약(食藥)이라 한다. 다시 말해 중국문화에서는 음식이든 약이든 '먹는다'라고 한다. 음식이나 약이나 마찬가지인 것이다.

최신과학도 음식을 약으로 사용하라고 가르친다. 그런 의미에서 초강력 신진대사 처방의 맛있고 간단하며 풍성한 식단은 진짜 전통적인 자연식품이다. 그리고 이것은 최근에 종합된 과학적 지혜, 진화와 함께 해온 영양학적 지식으로부터 도출된 원리로 만들어진 것이다. 우리 몸은 이 식단을 통해서 건강하게 성장하도록 설계된 것이다.

이 체중감량과 초강력 신진대사를 위한 과학을 실용적이고 맛있으며 풍성한 식사와 요리법으로 옮기는 일은 캐니언 랜치 레녹스Lenox의 최고 영양사로 수십 년간 일했던 캐시 스위프트Kathie Swift(M.S, R.D)와 함께 작업했다. 우리는 스트레스 많고 시간에 쫓기는 사람들의 체중감량을 돕기 위해 수십 년 동안 함께 작업했다.

이 처방 안에 포함된 요리법은 현대인의 바쁜 생활을 고려해서 만든 것이다. 보통 음식을 준비하고 요리하는 시간이 부족하기 때문에 짧은 시간 안에 건강에 좋고 맛도 있는 음식을 만들 수 있도록 배려했다. 하지만 아무리 빨리 만들 수 있는 음식이라 해도 어느 정도 계획과 규칙이 필요하다. 반면 대부분의 사람들은 식사를 위한 계획을 가지고 있지 않다. 그러다가 갑자기 배고픔 상태에 놓이게 되고 음식을 찾아 헤매게 된다. 우리는 모두가 운전 중에 밥 먹는 사람들이 되는 것이다. 이것은 건강과 체중감량에 가장 안 좋은 습관이다.

이 프로그램의 각각의 단계는 매일 매일의 따라 하기 쉬운 식단과 조언들로 구성되어 있어 초강력 신진대사뿐만 아니라 고생 없는 체중감량으로 가는 문을 활짝 열도록 도와줄 것이다. 또한 여행 중의 식사와 간식 식단까지 포함되어 있어 신진대사를 위해 어떤 음식을 먹어야 하는지 몰라 막막해지는 일은 없도록 했다.

이 모든 것이 프로그램을 가능한 따라 하기 쉬운 것으로 만들기 위한 것이다. 하지만 당신의 느력도 어느 정도 필요하다. 신진대사를 초강력 신진대사로 바꾸는 데는 계획과 준비가 필요한 것이다. 식사를 준비하는 데 정성을 기울이면 그것은 분명 그만한 값어치가 있을 것이다.

또한 열린 마음으로 이 모든 것에 임해야 한다. 건강한 신진대사에 도움이 되고 영양적으로도 훌륭한 재료들이 당신에게 친숙하지 않을 수도 있다. 하지만 우리는 건강하지 않은 음식을 좋다고 믿게 만드는 문화 속에서 살고 있다는 것을 명심하라. 그리고 당신에게 친숙한 음식들 중 몇 가지는 건강한 식단과 체중감량을 위해 버려야 한다. 새로운 시도를 두려워해서는 안 된다. 아마 처음 접하는 식품들도 꽤 맛있다는 것을 발견하게 될 것이다. 그리고 그 식품들이 당신에게 활력을 주고 당신이 전에 먹었던 어떤 음식보다 더 당신을 기분 좋게 만들어줄 것이다.

이 새로운 식품들을 식단에 포함시키는 법을 배우는 것, 이 식품들을 찾을 수 있는 장소와 그 음식들을 조리하는 법을 알아내는 데는 시간이 걸린다. 따라서 조급해하지 말아야 한다. 많은 사람들이 음식을 적으로 여기지만 당신은 음식을 적으로 만들어서는 안 된다. 이제 음식을 친구로 만들어야 할 때이다. 음식에 축복을 내리고 새로운 것을 찾아 나설 때다. 우리 주변에는 살을 빼라는 온갖 문화적 압력과 광고가 난무하지만 그럼에도 불구하고 잘 먹는 것이 불가능한 것은 아니다. 음식은 당신의 타고난 권리를 찾아가는 모험이다. 바로 멋진 기분과 멋진 몸매 말이다.

이 프로그램을 따른다면 음식은 다시 한 번 친구가 되고 풍성함의 원천이자 먹는 기쁨이 될 것이다. 또한 가족이나 친구와 함께 할 수 있는 기쁨이 될 것이다. 우리 안에는 모두 잘 빠진 몸매가 숨어 있다. 유전자에 맞는 음식을 먹음으로써 유전자와 조화를 이루는 방법을 배운다면 우리 모두 폼 나는 청바지를 입을 수 있다. 초강력 신진대사 처방은 그 방법을 가르쳐줄 것이다.

초강력 신진대사 미리보기

앞으로 시작될 여정을 준비하기 위해 프로그램의 각 단계를 조금 더 자세히 살펴보도록 하겠다.

준비단계: 나쁜 습관을 버려라(1주 프로그램)

우리는 습관이 우리에게 어떤 영향을 미치는지도 모른 채 습관에 얽매여 있다. 우리들 대부분은 인식하지 못하고 있지만 설탕, 정크푸드,

카페인, 알코올 등에 중독되 있다. 이 모두가 일시적으로는 기분을 좋게 만들지 모르지만 우리 몸에 좋지 않은 영향을 미친다.

이런 것들을 섭취하지 않는 날을 정하고 지켜보라. 이것은 당신의 실제 기분을 알아낼 수 있는 가장 좋은 방법이 될 것이다. 배고픔과 잠, 휴식에 대한 몸의 신호에 귀를 기울일 수 있는 기회가 된다. 준비단계에서 설탕과 고과당 콘시럽, 경화지방, 정크푸드, 알코올, 카페인을 1주일간 끊는 것만으로도 건강에 충분히 영향을 줄 수 있다. 살을 더 빨리 뺄 수 있는 것은 물론이다. 모험을 해야 한다. 이 프로그램을 충실히 따르는 것만으로도 당신의 삶은 변화할 것이다.

1단계: 몸을 해독하라(3주 프로그램)

이 단계에서 당신은 식단을 정화하게 될 것이다. 쓰레기 음식들을 없애고 가공되지 않은 자연식품으로 옮겨가며 민감성이 있을지도 모르는 음식을 멀리하게 될 것이다. 이것은 체중감량을 시작하고 신진대사를 재가동시키는 데 도움이 될 것이다. 이 단계에서는 식단 외의 것들에 대한 계획도 세울 것이다. 이 계획대로라면 사람들은 보통 3~5kg 정도를 감량하게 되고 더 건강해지고 활력이 샘솟는 것을 느끼게 된다. 이 해독단계는 가장 흔한 음식 알레르기 유발물질인 글루텐, 유제품, 갈걀을 멀리하고 치유력 있는 자연식품을 섭취함으로써 준비단계에서 시작했던 것을 더 깊이 있게 실행에 옮기도록 설계되었다.

이 프로그램을 통해 체중감량과 활력, 편안한 수면을 성취할 수 있을 뿐만 아니라 만성 축농증, 소화문제, 두통에서 벗어날 수 있다. 음식 알레르기 요소를 모두 제거하는 것도 치료에 도움이 되겠지만 대부분의 치료는 맛있는 자연식품을 먹음으로써 이루어질 것이다.

2단계: 신진대사의 균형을 맞추고 평생 유지하라(4주~평생)

2단계 프로그램을 통해 우리는 몸을 재교육하고 체중감량과 유지를 위한 프로그램을 유전자에 입력하게 될 것이다. 그렇게 함으로써 프로그램을 시작한지 2~4주 만에 2~5kg을 더 뺄 수 있고 최상의 체중이 될 때까지 1주일에 대략 500g씩을 감량할 수 있다. 우리는 1단계에서 시작한 자연식품 식단을 계속 사용하게 될 것이다. 하지만 불내성의 가능성이 있는 음식들을 다시 섭취하게 될 것이다.

이런 음식들을 섭취함으로써 그 음식들이 건강에 어떤 영향을 미치는지 알 수 있게 된다(유제품을 먹을 때 배가 아프거나 코가 막힌다면 유제품을 피하는 것이 최선이다). 이 단계에서 호르몬과 면역체계의 변화를 고정하게 되고 신진대사를 재정비하게 될 것이다.

2단계는 평생을 위한 시작일 뿐이다. '다양함, 재미, 풍성함, 기쁨, 선명한 색, 자연 그대로'라는 단어들은 2단계에 담긴 식습관을 당신의 평생 식습관으로 만드는 데 필수적이다. 자연식품만 고수한다면 식단을 여러 가지로 응용해도 좋다. 그렇게 하면 해가 될 일은 없을 것이다. 8주가 끝나갈 무렵이면 5~10kg을 감량하게 되고 당신의 건강을 망치기만 했던, 한 때는 좋아했던 음식들을 먹고 싶지 않게 될 것이다. 초강력 신진대사는 이제 당신의 것이다.

맞춤형 초강력 신진대사 처방

당신은 2부에서 초강력 신진대사 처방을 당신의 필요에 맞게 만들어줄 수 있는 단계별 기법들을 배웠다. 처방을 따르면서 적절히 이 기법들을 적용하기 바란다. 처방 그 자체가 건강과 체중감량을 위한 강력한 방법이지만 이 프로그램을 더 강력하게 만들고 싶다면 2부에서 배운 것을 활용해 처방을 자신의 것으로 만들어야 한다.

우리가 지금까지 살펴본 모든 기술들을 다 사용할 필요는 없다. 우선 자가진단표를 다시 한번 살펴보고 최근에 가장 문제가 있는 부분으로 적용을 제한해야 한다. 그조차도 부담스럽다면 해당 장에서 제시한 단계와 기법들 중 몇 가지만 일상생활에 도입하기 바란다. 건강과 체중감량을 위해서는 당신에게 맞는 것을 찾아야 한다.

당신이 각 장에 포함된 단계들 중 몇 가지만 실행에 옮기려고 한다면 초반 단계의 것들을 우선으로 활용하면 된다. 각각의 열쇠에 포함된 단계별 프로그램 중 1단계는 음식과 관련된 것이고 이는 초강력 신진대사 처방에 포함된 것이다. 4 · 5 · 6단계는 각각 허브와 보충제, 검사에 관한 것이다. 이 요소들은 원할 경우에만 포함시키면 된다.

각 장에 소개된 허브와 보충제는 신진대사를 최상으로 유지하고 특정 부분의 문제를 극복하는 데 그 효과가 입증된 것이다. 따라서 어느 부분에 문제가 있는지 확실히 밝혀진 경우라면 허브와 보충제를 활용하는 것은 좋은 방법이다. 하지만 이것이 필수는 아니다.

만약 당신이 이 책에서 한 가지에만 집중하고 싶다면 음식 프로그램에 집중해야 한다. 2부에 나와 있는 열쇠들은 프로그램을 맞춤형으로 만드는 데 사용하는 것이다. 이 열쇠들은 평생 건강과 체중에 영향을 주는 문제들을 해결하는 데 도움을 줄 것이다.

초강력 신진대사를 위한 기본 음식 안내사항

몸의 소리에 귀를 기울여라

식단과 요리법은 당신의 기쁨과 편리를 위해 제공되는 것일 뿐, 이 책을 통해 얻을 수 있는 가장 큰 것은 마음을 풍성하게 하고 위(胃)를 만족시키며 영구적인 체중감량과 최상의 건강을 위한 원칙을 배우는 것이다. 나는 이 책에 내가 평생 환자들을 치료하면서 배운 교훈들과 유전자가 '네'라고 답할 수 있도록 만드는 방법에 관한 최근의 연구결과들을 담았다. 이 책에 나온 가이드라인도 마찬가지이지만 탄수화물과 단백질, 지방의 섭취비율과 칼로리에 관한 정해진 법칙은 없다. 몸의 소리에 귀를 기울이면 우리 몸은 보답하게 될 것이다.

초강력 신진대사 처방: 일반적인 원칙

식사 시간

- 매일 아침 단백질을 먹어라. 유기농 오메가-3 달걀, 견과류, 씨앗류, 견과류 버터 등.
- 3~4시간 간격으로 음식을 섭취하라. 인슐린 수치와 글루코스 glocose 수치를 정상으로 유지시켜 준다.
- 소량의 간식을 먹어라. 단백질을 포함해 아몬드나 견과류, 씨앗류 한 줌과 과일 한 조각을 오전과 오후에 먹도록 한다.

- 잠자리에 들기 2~3시간 전에 먹는 것은 피한다. 낮에 간식을 먹는다
면 저녁을 조금 늦게 먹어도 배고프지 않을 것이다.

식단 구성

식사의 혈당부하를 조절하라: 적당한 양의 단백질과 지방, 채소와 콩류, 견과류, 씨앗류에서 얻은 자연식품 탄수화물과 과일을 매 식사나 간식 때마다 먹어야 한다. 이것은 혈당과 인슐린 수치를 올리는 빠르게 흡수되는 탄수화물만 먹게 되는 일을 피하는 데 가장 중요하다.

여행 시 식사제안

- 아몬드: 비닐봉지에 휴대하고 다니면 좋은 간식이 된다. 1회 간식으
로 한줌 분량이 가장 적당하다. 과일 한 조각과 함께 먹어도 좋다. 진
짜 음식이 최선이다.
- 스낵바: 오메가 스마트Omega Smart, 유니바Unibar, 바이오제네시스
Biogenesis 등*

초강력 신진대사 처방의 진짜 자연식품 원칙

- 가능하면 유기농 식품과 육류를 선택하라.
- 몸에 좋은 지방산과 오메가-3가 풍부한 연어, 넙치, 은대구(sablefish)
같은 차가운 물에서 사는 물고기는 염증을 감소시켜준다. 자연산 연

---

* 옮긴이 주: 부신은 신장 위에 자리하는 한 쌍의 내분비 기관으로, 부신 소모가 일어나면 면역체계가 손상되고 정
신적 문제, 궤양, 우울, 심지어 심혈관 문제가 나타나기도 한다.

어 통조림도 좋은 대용품이다.

- 생선 같은 고품질의 단백질을 섭취하라. 연어나 작은 넙치, 청어, 정어리, 조개 같은 지방질이 많고 찬물에 사는 물고기가 특히 좋다.

- 오메가-3가 첨가된 달걀을 먹어라. 1주일에 8개까지가 적당하다.

- 혈당부하가 낮은 콩으로 만든 음식을 개발해라. 렌즈콩, 병아리콩, 대두 같은 콩류(꼬투리 안에 들어 있는 일본 풋대두(edamame)를 소금과 함께 쪄서 간식으로 먹어보라). 이 음식들은 당분이 혈류로 들어가는 속도를 늦춰주어 고인슐린혈증(hyperinsulinemia)으로 이어지는 과도한 인슐린 분비를 막는다. 이것은 심장건강과 비만, 고혈압, 높은 LDL 수치와 낮은 HDL 수치를 포함한 건강문제와 관련이 있다.

- 풍부한 과일과 채소를 먹어라. 식물영양소(케로티노이드carotenoids, 플라보노이드, 플라보놀)가 풍부한 과일과 채소는 비만과 노화를 포함한 거의 모든 건강문제의 위험을 줄여준다.

- 연소속도가 늦고 혈당부하가 낮은 채소를 먹어라. 아스파라거스, 브로콜리, 케일, 시금치, 양배추, 싹양배추

- 딸기, 체리, 복숭아, 자두, 대황(rhubarb), 배, 사과가 최고의 과일이다. 얼린 유기농 딸기는 단백질 셰이크에 사용될 수도 있다.

- 항염증 식품에 집중하라. 자연산 생선과 다른 오메가-3 지방 식품, 붉은 색의 딸기류(폴리페놀이 풍부하다), 짙은 녹색 채소, 오렌지 고구마(Orange sweet potatoes), 견과류.

- 항산화성분이 풍부한 음식을 먹어라. 오렌지와 노란색의 채소들, 짙은 녹색의 채소들(케일, 콜라드, 시금치 등), 안토시아니딘(anthocya-nidins, 딸기류·비트·석류에 함유), 포도에 들어 있는 트랜스 레스버라트롤

trans-resveratrol, 블루베리, 월귤나무 열매, 크랜베리, 체리 등. 사실 항산화성분은 색이 짙고 선명한 모든 과일과 채소에 들어 있다.

- 해독작용을 하는 식품을 식단에 포함시켜라. 십자화과의 채소(브토콜리, 케일, 콜라드, 싹양배추, 콜리플라워, 청경채, 배추, 카이란), 녹차, 물냉이, 민들레잎, 고수잎, 아티초크, 마늘, 귤껍질, 석류, 코코아

- 허브를 활용하라. 로즈마리, 생강, 요리한 심황(카레가루)은 강력한 항산화 성분이자 항염증 성분이며 해독제이다.

- 육류의 과다 섭취를 피하라. 기름기가 적은 유기농 육류나 풀을 먹겨 키운 육류제품(가능하다면)을 적당히 섭취하라. 소고기, 닭고기, 돼지고기, 양고기, 타조고기 등.

- 마늘과 양파는 콜레스테롤과 혈압을 낮추고 항산화작용을 하는 것으로 유명하다. 뿐만 아니라 항염증 작용도 하고 해독작용도 향상시킨다.

- 섬유질이 높은 식단. 탄수화물의 흡수를 늦춰 혈당 수치의 안정에 도움이 되고 소화관과 장의 건강을 보조한다. 섬유질 섭취를 하루에 30g에서 50g으로 점차적으로 늘려나가도록 한다. 또한 수용성의 점성이 있는 섬유질(콩류, 견과류, 씨앗류, 통곡물, 채소, 과일)도 식단에 포함시켜라. 이들은 장에서 당분이 흡수되는 속도를 늦춰준다.

- 엑스트라 버진 올리브 기름을 사용하라. 올리브 기름에는 항염증, 항산화성분이 포함돼 있으므로 요리에 가장 많이 사용하는 기름이 되어야 한다.

- 유기농 콩제품을 먹어라. 두유, 대두, 풋대두, 두부에는 항산화성분이 풍부해 암의 위험을 줄이고 콜레스테롤 수치를 낮추며 인슐린과 혈당 신진대사를 향상시킬 수 있다.

- 견과류와 씨앗류 섭취량을 늘려라. 가공하지 않은 호두와 아몬드, 마
  카다미아, 호박씨, 아마씨 등.
- 코코아 함량이 높은 고급 초콜릿을 하루에 20~50g 정도만 섭취하
  라. 코코아 함량이 최소한 70%는 되어야 한다.

   다음 식품들의 섭취를 줄여라(가능하면 아예 먹지 않는 것이 좋다).

- 완전 가공식품 또는 정크푸드
- 정제된 밀가루나 백설탕이 함유된 식품 (빵, 시리얼, 밀가루로 만든 파
  스타와 베이글, 페스트리)
- 고과당 콘시럽이 함유된 모든 식품
- 녹말성분이 많고 혈당부하가 높게 조리된 채소(으깬 감자)
- 가공된 과일주스는 설탕 함량이 높은 경우가 많다. 직접 당근과 샐러
  리, 비트 등 과일과 채소 주스를 만들어 먹도록 하자.
- 가공된 야채 통조림(대개 소금함량이 높다)
- 경화지방 또는 부분적으로 경화된 지방(이 지방이 혈류도 들어가면 트
  랜스 지방산이 된다, 대부분의 크래커, 칩, 사탕, 쿠키, 마가린, 도넛, 땅콩
  버터, 가공 치즈 등)
- 가공되고 정제된 기름 (옥수수유, 홍화씨유, 해바라기유, 목화씨유, 땅콩
  기름, 카놀라유)
- 붉은 육류(유기농 또는 풀을 먹인 육류 제외)와 내장
- 큰 육식 물고기와 민물고기. 황새치, 참치, 옥돔, 상어 등은 허용치보
  다 많은 수은과 오염물질을 포함하고 있다.

- 유제품. 설탕이 가미되지 않고 글루텐이 없는 두유나 아몬드유, 헤이즐넛유로 대체하라.
- 카페인. 가능한 한 제한하라(녹차로 바꾸거나 커피는 하루에 반 잔만 마셔라).
- 알코올. 일주일에 레드와인 3잔 이상 마시지 마라.

운동

나가 13장에서 얘기했듯이 운동은 아침 먹기와 함께 장기적인 체중감량과 관련이 있는 유일한 것이다. 인간의 몸이 움직이도록 만들어진 만큼 운동은 중요하고 건강한 것이다. 당신이 초강력 신진대사 처방을 따르고 있다고 하더라도 하루 종일 소파에 앉아 있어서는 안 된다. 운동은 이 프로그램에서 가장 중요한 부분 중 하나이다. 13장에 소개된 운동 프로그램은 당신이 운동 부분의 자가진단에서 높은 점수를 받지 않았다고 하더라도 균형 잡힌 몸을 유지하고 체중을 감량하는 강력한 방법이다. 13장에 나와 있는 운동법은 모든 사람에게 유용한 것이다. 당신이 운동법을 찾고 있다면 이 책에서 권장하고 있는 것을 고려해보는 것도 좋다.

하지만 정말로 '운동'을 하지 않고 운동할 수 있는 방법도 있다. 체육관에 가거나 러닝머신, 근력 운동 기구를 사용할 필요도 없다. 그저 좀 더 많이 움직이면 된다. 당신은 친구나 가족들과 산책을 간다거나 정원일을 돌볼 수 있다. 또는 공원에서 아이들과 원반던지기 놀이를 할 수도 있을 것이다. 아니면 테니스 라켓을 들고 그저 공을 튀기는 것도 좋다. 굳이 경기를 할 필요는 없다. 밖에 나가 몸을 움직일 수 있는 것이라면 무엇이든 운동이 될 수 있다. 그러니 균형 잡힌 몸을 갖기 위해 꼭 체육관에 가야 한다고 생각하지 말기 바란다.

당신이 얼마나 많이 움직이고 있는지를 확인하는 방법은 만보기를 하나 장만하는 것이다. 가격도 별로 비싸지 않다. 이것은 하루 동안 얼마나 많이 움직였는지 보여주는 가장 좋은 장치이다. 이참에 하나 장만해서 하루에 만보를 채울 수 있는지 살펴보기 바란다. 무슨 일을 하든 간에 움직이기만 하면 된다.

허브와 보충제

나는 2부의 각 장에서 기본적인 영양공급 외에도 모든 사람들에게 알맞은 허브와 보충제의 목록을 소개했다. 이 허브요법과 보충제는 신진대사를 향상시키고 몸의 특정한 상태를 극복할 수 있도록 돕는다. 다시 한 번 말하지만 허브와 보충제는 이 프로그램에서 꼭 필요한 부분은 아니다. 하지만 환자들을 치료하면서 다양한 허브요법과 보충제를 활용해 효과를 본 사례를 많이 지켜봐왔다. 따라서 당신이 원한다면 허브와 보충제에 대한 정보를 활용할 수 있다. 당신이 허브요법과 보충제 섭취를 시작할 때 고려해야 할 몇 가지 사항을 소개하겠다.

모든 허브와 보충제가 같은 것은 아니다

보충제와 허브를 선택할 때 브랜드가 중요하다. 제조에 규제를 가하는 것은 한계가 있기 때문에 제품의 질은 전적으로 생산자에게 달려 있다. 어떤 회사들은 제품의 질에 좀 더 신경을 쓴다. 주원료의 원산지, 1회 복용 분량의 동일한 성분 구성비, 활성화된 영양소의 사용, 충전물이나 첨가물, 색소를 사용하지 않는 것 등이 좋은 생산자들이 신경 쓰는 부분이다. 따라서 보충제를 선택할 때는 양질의 제품을 선택하는 것이 가장 중요하다.

건강을 보조해줄 좋은 제품을 찾는 것은 내가 하는 일 중에서 가장 어려운 일이다. 정부의 규제 부족으로 시장에는 온갖 제품이 쏟아져 나와 있다. 품질이 너무나도 다양해서 좋은 비타민과 허브를 찾는 사람들에게 혼란만 줄 뿐이다. 따라서 제품을 구매하는 개인이 회사와 제품에 대해 평가하고 주의를 기울여야 한다. 보충제를 평가는 방법에 관해 지금부터 이야기할 내용들은 내가 어렵게 얻은 지식의 일부일 뿐이다.

1. 약물이나 보충제 용기를 확인하고 의약품 제조 품질관리 기준 (GMP, 우리나라에는 KGMP 또는 B-GMP가 있다－옮긴이) 인증을 받았는지 살펴보라.
2. 과학 혹은 임상 실험을 거친 제품이거나 출시된 지 오래된 제품인지 확인하라.
3. 충전물과 결합제, 첨가제, 유도제, 셸락shellac, 색소, 글루텐, 유강 등이 함유되지 않은 제품인지 확인하라.

기본적인 영양공급

미국인의 92%가 하나 이상의 필수적인 비타민과 미네랄이 결핍되어 있고 99% 이상의 미국인이 오메가-3 지방산 결핍이다. 따라서 모든 사람이 웬만하면 칼슘, 마그네슘, 비타민D, 오메가-3지방이 포함된 기본적인 종합비타민을 섭취하는 것이 건강뿐만 아니라 신진대사를 위해서도 좋다. 이러한 권장사항을 뒷받침해줄 수 있는 과학적인 증거는 많다. 뉴잉글랜드 의학저널과 미국의학협회지에서도 이러한 권장사항이 소개된 적이 있다.

2부에서 소개되었던 상황별로 다르게 쓰이는 보충제들을 살펴보기 전에 모든 사람들이 기본적인 영양보충 권장사항을 따르는 것이 좋다. 대부분의 사람들에게 건강을 유지하고 신진대사를 최상으로 유지하는 데 기본적인 보충제가 필요하다. 오늘날 우리가 먹는 음식들로는 우리에게 필요한 비타민과 미네랄을 충분히 얻을 수 없기 때문이다. 우리 신진대사의 많은 부분이 비타민과 미네랄, 필수 지방에 의존하고 있기 때문에 이들 없이는 신진대사가 제대로 기능할 수 없다. 만약 당신이 당장 보충제 섭취를 시작하고 싶다면 아래의 보충제 섭취를 고려하기 바란다.

1. 비타민, 미네랄 복합제
2. 균형 잡히고 흡수가 잘 되는 칼슘, 마그네슘, 비타민D 보충제
3. 오메가-3 지방산 보충제

비타민, 미네랄 복합제

좋은 비타민, 미네랄 복합제에는 다음의 성분들이 포함되어 있다.

(1μg〔마이크로그램〕=0.001mg)

- 혼합 카로틴(알파, 베타, 크립토잔틴cryptoxanthin, 제아잔틴zeaxanthin,

루테인lutein) 15000~25000 units

- 비타민A(미리 형성된 레티놀) 1000~2000 units

- 비타민D3 400~800 units

- 비타민E(D-알파, D-감마 D~델타를 포함한 혼합 토코페롤) 400 units

- 비타민C(아스코르브산 혼합) 500~1,000mg

- 비타민K1 30μg

- 비타민B1(티아민thiamine) 25~50mg

- 비타민B2(리보플라빈) 25~50mg

- 비타민B3(나이신niacin) 50~100mg

- 비타민B6(피리독신pyridoxine) 20~50mg

- 엽산(활성형태의 엽산인 5-MTHF가 혼합된 것이 가장 좋음) 80mg

- 비타민B12 100~500μg

- 바이오틴Biotin 150~1,000μg

- 판토텐산(pantothenic acid) 100~500mg

- 요오드 25~75μg

- 아연(아미노산 킬레이트) 10~30mg

- 셀레늄 100~200μg

- 구리 1mg

- 마그네슘 5mg

- 크롬 100~200μg

- 몰리브덴 25~75μg

- 칼륨 50~100mg

- 붕소 1mg

- 바나듐vanadium 50μg

- 이노시톨inositol 25~50mg

- 콜린choline 100~200mg

　　적당한 양의 비타민과 미네랄을 얻기 위해서는 하루에 2~6정을 복용해야 한다는 것을 기억해라. 경우에 따라 경험이 많은 영양학자나 의사의 처방을 받아 더 많은 양을 복용해야 하는 사람들이 있을지도 모르기 때문이다.

균형 잡히고 흡수가 잘 되는 칼슘, 마그네슘, 비타민D 보충제

　　비타민, 미네랄 보충제뿐만 아니라 칼슘과 마그네슘, 비타민D 보충제 섭취도 고려해볼 필요가 있다. 이 영양소들은 보통 한 알의 보충제 안에 모두 포함되어 있다. 다음의 복용량을 참고하기 바란다.

- 칼슘 구연산염(calcium citrate), 하루에 800~1,200mg

- 마그네슘 아미노산 킬레이트(아스파테이트, 글리시네이트, 아스코르브 산염, 구연산염) 하루에 400~600mg

- 비타민D 하루에 400~800 units(비타민D는 가장 많이 결핍되어 있는 비타민이다)

오메가-3 지방산 보충제

　　마지막으로 오메가-3 지방산을 섭취할 것을 권장한다. 오메가-3 지방은 모든 사람들에게 도움이 되지만 현대의 식생활을 통해서는 얻기 힘든 것이다. 다음의 권장량을 참고하라.

- EFA/DHA(대략 1캡슐당 400mg/200mg 비율인 것), 하루에 1~4캡슐(중금속과 농약을 확실히 정화한 믿을 만한 회사의 제품이어야 한다).

보충제를 먹을 때 주의해야 할 점

당신이 기본적인 영양보충 프로그램을 시작했다면 우리가 2부에서 논의한 다양한 허브요법과 보충제를 통합할 수 있다. 그 전에 다음의 사항들을 숙지해야 한다.

1. 2배로 먹지 마라. 한 가지 영양소가 여러 가지 역할을 동시에 할 수 있다. 따라서 두 배로 먹어서는 안 된다. 해당 보충제를 최대 허용치 만큼만 섭취하면 된다. 이 정도만으로도 우리 몸에 골고루 도움을 줄 수 있다. 예를 들어, 당신이 혈당균형을 위해 덥산 600mg를 처방받았고 미토콘드리아 기능향상을 위해 600mg, 해독작용을 위해 600mg을 처방받았다면 총 1,800mg을 섭취해야 하는 것이 아니다. 600mg만 섭취하면 된다.

2. 허브*를 섭취할 때는 잘 정화되고 가공된 허브를 제공하는 회사를 선택하는 것이 중요하다. 모든 허브가 같지는 않다. 어떤 허브에는 상당량의 오염물질이 포함되어 있기 때문이다.

---

* 옮긴이 주: 마트나 시장에서 구입하는 허브들은 식양청의 허가를 받지 않은 제품이 다다수이다. 반드시 ㅎ가를 받은 곳을 통해 구입해야 한다.

3. 생선오일은 식사 바로 전에 섭취해야 생선 맛이 올라오는 것을
막을 수 있다.

4. 일반적으로 비타민은 식사 도중이나 식사 직전에 먹는 것이 가장
좋다. 공복에 비타민을 섭취하는 경우 위벽을 자극하거나 속쓰림
이 나타날 수 있다. 비타민 섭취로 복통이 온다면 소화문제를 해
결해줄 수 있는 의사의 도움을 받아야 한다. 이것은 불내성 때문
인 경우가 있기 때문이다.

식단과 요리법으로 들어가기: 요리를 하기 전에

초강력 신진대사는 스스로에게 자신의 몸을 돌보고 영양을 제공할
권한을 부여하는 것이다. 이것은 풍성함과 편안함, 기쁨, 우리 몸의 작
동 원리를 이해하는 것, 신진대사 장애를 치료하고 고칠 수 있는 방법
을 배우는 것이다(만약 당신이 앞부분을 건너뛰고 프로그램에 임하려
한다면 우리 몸의 신비스런 원리는 모두 놓치는 것이다. 그러면 당신
은 이 프로그램을 이해하는 것이 아니라 그저 의존하는 것밖에 되지 않
는다). 이 식단과 요리법은 영양학적 지혜와 지식이 통합된 것이다. 이
것은 살면서 필요할 때마다 기초가 되어줄 것이다. 음식은 적이 아니라
친구가 될 것이다.

초강력 신진대사는 다이어트가 아니다(물론 체중감량을 위한 방법
이 될 수 있다). 이것은 삶의 방식이자 풍성한 식습관, 우리 몸을 가장
근원적으로 치유하는 것이다. 좋은 식품을 찾아 이 가게 저 가게를 돌
아다니거나 인터넷의 유기농 식품 사이트를 찾아다니는 것이 좋다. 당

신은 그곳에서 얻은 풍성한 식품들을 초강력 신진대사를 위한 생활방식 안에 통합할 수 있을 것이다.

요리, 선택의 연속

초강력 신진대사 처방은 당신을 끊임없는 선택의 길로 인도할 것이다. 그리고 이 선택의 대다수는 건강한 신진대사와 삶을 위한 기본적인 원료들을 공급해줄 것이다. 만약 당신이 특정 재료를 더 좋아한다면 그것을 사용하면 된다. 또 특정 요리법을 선호한다면 요리법도 대체할 수 있다. 당신이 각 단계의 메뉴들을 다시 배치하고 싶다면 그렇게 해도 된다. 2단계에서 1단계의 요리를 먹어도 상관없다. 이것은 안내일 뿐이지 구칙이 아니다.

단, 음식이 부족해서는 안 된다. 눈으로 보고 느끼기에 풍성해야 한다. 경험하고 배우며 창의력을 발휘하는 것은 자신을 돌보고 건강을 최상으로 유지하는 비결이다. 무엇보다 자신에게 좋은 것이 무엇인지 발견하는 것이 중요하다.

point

- 음식은 약이다. 초강력 신진대사 처방은 최신 과학을 받아들이고 음식을 약으로
  사용하는 법을 가르쳐준다.
- 초강력 신진대사 처방은 따라 하기 쉬운 2단계의 8주 프로그램으로 몸을 정화하
  고 신진대사의 균형을 맞추며 신진대사를 최상으로 유지하도록 도울 것이다.
- 우리는 2부에서 배운 정보를 사용해 초강력 신진대사 처방을 우리에게 딱 맞는
  것으로 만들 수 있다. 이렇게 하면 프로그램을 더욱 성공적으로 만들 수 있고 우
  리의 신진대사를 초강력 신진대사로 바꿀 수 있다.
- 운동하기 위해 '운동'할 필요는 없다. 헬스클럽에 가는 대신 산책을 하거나 베란
  다 청소를 하거나 아이들과 놀아주거나 자전거를 타면 된다.
- 기본적인 영양 보충제를 섭취하라. 비타민, 미네랄 복합제, 칼슘, 마그네슘, 비타
  민D 보충제, 오메가-3 지방산
- 허브요법과 보충제는 프로그램을 맞춤형으로 만드는 가장 강력한 방법이 될 수
  있다. 당신이 특정 영역에 문제를 가지고 있다면 이번 장과 2부에 담긴 정보를
  활용해라.
- 초강력 신진대사 처방은 다이어트가 아니다. 이것은 삶의 방식이며 먹는 방식이
  다. 이 방법을 건강과, 체중감량을 위해 사용하고 당신이 좋아하는 음식을 만들
  어 먹어라.

CHAPTER 17

초강력 주방을 만드는 법

당신은 산을 오르거나 미지의 장소로 여행을 떠날 때 옷과 도구를 제대로 챙겼는지 확인할 것이다. 출발하기 전에 지도도 꼼꼼히 살펴볼 것이다. 건강한 신진대사를 안겨줄 자신을 발견하는 여행에도 몇 가지 준비와 도구가 필요하다. 약간의 도구와 지침으로 그 여정을 성공적으로 만들 수 있다.

주방에서부터 시작하자. 기본적인 도구를 갖추면 음식 준비가 더 쉽고 빨라진다. 냉장고에서 없앨 것이 무엇이고 시장에서 피해야 할 위험한 것이 무엇인지 아는 것도 필요하다. 여기서 소개할 제안과 안내는 츠강력 신진대사로 가는 당신의 여정에 실용적인 도구가 되어줄 것이다.

적당한 도구로 무장하라

이 도구들을 자신의 몸을 돌보는 데 필요한 용구상자라고 생각하라.

대충 다른 도구를 필요에 맞게 사용할 수도 있겠지만 이 도구들을 가지고 있는 것이 아니라면 구입을 권하는 바이다.

또한 부엌을 최상의 도구들로 준비시키는 것이 좋다. 산에 올라갈 때 등산하는 동안 제대로 버텨줄만한 등산화를 사는 것과 같은 것이다. 여기에 소개된 도구들을 등산화라고 생각해보자. 이 도구들은 질이 좋은 것을 사서 잘 관리한다면 평생 쓸 수 있는 것들이다. 나는 아래의 도구들이 우리 인간을 먹이고 돌보는 데 가장 필수적인 도구들이라고 생각한다.

- 고품질의 주방 칼 세트, 나무도마(육류용 하나, 야채·과일용 하나), 다양한 크기의 냄비(테플론 코팅을 하지 않은 제품을 사용하는 것이 좋다), 오븐용 사각틀, 제과용 시트 3~4장, 분쇄기, 믹서기, 손잡이 형 믹서기, 주방용 온도계, 통조림 따개, 거품기, 집게, 생선 주걱, 고무 주걱, 황산지(반투명의 표장용지), 계량컵 세트(액체용, 분말용) 1리터·0.5리터·한 컵 분량, 레몬이나 오렌지 과즙기, 다양한 크기의 강판

부엌에서 지방연소의 적을 몰아내라

프로그램을 시작하기 위해 필요한 도구들을 구매하기 전에 당신의 건강과 신진대사에 해로운 물건들을 찬장에서 치우는 시간을 갖도록 해라. 해로운 지방과 설탕도 치워서 실수로 음식을 할 때 넣는 일이 없도록 하자.

먼저 경화지방과 부분 경화지방, 고과당 콘시럽(액상과당도 같은 종

류임)이 포함된 제품을 쓰레기통에 버리는 것으로 시작하라. 이 두 가지 변화단으로 세포와 신진대사가 달라지고 삶이 근본적으로 바뀌게 된다. 찬장과 냉장고에 들어 있는 식품의 성분표시를 읽어보면 경화지방과 고과당 콘시럽이 함유된 것이 어떤 것인지 알 수 있을 것이다.

당신만의 초강력 주방을 만들어라

세계 최고의 영양학자인 캐시 스위프트와 함께 일하면서 잘 먹고 기분이 좋아지는 비결과 요령을 많이 모았다. 여기에 그것을 소개하겠다.

호르몬과 항생제를 사용하지 않은 유기농을 선택하라

육류나 가금류, 유제품을 살 때는 가능하면 항생제와 호르몬을 사용하지 않은 것을 사는 것이 좋다. 황새치나 옥돔, 상어, 왕고등어, 막 잡은 참치처럼 그나마 수은 능도가 높은 생선은 피한다(참치 통조림, 특히 chunk light 제품은 수은농도가 낮은 편이다). 바다 게나 가자미, 서대기, 자연산 연어, 정어리, 청어, 멸치, 새우 등 수은농도가 적은 생선을 추천한다.

국산 제철 식품을 다양하게 구매하고 가능하면 유기농 제품으로 구매하라. 유기농 식품이 보통 더 비싸기는 하지만 그만한 가치가 있다. 유기농 식품에는 보통의 식품에서 발견되는 농약, 호르몬, 항생제가 없기 때문이다. 게다가 일반적인 식품보다 유기농 식품에 더 많은 영양소가 있다는 결과도 있다. 유기농이 아닌 식품 중에는 농약 수치가 매우 높은 것들도 있다. 유기농 식품으로 전부 구입할 수 없다면(팔지 않기 때문이든 비싸기 때문이든) 농약에 노출된 정도가 가장 적다고 알려진 아래의 11가지 식품들을 참고하라.

- 아스파라거스, 아보카도, 바나나, 브로콜리, 콜리플라워, 키위, 망고, 양파, 파파야, 파인애플, 완두콩(단것)

식품을 잘 씻기만 해도 농약과 박테리아에 노출되는 것을 줄일 수 있다. 야채 세척제 1티스푼과 사과식초 1스푼을 4리터의 물에 섞어서 야채를 씻은 후 물에 잘 헹구면 된다. 감자나 고구마, 당근과 같은 딱딱한 야채의 경우에는 껍질째 먹고자 한다면 솔을 사용해서 씻으면 좋다.

항산화성분 발전소를 찾아라

과학자들은 식품에 들어있는 항산화성분을 알아내기 위해 보통 항산화 수치(ORAC) 또는 식품이 유해산소를 빨아들이는 능력을 측정한다. 최근에 진행되고 있는 연구를 통해 ORAC 수치가 달라질 수도 있다. 따라서 항산화식품 목록에 새로운 식품이 추가되거나 교체될 수도 있다는 것을 알아두어야 한다.

어쨌든 나는 항산화 식품 Top 20을 소개하게 돼서 기쁘게 생각한다. 이 식품들이 당신의 장보기 목록에 많이 포함되어야 한다. 이 중에서 당신이 좋아하는 식품은 몇 개나 되는가? 시중의 인기 있는 다이어트 책에서 해로운 음식으로 지목하고 있는 러셋russet 감자(미국에서 가장 대중적인 감자의 한 종류—옮긴이)가 리스트에 포함되어 있는 것을 보고 놀랐을 것이다. 당신이 가장 먼저 선택하고 싶은 식품은 어떤 것인가?

1. 말린 팥

2. 야생 블루베리

3. 빨간 강낭콩

4. 얼룩덜룩 강낭콩

5. 재배된 블루베리

6. 크랜베리

7. 익힌 아티초크

8. 블랙베리

9. 푸룬(prune, 서양자두)

10. 라즈베리

11. 딸기

12. 빨간 사과

13. 파란 사과

14. 피칸pecan

15. 체리

16. 검은 자두

17. 익힌 러셋 감자

18. 검은 콩

19. 자두

20. 갈라 사과(Gala apple)

깨끗한 물을 마셔라

수도관리국에 연락해서 수돗물의 질에 대해 한 번 알아보기 바란다. 그리고 집에 삼투압 방식으로 제작된 정수기를 들여놓는 것도 권하고 싶다. 물을 병에 담아서 마실 때는 유리로 된 병을 사용하거나 깨끗하고 단단하며 오래 지속되는 플라스틱 용기(부드럽고 불투명하며 쉽게 구부러지는 플라스틱이 아닌)를 사용하라. 부드러운 플라스틱에서는 파이탈레이트phythalate와 비스페놀bisphenol A를 포함한 유독한 화학물질이 나오는 경향이 있다. 이 물질들은 호르몬 기능장애, 불임과 관련이 있는 물질들이다.

이 음식들은 영원히 먹지 말자.

- 경화유, 부분 경화유

- 고과당 콘시럽

- 아스파탐, 사카린, 아세설팜-Kacesulfame-K, 시클라메이트cyclamate, 네오탐, 수크랄로스 같은 인공감미료

- 소르비톨sorbitol, 만니톨mannitol, 자일리톨, 말티톨maltitol 같은 당 알코올은 가스와 장 통증의 원인이 되기도 한다.

- 올레스트라olestra 같은 인공 지방

- 인공색소(FD&C 황색 제6호, 3호 등)

- BHA와 BHT 같은 방부제

- 브롬화 식물성 기름(brominated vegetable oil, BVO), 감귤류의 탄산 음료에서 발견되는 유독한 첨가물

- 맥주나 비탄산음료에 사용되는 방부제

- 수용성 식물단백질(HVP, 인스턴트 수프, 각종 소스, 핫도그에 사용되는 화학조미료)

- 글루탐산모노나트륨(monosodium glutamate, 거의 모든 식품에 사용되는 화학조미료로 몇몇 사람들이 이 조미료에 부작용을 보이는 것으로 나타났다. 이 조미료가 뇌의 활동을 지나치게 자극하는 것이 원인일 가능성이 있다.)

- 마요네즈나 쇼트닝, 빵 제품, 말린 육류 등 섭취가 가능한 지방에서 발견되는 방부제

- 브론산칼륨(patassium bromate, 빵에서 발견되는 화학조미료로 많은 나라에서 발암물질로 규제하고 있다.)

- 아질산나트륨(sodium nitrite, 가공된 육류에서 발견되는 방부제로 암과 관련이 있다.)

- 아황산염(sulfites, 황산화물과 산성아황산나트륨으로 와인과 말린 과일, 인스턴트 감자, 감자튀김, 피자 등에서 발견되는 방부제로 두통과 관련이 있으며 심한 알레르기 반응을 일으키기도 한다.)

이 음식들은 되도록 먹지 말자

이 음식들은 가끔씩은 먹어도 되는 것이다(초강력 신진대사 처방을 시작하고 1개월이 지난 후에 한 달에 한 번이나 두 번은 먹어도 된다). 하지만 너무 자주 먹지는 말아야 한다.

- 밀가루 음식. 밀가루이든 강화 밀가루이든 주성분이 통밀이라고 표기돼 있지 않는 이상 그냥 밀가루일 뿐이다.
- 정제된 설탕. 정제된 설탕은 사탕수수 줄기와 사탕무의 뿌리에서 추출된 것이다. 설탕 성분을 포함하고 있는 즙이 추출, 가공 후 건조되어 설탕가루의 형태가 된다.
- 육류와 유제품에 함유돼 있는 고도의 포화지방(기름기가 많은 고기, 가공육, 유지방)
- 알코올(술에 민감한 사람이라면 아예 피하는 것이 좋다)

성공을 위한 조언

식사 준비를 하는 동안 내가 하는 제안들을 마음속에 새겨두기 바란다. 이 제안들은 요리를 즐겁고 편안한 경험으로 만들어줄 것이며, 음식을 적이 아닌 친구로 만들어줄 것이다. 그러면 당신의 주방은 전쟁터가 아니라 안식처가 될 것이다. 약간의 노력과 연습만 있다면 당신은 주방에서 더 편안함을 느낄 수 있다.

- 계획하라. 1주일 앞을 보고 계획하고 일주일에 하루는 장보고 요리하는 시간을 마련하라.

- 장을 보고 집으로 돌아오면 사온 식품들을 냉장고와 찬장에 잘 정리
  해두라.
- 요리법에 겁먹지 말고 요리를 하기 전에 자세히 한 번씩 읽어보라.
- 주말에 음악을 틀어 놓고 야채를 신나게 다듬은 후 비닐봉지에 넣어
  냉장고에 보관하라. 미리 다듬어 놓으면 요리할 때 훨씬 수월하다.
- 주방에 있을 때는 여러 가지를 동시에 해야 한다. 저녁을 준비하면서
  내일 먹을 수프를 끓이거나 밥을 안쳐라.
- 나중을 위해 음식을 두세 가지 정도 준비해서 냉장고에 넣어두라. 이
  것은 돈을 은행에 넣어 놓는 것만큼 좋은 일이다.

완벽한 부엌 만들기

부엌이 당신의 집에서 가장 중요한 공간이라는 것을 기억하라. 부엌
은 당신과 가족에게 영양을 제공하는 곳이다. 부엌의 균형이 깨지거나
제대로 된 도구를 갖추고 있지 않다면 건강과 체중감량을 위한 유전자
를 작동시킬 건강한 식사를 준비하는 것은 힘들어진다.

초강력 신진대사 처방을 시작할 때 이번 장에 소개된 비법들을 활용
해보기 바란다. 그러면 음식을 준비하기 위해 사용하는 시간과 공간이
즐겁고 값진 것이 될 수 있다. 영양이 풍부하고 맛있는 음식에 다시 한
번 매료돼 즐겁게 식사하는 것은 매우 중요하다. 이것은 인간의 삶의
중심에 있는 것이고 자동차가 아닌 초강력 부엌에서 일어나는 것이다.

point

- 부엌용품은 초강력 신진대사로 가는 여정의 필수 소지품이다. 좋은 도구를 사용하면 그만한 가치가 있을 것이다.

- 부엌에서 해로운 식품을 몰다내라. 그리고 풍부한 영양을 제공하고 살을 빠지게 해줄 양질의 유기농 식품을 들여놓아라.

- 도장된 식품을 살 때는 성분표시를 주의 깊게 살펴봐야 한다. 당신이 구매할 저둠에 무엇이 함유되어 있는지 확인하는 것은 부엌과 우리 몸을 정화하는 가장 중요한 단계이다.

- 요리를 시작하기 전에 계획을 세우고 식단과 요리법을 미리 숙지한 후 요리를 즐겁고 편안한 것으로 만들어라. 부엌에 있는 동안 음악을 틀어 놓는 것도 좋다.

CHAPTER 18

유혹을 이겨내는 방법 그리고 일반적인 어려움

초강력 신진대사 처방을 밖에서 실천하기

건강과 초강력 신진대사를 위해서는 일하면서 식사를 하거나 여행을 자주 해서는 안 된다. 여행을 할 때는 초강력 신진대사 처방에 맞는 양질의 음식을 찾기가 다소 어려울 수도 있기 때문이다. 또한 출근할 때 매일 점심을 싸는 일이 지겨워질 수도 있다.

앞으로 소개될 것은 당신이 쉽게 받아들일 수 있는 다양한 식단이다. 당신은 이 메뉴들을 차안에서 준비할 수도 있고 미리 준비해서 아이스박스 안에 넣고 다닐 수도 있다. 집 밖을 떠나면 편의점과 정크푸드라는 위험이 곳곳에 도사리고 있다는 것을 잊지 마라. 이렇게 음식을 준비하면 도처에 널린 유혹에 넘어가는 것을 막을 수 있다.

들고 다니기, 미리 준비해서 저장하기

'들고 다니기'는 당신이 정말로 바빠서 식사를 준비할 시간이 없을 때도 건강한 자연식품을 먹을 수 있도록 도와준다. 당신은 이것을 2단계가 시작되면 사용할 수 있다. 이 음식들은 집에서 미리 준비할 수 있는 것들이다. 건강한 음식에서 멀어질 일이 없도록 차에 작은 아이스박스를 싣고 다니는 것도 고려해보는 것이 좋다. 사람들의 바쁜 생활을 고려해서 나는 콩 통조림이나 얼린 채소를 권하곤 한다. 말린 콩 요리나 신선한 야채는 언제나 좋은 것이다.

아침에는 무엇을 먹을까?

간단 아침1: 요구르트 파르페

- 유기농 무지방 혹은 저지방 플레인 요구르트, 콩 요구르트

- 신선한 혹은 얼린 딸기, 아마씨 가루

- 잘라 놓은 견과(아몬드, 호두, 피칸 등)

간단 아침2: 멕시코식 쌈

- 구운 두부

- 발아곡물로 만든 또띠아tortilla

- 카레 가루를 넣은 머스타드, 제철 과일

간단 아침3: 계란 머스타드

- 완숙한 오메가-3 계란

- 통호밀 식빵

- 요구르트 머스타드(유기농 콩 요구르트와 머스타드를 2:1로 섞은 것)

- 제철 과일

간단 아침4: 견과류 듬뿍 바나나

- 바나나

- 견과류나 씨앗 오일(아몬드, 마카다미아, 캐슈, 해바라기씨)

- 꿀, 잘게 갈은 견과류(호두류)

간단 아침5: 오메가와 아침을

- 정어리나 자연산 연어

- 붉은 양파, 토마토, 신선한 딜(dill, 미나릿과 식물) 줄기

- 통호밀 빵이나 크래커, 자몽

점심에는 무엇을 먹을까?

간단 점심1: 수프 세트

- 콩 수프

- 타히니tahini 드레싱을 한 어린 시금치 샐러드

- 아마씨 크래커, 작은 사과

간단 점심2: 하얀 콩 쌈

- 발아곡물로 만든 또띠아, 하얀 카넬리니cannellini 콩

- 신선한 아루굴라arugula 잎과 바질basil 잎

- 아보카도와 토마토, 엑스트라 버진 올리브 오일 약간, 신선한 배

간단 점심3: 자연산 생선 롤

- 자연산 연어 또는 정어리 샐러드:물기를 뺀 것

- 신선한 딜 줄기, 붉은 양파, 물냉이

- 콩마요네즈와 고추냉이 약간

- 발아곡물 롤, 붉은 오렌지

간단 점심4: 지중해식 샐러드

- 샐러드용 야채

- 생 모짜렐라, 콩으로 만든 모짜렐라(Veganrella)

- 아티초크 알맹이

- 올리브, 호두, 구운 고추

- 신선한 레몬즙, 엑스트라 버진 올리브 오일, 포도 15~20알

간단 점심5: 된장국과 샐러드

- 된장국 1컵과 구운 두부

- 양배추 샐러드:코울슬로coleslaw와 당근

- 30초 드레싱:쌀식초, 참기름, 다시마 가루, 참깨

- 현미와 해초 크래커

현명하게 외식하기

외식을 할 때는 과식하거나 안 좋은 음식을 많이 먹게 되는 경향이 있다. 하지만 건강을 고려한 식사를 하려는 사람은 영양적으로 현명한 선택을 하게 될 것이다. 요즘은 체인으로 운영되는 식당에서조차 건강식을 제공하고 있다. 외식할 때 몇 가지만 고려해도 건강을 지킬 수 있

고 신진대사를 촉진할 수 있다. 자연식품이기만 하만 어떤 음식이든 상관없다는 것을 기억하라.

식사를 즐기고 식사하는 동안 편안함을 유지하기 위해서는 3·3·3 법칙을 시도해보라. 이 간단한 법칙의 결과는 놀라운 것이다. 맛을 느끼는 것과 호흡, 영양은 모두 최상의 소화와 신진대사에 필수적인 것이다.

1. 식사를 하기 전에 잠시 감사의 시간을 가져라.
2. 3초간 숨을 들이마시고 3초간 내뱉는 깊고 편안한 호흡을 식사 전 3번 반복하라.
3. 식사를 시작하고 처음 3분 동안 적어도 3번은 손을 무릎에 올려놓고 편안하게 호흡하도록 해라.

- 3·3·3 법칙대로 식사하기 전에 마음의 준비를 하라. 이것은 외식을 할 때 특히 중요한데 당신이 항상 먹는 메뉴를 선택할 수 없을지도 모르기 때문이다. 하지만 먹는 것을 의식함으로써 과식하는 것을 절제할 수 있는 가능성이 높다.

- 당신을 편안하게 만들어주는 슬로푸드 식당을 몇 개 찾아두도록 하자. 우리가 식사하는 환경이 우리가 먹는 양에 영향을 미친다.

- 인도, 일본, 태국, 지중해 국가(이탈리아·그리스·스페인), 중앙아시아 음식과 같은 이국적인 음식을 즐겨라. 태국요리의 레몬그라스나 일본요리의 해초류, 인도요리의 카레, 지중해요리의 순무(broccoli rabe)나 꽃상추 같은 녹색 채소 등. 이 전통 음식들은 당신에게 다양한 종류의 영양분을 제공할 수 있다.

- 호기심을 가져라. 음식의 성분에 대해 늘 관심을 갖고 특별주문을 하-

는 것을 두려워하지 마라. 예를 들어 흰쌀밥 대신 현미밥을 먹고 감자튀김을 먹는 대신 녹색 채소를 두 배로 먹어라.

- 메뉴에 나와 있는 것들을 필요에 맞게 조합하라. 메뉴에 오리엔탈 드레싱이 곁들여진 다른 음식이 있다면 당신의 주문한 음식에 나오는 고기소스를 오리엔탈 드레싱으로 바꿔달라고 요청할 수 있을 것이다. 야채의 경우에도 당신이 주문한 음식에 싫어하는 야채가 들어 있고 다른 메뉴에 당신이 좋아하는 야채가 들어 있다면 바꾸어 달라고 요청하라. 당신이 원하는 좋은 음식을 먹기 위해 음식들을 조합하는 것이다.

- 전채음식으로 빵을 먹는 대신 생야채로 이루어진 전채요리나 신선한 과일, 올리브를 요청하라. 식사 초반에 술과 빵을 먹으면 배고픔이 증가하고 술이 당신의 자제력에 영향을 미쳐서 치즈케이크를 먹고 싶게 만들 가능성이 높다.

- 야채의 양을 두 배로 늘려달라고 요청하라. 식당에서 생선이나 고기, 닭고기 등은 많이 줄지 모르지만 삶은 야채 같은 식품에는 인색하다.

- 후식을 주문하기 전에 당신의 뇌와 위장을 확인하라. 당신의 식사 만족도를 5등급(1: 만족스럽지 못함, 2·3: 적당히 만족스러움, 4·5: 너무 배부름)으로 나누어 등급을 매겨보라. 만약 3등급이라면 후식은 생략해야 한다. 맛있는 후식을 먹을 수 있는 기회는 분명 또 올 것이다.

가족과 함께 식사하기

초강력 신진대사 처방에 나와 있는 요리법과 식단은 온 가족이 즐길 수 있는 것이다. 자연 그대로의 가공하지 않은 진짜 음식은 아이나 어른 할 것 없이 모두에게 좋은 것이다. 영양이 가득한 식사를 준비하고 그것을 가족들이 함께 앉아서 즐긴다면 그것이 당신어 삶에 여러모로 도움이 된다는 것을 알게 될 것이다.

100년 전까지만 해도 사람들은 거의 모든 식사를 집에서 해결했다. 지금은 과반수가 외식으로 해결했지만 요즘에는 가족들과 함께 정기적으로 식사를 하는 사람들을 찾아보는 것이 힘들어졌다. 가족과 함께 저녁식사를 준비하고 즐기는 사람들도 거의 없다. 가족과 함께 식사하는 것은 나름대로 이유가 있는 전통이다. 삶의 속도를 잠시 늦추고 사랑하는 사람들과 음식과 풍성함을 나누며 시간을 함께 보나는 것은 중요하다. 이 모든 것은 신진대사에 도움이 되며 당신이 더 나은 삶을 꾸려나갈 수 있도록 한다.

아이들에게 식사를 즐기도록 가르치고 유기농 야채와 육류에 입맛을 들이게 하면 살이 찌지 않는 쪽으로 음식을 이해할 기회를 얻게 될 것이다. 음식의 가치에 대해 아이들에게 알려주는 것은 아이들과 평생 함께 할 선물이다. 또한 아이들을 음식 준비하는 데 참여시키는 것은 건강한 삶을 살아가는 데 중요한 경험이 될 수 있다.

당신은 바쁜 사람이다. 우리 모두가 그렇다. 하지만 패스트푸드 문화에 물들지 않도록 노력해야 한다. 이 책에 나온 식단과 요리법을 가족들과 공유하고 아이들에게 잘 먹는 것의 가치를 가르친다면 가족들에게 건강과 체중문제를 피할 수 있는 기회를 제공하는 것이다. 다른 것은 못해도 가족들과 함께 앉아서 저녁식사를 함께 하는 것만으로도 음식이 얼마나 중요한지 깨닫게 될 것이다. 이것이 바로 당신의 인상에 속한 사람들과 음식을 공유하고 즐겨야 하는 이유이다. 그리고 이것은 체중과 건강을 최상으로 유지하는 데 꼭 필요한 것이다. 기억하라. 음식은 우리 유전자에 말을 거는 정보이다. 그 정보를 가족과 공유하라.

point

- 초강력 신진대사 처방대로 먹는 것은 어려워 보일지도 모르지만 일하는 중이나 여행 중이라고 할지라도 불가능한 것은 아니다. 몇 가지 간단한 식단만 지니고 다닌다면 정크푸드에 둘러싸여 있다고 하더라도 처방을 지켜나갈 수 있다.
- 외식은 또 하나의 유혹이다. 하지만 고객들이 변화를 요구하면 더 많은 식당들이 건강식을 제공하기 시작할 것이다. 몇 가지 원칙을 숙지하고 융통성을 가지면 외식을 할 때도 잘 먹을 수 있을 것이다.
- 일주일에 몇 번이라도 정기적으로 가족들과 함께 식사하는 시간을 갖도록 해라. 이는 당신의 몸과 마음을 풍성하게 만들어줄 것이다.

CHAPTER 19

나쁜 습관을 없애고 처방을 위해 준비하라

해독작용 준비하기

초강력 신진대사 처방을 시작하기 일주일 전에 신진대사를 방해하는 습관들을 떨쳐냄으로써 우리 몸이 좋은 것을 받아들일 수 있도록 준비해야 한다. 체계적인 방법으로 식단에서 유해한 요소들을 제거하면 이 프로그램을 쉽고 고통 없이 시작할 수 있다.

설탕과 혈당부하가 높은 정제된 탄수화물을 먹으면 식욕통제를 방해하는 호르몬에 흙을 실어주는 것이 된다. 몇 주만 설탕과 정제된 탄수화물을 먹지 않으면 우리 몸매가 영원히 달라질 수 있다는 것을 기억하라. 설탕을 포기해야 한다고 생각하니까 아찔해지는가? 당신은 혼자가 아니다. 물론 당신은 이미 설탕에 중독되었을지도 모른다. 하지만 걱정하지 말기 바란다. 믿지 않겠지만 며칠만 지나면 설탕에 대한 욕구는 사라질 것이다. 이것이 해독과 신진대사의 균형을 위한 시작이다. 이렇게 하면 먹고 싶은 것을 참느라고 더 이상 고생하지 않아도 된다.

트랜스 지방을 없애면 당신은 거의 모든 가공식품이나 정크푸드에서 자유로워질 수 있다. 트랜스 지방을 없애는 것은 설탕섭취를 중단하는 것만큼 눈에 띄는 결과를 보여줄 것이다. 한편 우리는 수면부족에서 벗어나기 위해 카페인을 사용한다. 하지만 이것은 가짜 에너지를 만들어낼 뿐이며 결과적으로 우리 몸에 스트레스를 준다. 카페인이 아드레날린을 빠르게 분비되도록 만들면 우리는 폭주하게 되고 설탕처럼 우리를 기분 좋게 만들어줄 무언가를 찾게 되는 것이다. 내가 추천한 방법대로 천천히 카페인에서 멀어지도록 해보라(하지만 그전에 커피에 대한 욕구를 불러일으키는 수면부족을 해결하는 것이 좋다).

술도 삶의 기쁨 중의 하나이다. 하지만 술은 우리를 편안하게 만들고 규칙적으로 먹으면 음식에 대한 자제력을 잃게 만든다. 레스토랑에서 왜 빵을 가져다주기 전에 술을 마시겠냐고 물어보는지 아는가? 와인 한 잔에 당분(빵의 형태로)을 약간만 섭취하면 당신은 더 많은 음식을 주문하게 될 것이다. 주말에 술과 당분섭취를 줄인다면 당신은 진짜 식욕을 되찾고 과식을 하지 않게 될 것이다.

일단 설탕과 정제된 탄수화물, 트랜스지방, 카페인, 술을 끊으면 당신의 기분과 체중에 놀라운 변화가 일어나는 것을 볼 수 있다. 다른 노력은 아무것도 하지 않더라도 말이다.

끊어야 할 것

일주일간 당신은 아래의 요소들을 완전히 끊어야 한다. 그전에 이 요소들이 당신이 상상하지도 못했던 것에 들어있을지 모른다는 것을 기억하라. 성분표시를 최대한 꼼꼼히 살펴보고 다음의 성분들이 들어 있는 음식을 먹지 않도록 주의해야 한다.

- 카페인, 가공되고 정제된 탄수화물(밀가루)과 설탕, 고과당 콘시럽, 경화지방과 부분 경화지방, 가공식품, 포장식품, 술(2단계에서 다시 섭취할 수 있다)

7일간 카페인을 끊는 방법

당신이 오랫동안 카페인 음료를 마셔왔다면 며칠간 카페인을 멀리할 필요가 있다. 다음의 단계들을 이용하면 카페인 포기가 더 쉬워질 수 있다.

1. 낮잠을 충분히 잘 수 있는 주말에 시작하라.
2. 처음 3일: 카페인이 들어 있는 음료(커피, 콜라, 홍차 등)의 섭취를 반으로 줄여라.
3. 나머지 4일: 끓는 물에 5분간 우려낸 녹차 한 잔을 마신다. 녹차는 건강과 체중감량에 좋기 때문에 계속 마셔도 좋다.
4. 7일간 계속: 완충 비타민C 가루를 1,000~2,000mg 섭취하라.
5. 정수된 물을 하루에 적어도 6~8잔 마셔라.

설탕과 밀가루를 끊는 방법

설탕을 끊는 일은 어렵다. 왜냐하면 그것은 중독을 일으키기 때문이다. 하지만 일단 설탕섭취를 중단하기만 하면 욕구는 빠르게 사라질 것이다. 여기 당분을 성공적으로 끊을 수 있는 방법이 있다.

- 1단계를 시작하기 전에 5~7일간 설탕과 밀가루 음식을 끊어라. 이것은 엄청난 보상을 가져다줄 것이다.
- 나와 수천 명의 환자들이 효과를 본 방법: 설탕과 밀가루 음식 대신에 차가운 닭가슴살을 먹어라(자신을 속이지 마라. 결과는 결국 자신에게 돌아온다).
- 아침식사에 단백질을 포함시켜라(달걀, 견과류, 씨앗류, 견과류 버터, 두부 또는 단백질 셰이크).
- 매 식사마다 단백질과 좋은 지방, 탄수화물을 골고루 먹어라. 좋은 지방이란 생선과 엑스트라 버진 올리브 오일, 올리브, 견과류, 씨앗류, 아보카도에 함유되어 있는 것을 말한다. 좋은 탄수화물에는 콩류, 야채, 통곡물, 과일 등이 있다. 그리고 좋은 단백질은 콩류와 대두, 달걀, 생선, 견과류, 통곡물에서 얻을 수 있다.
- 저지방 식사를 하지 마라. 올리브오일과 올리브, 견과류, 씨앗류, 아보카도를 섭취하라.
- 3시간마다 먹어라. 생것이나 살짝 볶은 견과류(아몬드, 호두, 호박씨 등)를 간식으로 먹어라(한 줌이 적당).
- 정수된 물을 하루에 6~8잔 마셔라.

CHAPTER 20

1단계: 몸을 해독하라

처음 3주간은 신진대사의 잠긴 문을 열고 신진대사를 재가동하기 위한 기간이다. 이것은 컴퓨터를 재부팅하거나 화면을 깨끗하게 닦는 것과 비슷하다. 신진대사라는 것은 특정한 생화학 반응의 반복이라고도 할 수 있는데 우선은 지금까지의 반복을 깨야 한다. 이 반복을 깨고 새롭게 시작하기 위한 프로그램이 바로 1단계 프로그램이다.

우리는 1단계 프로그램을 통해 체중감량을 방해했던 원인이 무엇인지 정확하게 이해할 수 있게 된다. 이를 위해서는 평소에 먹던 음식들 중 상당수를 끊어야 한다. 그동안 알게 모르게 먹어 왔던 독소와 알레르기나 민감한 반응을 유발하는 식품도 마찬가지다. 이러한 식품들은 2단계를 시작하면서 다시 먹게 되는데, 그래야만 이 음식들이 건강과 체중에 어떤 영향을 미치는지 알 수 있기 때문이다.

일단 1단계 프로그램을 실행에 옮기고 나면 잃었던 활력과 생기가 돌아오게 된다. 또한 만성 건강문제가 호전되면서 2~5kg 정도는 쉽게 감량된다. 물론 개인마다 정도의 차이는 있겠지만 이 정도 감량도 상당한 것이다.

3주간의 해독과 원기회복: 건강과 체중감량을 위해 도약하기

3주간의 해독단계에서 끊어야 하는 식품에는 글루텐(밀과, 호밀, 보리 등에서 발견되는)과 유제품, 달걀, 경화지방이 포함된다. 또한 내 경험상 문제가 있는 것으로 판단되는 식품들도 포함시켰다. 1단계를 시작하기 전에 당부할 것은 그동안 즐기던 음식들을 먹지 못한다고 두려워할 필요가 없다는 것이다. 2단계에서 맛있고 건강에도 좋은 음식들을 다시 먹을 수 있다. 3주 동안만 이 책에서 지목한 식품을 완전히 끊는다면 어떤 것이 자신의 몸에 좋은 것인지를 확실히 알 수 있게 된다. 이것은 평생 건강을 위한 작은 노력일 뿐이다.

1단계에서 먹게 될 음식의 공통점은 영양이 풍부하고 자연 그대로의 진짜 음식이라는 점이다. 야채와 과일, 콩, 글루텐이 없는 곡물, 견과류, 씨앗, 좋은 기름, 기름기 없는 동물성 단백질이 여기에 포함된다. 영양이 풍부하고 해독작용을 하는 특별한 수프도 소개할 텐데 이 수프는 하루 중 언제든 먹어도 좋다. 이제 본격적으로 시작하기 전에 즐겨야 할 음식과 피해야 할 식품의 목록을 살펴보도록 하겠다. 여기에 소개될 식품들은 무엇을 먹어야 할지 모르는 당신에게 선택이라는 해결책을 제시해줄 것이다.

1 · 2단계에서 모두 피해야 할 식품

- 정제되었거나 통곡물을 사용하지 않은 곡물제품(빵, 파스타 등)
- 설탕과 설탕을 포함한 음식: 사탕, 쿠키, 시리얼, 빵, 탄산음료 등
- 고과당 콘시럽
- 인공감미료: 아스파탐, 사카린, 아세슐팜-Kacesulfame-K 등 인공감미료가 들어간 식품
- 스테비아(stevia, 설탕의 300배에 달하는 단맛을 가진 허브)
- 당 알코올(다이어트 식품에 주로 쓰이는 인공감미료): 만니톨, 소르비톨, 렉티톨, 자일리틀, 말티톨 등의 폴리올스poly-ols과의 감미료
- 인공 색소
- 경화기름, 부분 경화기름, 카놀라기름, 땅콩기름
- 인공 지방: 올렌, 올레스트라, 살라트림
- 안전하지 않은 첨가제: 브롬화칼륨, 몰식자산프로필, 아질산나트륨
- 카페인이 함유된 음료: 탄산음료, 커피, 차 등

즐겨야 할 식품

이 목록에 포함되어 있는 식품이라면 1단계의 요리 재료로 자유롭게 대체해도 좋다.

과일

- 감, 키위, 크렌베리, 딸기, 라스베리, 라임, 레몬, 배, 무화과(신선한

것), 멜론, 바나나, 복숭아, 블랙베리, 블루베리, 사과, 살구, 석류, 수박, 아보카도, 오렌지, 자두, 자몽, 파파야, 포도

채소

여기에 포함되지 않은 것이라도 신선한 채소라면 무엇이든 상관없다.

- 가지, 감자, 고추(모든 종류), 고구마, 냉이, 당근, 마늘, 무(모든 종류), 밤, 버섯(모든 종류), 배추(모든 종류), 브로콜리, 싹양배추, 상추(모든 종류), 새싹(모든 종류), 샐러리, 생강, 아루굴라, 아스파라거스, 아티초크, 양파, 우엉, 오이(피클도 무방), 옥수수, 짙은 녹색 채소(케일, 시금치, 근대 등), 치커리, 토마토, 펜넬(회향), 피망, 호박(모든 종류), 해조류(미역, 다시마, 파래, 톳 등), 청경채

곡물(글루텐 0%)

- 기장, 메밀, 아마란스(amaranth, 홍현채), 야생쌀, 퀴노아(quinoa, 잉카 제국의 슈퍼 곡물로 불리며 최근에 건강식품으로 각광받고 있다), 현미

콩류

- 모든 종류의 콩, 두유, 두부

생선과 해산물

다음은 오염물질에 농축되어 있을 가능성이 가장 적은 해산물들이다.

- 가리비, 고등어, 굴, 넙치, 메기, 멸치, 새우, 송어, 연어, 은대구, 전복, 정어리, 조개, 청어

가금류

- 닭고기(껍질을 제거한 가슴살), 칠면조(껍질을 제거한 가슴살)

육류(기름기가 적은 유기농 제품)

- 양고기(허리 부위)

견과류와 씨앗

- 개암나무 열매, 견과류 버터, 대마씨, 마카다미아, 브라질 호두, 아콘드, 아마씨, 잣, 참깨, 캐슈넛, 코코넛(신선한 것, 가미도지 않은 것), 타히니(참깨 소스), 피칸 , 해바라기씨, 헤이즐넛, 호두, 호박씨

지방고· 기름

- 마카다미아 기름, 아몬드 기름, 아보카도 기름, 아마씨 기름, 야자열매 기름, 올리브 기름(엑스트라 버진), 올리브(검정 · 녹색) 기름, 코코넛 버터, 포도씨 기름, 호두 기름, 호박씨 기름

음료

- 정수된 물, 녹차(카페인 없는 것), 허브티

양념고· 조미료

- 신선한 허브나 말린 허브(올스파이스, 바질, 고수잎, 카레 등), 염분 함량이 낮은 유기농 육수(야채 육수, 닭고기 육수), 중국의 오향분(회향 · 갈각 · 계피 · 정향 · 산초), 다크 초콜릿(코코아 함량 70% 이상), 코코아 콩,

코코아 가루, 카레 소스, 가람 마살라(garam masala, 인도 향신료), 허브 소금, 고추냉이, 다시마 가루 , 머스타드, 후추, 석류, 살사(salsa, 매운 칠리 소스), 소금, 글루텐이 없는 저염분 된장, 와사비

피해야 할 음식

다음은 1단계에서 피해야 할 음식들이다. 이들 중 몇 가지는 1단계 막바지에 다시 먹을 수 있다.

과일

- 말린 과일, 과일 통조림(시럽이 들어간), 과일 주스

곡물(글루텐이 함유된 것)

- 흰쌀밥, 보리, 밀(밀가루, 통밀 등 모든 종류), 엿기름, 귀리, 호밀, 통겨, 녹말, 전분, 이러한 곡물로 만든 식품(빵, 케이크, 크래커, 떡, 파스타 등)

콩류

- 된장

유제품

- 버터, 치즈, 생크림, 아이스크림, 우유, 사워sour크림, 요구르트

알류

- 모든 종류

가금류

- 닭고기(껍질 포함), 칠면조 고기(껍질 포함), 가공된 가금류 제품

육류

- 소고기, 돼지고기, 가공육(모든 종류)

견과류와 씨앗

- 땅콩과 땅콩버터, 피스타치오

지방과 기름

- 카놀라 기름, 밀배아 기름, 땅콩 기름

모든 종류의 인공 조미료, 밀로 만든 된장

많은 가공식품과 향신료, 조미료에 글루텐이 들어 있을 가능성이 높다. 만약 당신이 글루텐에 민감하다고 생각한다면 영양사의 도움을 받는 것이 좋다.

음료

- 술(모든 종류), 카페인 음료(커피, 차, 탄산음료, 물), 초콜릿 음료, 과일 음로, 인스턴트 차, 맥아 음료(식혜), 다이어트 음료

1단계 식단

Day 1

아침: 사과와 호두를 넣은 아마란스 수프

간식: 제철 과일과 견과류

점심: 흰콩과 새싹 샐러드

간식: 아보카도와 레몬

저녁: 연어 스테이크와 로즈마리 고구마 샐러드, 레몬 아스파라거스

Day 2

아침: 딸기 스무디

간식: 제철 과일과 견과류

점심: 타라곤tarragon 치킨 샐러드

간식: 올리브 타페나드tapenade와 야채

저녁: 라임을 곁들인 검은콩과 코코아 수프, 아루굴라 샐러드

Day 3

아침: 견과류를 곁들인 현미죽

간식: 제철 과일과 견과류

점심: 아보카도와 콩 부리또

간식: 다크 초콜릿

저녁: 꽃양배추와 캐슈를 곁들인 모로칸moroccan 치킨

Day 4

　　아침: 견과류 · 바나나 스무디

　　간식: 제철 과일과 견과류

　　점심: 타히니 드레싱을 얹은 콩 샐러드

　　간식: 아티초크 소스를 뿌린 야채 샐러드

　　저녁: 삶은 브로콜리와 현미밥을 곁들인 인도식 수프

Day 5

　　아침: 견과류를 곁들인 복숭아 퀴노아 수프

　　간식: 제철과일과 견과류

　　점심: 카레맛 꽃상추 샐러드

　　간식: 아마 크래커와 타히니소스

　　저녁: 어린 청경채, 야생쌀밥과 함께 먹는 참깨 가자미 구이

Day 6

　　아침: 딸기 스무디

　　간식: 제철 과일과 견과류

　　점심: 캐슈 소스를 곁들인 새우 상추쌈

　　간식: 마늘 올리브소스를 뿌린 야채 샐러드

　　저녁: 치커리와 메밀죽을 곁들인 오렌지 치킨

Day 7

　　아침: 견과류를 뿌린 바나나 메밀죽

간식: 제철 과일과 견과류

점심: 구운 칠면조 가슴살과 아보카도 크림을 얹은 새싹 샐러드

간식: 다크 초콜릿이나 코코아 콩

저녁: 양고기 · 야채 카레와 현미밥

Dr.하이만의 해독 수프

분량: 8컵
준비시간: 30분
요리시간: 2시간

이 죽은 맛있고 든든할 뿐만 아니라 치유력이 있는 영양소를 당신에게 제공해줄 것이다. 주말에 준비해 두었다가 하루에 몇 컵 정도 먹으면 좋다.

정수된 물 10컵
잘게 다진 유기농 채소 6컵
월계수잎, 오레가노, 레몬그라스, 펜넬, 생강 같은 허브 또는 말린 허브와 향신료
다양한 채소를 사용하되 다음의 채소들 중에서 적어도 4종류를 사용할 것: 표고버섯, 우엉뿌리, 고구마, 당근, 양파, 샐러리, 해초류, 짙은 녹색 잎의 채소들, 무, 무청

큰 냄비에 물과 준비한 허브, 채소를 넣는다. 은근한 불에 2~3시간 정도 끓인다. 건더기를 걸러낸 후 따뜻하게 해서 하루에 2~3잔씩 마신다. 남은 것은 밀봉이 가능한 유리그릇에 담아 3~5일 정도 냉장보관할 수 있다.

1단계

아침

▤ 사과와 호두를 넣은 아마란스 수프

분량: 5컵　　준비시간: 5분　　조리시간: 30분

　　아마란스 1컵

　　두유 3컵

　　시나몬 가루 1/4티스푼

　　소금(선택사항)

　　껍질째 깍둑썰기한 큰 사과 1개

　　잘게 썬 호두 1/2컵

아마란스와 두유, 시나몬, 소금, 사과를 중간 크기의 냄비에 넣고 끓을 때까지 저어준다. 수프가 끓으면 뚜껑을 덮고 불을 줄인다. 그 상태로 아마란스가 부드러워질 때까지 25~30분간 은근히 끓인다. 여기에 잘게 자른 호두를 뿌리면 완성된다.

주방장의 Tip: 아마란스 같은 곡물은 전날 미리 씻어서 불려 놓으면 조리시간을 절약할 수 있다. 아침에 시간을 절약하려면 전날 밤 호두를 제외한 모든 재료를 냄비에 담아 냉장고에 넣어 놓았다가 끓이면 좋다. 남은 것은 유리용기에 담아 얼려두었다가 바쁜 아침에 먹는다.

영양학자의 Tip: 고대의 황금 씨앗으로 불리는 아마란스는 그 맛과 영양 때문에 한 번 맛보면 다시 찾게 되는 식품이다. 단백질, 칼슘, 비타민B, 섬유질이 풍부하게 함유되어 있다.

두유는 글루텐이 없는 것을 사용해야 한다. 칼슘과 비타민B12 등의 영양소가 강화된 제품이라면 더욱 좋다.

한국인을 위한 Tip*: 아마란스 수프 대신 곡물 중에서 단백질 함량이 가장 높고 칼슘, 섬유질, 비타민B가 풍부한 '율무죽'으로 대체 가능하다.

딸기 스무디

분량: 1인분　준비시간: 5분　조리시간: 없음

두유 반 컵

콩 요구르트 반 컵

신선한 딸기나 얼린 딸기 1컵 반

갈아 놓은 아마씨 1스푼

모든 재료를 믹서기에 넣고 걸쭉해질 때까지 돌리면 맛있는 스무디가 완성된다.

영양학자의 Tip: 아마씨는 부드러운 견과류 맛이 나는 씨앗으로 알파 리놀렌산(alpha-linolenic acid), 오메가-3 지방, 섬유질이 풍부하고 독특한 암 예방 물질인 리그난이 함유되어 있다.

한국인을 위한 Tip: 콩 요구르트가 없을 때는 두유만 사용해도 좋다.

---

* 옮긴이 주: 서양식 식단이 입에 맞지 않는 사람들을 위해 한국인을 위한 Tip을 마련했다.

아마씨 역시 호두나 잣 같은 다른 견과류로 대체해도 무방하다.

▦ 견과류를 곁들인 현미죽

분량: 2와 3/4컵　　준비시간: 5분　　조리시간: 50분

현미 반 컵

두유 1컵

으깬 육두구 1/4티스푼

소금(선택사항)

껍질을 벗겨 잘게 썬 브라질 호두 8개

으깬 아마씨 2스푼

현미와 두유, 육두구, 소금을 중간 크기의 냄비에 넣고 자주 저어가면서 끓인다. 죽이 끓으면 뚜껑을 덮고 불을 줄인 채 45분 정도 은근히 끓인다. 마지막에 호두와 아마씨를 뿌리면 완성된다.

한국인을 위한 Tip: 두유나 육두구를 사용한 현미죽이 입맛에 맞지 않을 경우 야채 육수로 끓인 '현미죽'에 잣을 곁들여도 좋다.

▦ 견과류 · 바나나 스무디

분량: 1컵　　준비시간: 5분　　조리시간: 없음

두유 1/2컵

물기를 뺀 부드러운 두부 1/4모

얼린 바나나 반 개

견과류(아몬드 또는 캐슈) 1.5스푼

얼음(선택사항)

모든 재료를 믹서기에 넣고 걸쭉해질 때까지 돌리면 완성된다.

주방장의 Tip: 바나나는 껍질을 벗기고 랩에 싸서 냉동실에 얼려 놓으면 좋다.

영양학자의 Tip: 비타민B6와 칼륨이 풍부한 바나나는 견과류와 함께 먹으면 향이 좋아진다.

견과류를 곁들인 복숭아 퀴노아 수프

분량: 4와 3/4컵　　준비시간: 5분　　조리시간: 25분

깨끗이 씻어서 물기를 뺀 퀴노아 1컵,

두유 2컵

으깬 올스파이스 1/4티스푼

소금(선택사항)

껍질을 벗겨 잘게 자른 중간 크기 복숭아 2개 또는 얼린 복숭아 1개 반

잘게 빻은 아마씨 2스푼

잘게 빻은 헤이즐넛 2스푼

퀴노아와 두유, 올스파이스allspice, 소금, 복숭아를 중간 크기의 냄비에 넣고 자주 저어가면서 끓인다. 수프가 끓으면 뚜껑을 덮고 불을

줄인다. 퀴노아가 부드러워질 때까지 20분 정도 은근히 끓인 후 아마씨와 헤이즐넛을 뿌리면 완성된다.

한국인을 위한 Tip: 퀴노아는 조나 기장으로 대체할 수 있는 곡물이다. 또한 올스파이스 대신 계핏가루를 사용해도 좋다.

견과류를 뿌린 바나나 메밀죽

분량: 4와 2/3컵　　준비시간: 5분　　조리시간: 25분

통메밀 가루 1컵

두유 2컵

계핏가루 1/4티스푼

으깬 바나나 1개

빻은 아마씨 2스푼

잘게 부순 호두 2스푼

메밀과 두유, 시나몬, 소금, 으깬 바나나를 중간 크기의 냄비에 넣고 자주 저어가면서 끓인다. 죽이 끓으면 뚜껑을 덮고 불을 줄인 후 메밀이 부드러워질 때까지 15~20분 정도 은근히 끓인다. 여기에 준비한 아마씨와 호두를 뿌리면 완성된다.

점심

▦ 흰콩과 새싹 샐러드

분량: 2인분   준비시간: 10분   조리시간: 없음

　　　물기를 뺀 흰콩(통조림) 2컵

　　　레몬즙 3스푼

　　　잘게 썬 파슬리 1/2컵

　　　으깬 마늘 한 쪽

　　　엑스트라 버진 올리브 오일 2스푼

　　　소금

　　　흑후추 가루 소량

　　　다양한 종류의 새싹 4컵

그릇에 콩과 레몬즙, 파슬리, 마늘, 올리브 오일, 소금, 후추를 넣고 잘 섞는다. 접시의 양쪽에 새싹을 담고 가운데 양념한 콩을 얹는다.

주방장의 Tip: 레몬즙을 쉽게 만들 수 있는 과즙기를 장만하면 좋다.

영양학자의 Tip: 마늘에는 알리신allicin이라는 식물성분이 들어 있어 자연의 매운 맛을 낸다. 이 성분은 해독작용과 항균작용이 우수하다.

한국인을 위한 Tip: 흰콩은 어떠한 종류의 콩으로도 대체할 수 있다. 흰콩 샐러드가 입맛에 맞지 않을 경우 '새싹 김밥'으로 대체해서 먹을 수 있다. 새싹, 당근, 오이, 깻잎, 현미밥(식초와 꿀, 소금으로 간한 것)을 마른 김에 싸 먹으면 든든한 아침이 된다.

▥ 타라곤 치킨 샐러드

분량 2인분   준비시간: 15분   조리시간: 없음

　　　깍둑썰기한 익힌 닭 가슴살 220g

　　　씻어서 줄기를 다듬은 신선한 물냉이 3컵

　　　잘게 썬 빨간 무 5개

　　　잘게 썬 샐러리 줄기 2개

　　　통째로 썰어 놓은 중간 크기 배 1개

　　　잣 1/3컵

　　　잘게 자른 신선한 타라곤 3스푼 또는 말린 타라곤 1스푼

　　　으깬 카다몸cadamom 1/8 티스푼

　　　호두 기름 1스푼

큰 샐러드 그릇에 모든 재료를 넣고 잘 섞으면 완성된다.

영양학자의 Tip: 물냉이는 겨자과의 식물로 매운 맛이 나며 일 년 내내 뜰 수 있다. 물냉이에는 펜에틸이소티오시아네이트(PEITC)라고 불리는 성분이 풍부한데 50개가 넘는 연구에서 PEICT가 강력한 해독작용을 하며 암세포를 억제하는 것으로 나타났다.

한국인을 위한 Tip: 샐러드에 들어가는 채소는 쌈 채소로 사용되는 것은 어떤 것이든 좋다. 타라곤과 카타몸 같은 향신료는 큰 마트에 가면 말린 제품을 구입할 수 있다.

📖 아보카도와 콩 부리또

분량: 2개   준비시간: 15분   조리시간: 없음

　　　잘게 자른 로메인 2컵

　　　다진 양파 2스푼

　　　껍질을 벗기고 씨를 발라낸 후 잘게 썬 중간 크기 아보카도 1/2개

　　　잘게 썬 고수 잎 1/2스푼

　　　건더기가 있는 토마토 살사 4스푼

　　　지방이 없는 통조림 콩 1/2컵

　　　발아 옥수수로 만든 토띠야 2개

로메인(romaine, 상추의 일종)과 양파, 아보카도, 고수잎, 살사소스를 중간 크기의 그릇에 넣고 잘 섞는다. 콩을 반으로 나눠서 2개의 토띠야에 얹고 섞어 놓은 야채를 넣어 돌돌 말면 완성된다.

주방장의 Tip: 부리또는 얇은 전병의 일종인 토띠야에 여러 가지 야채나 고기를 얹어 싸먹는 멕시코 요리이다.

영양학자의 Tip: 고수 잎은 상쾌한 향을 가졌을 뿐만 아니라 비타민 C, 캐로티노이드, 엽산을 함유하고 있다.

한국인을 위한 Tip: 부리또가 입맛에 맞지 않는다면 '쌈밥'을 추천한다. 준비도 간단하다. 현미밥이나 콩밥을 양배추와 호박잎 등에 싸먹는 것이다. 여기에 달래를 썰어 넣은 양념 간장을 곁들이면 맛있는 쌈밥이 완성된다. 섭취하는 밥의 양은 2/3 공기를 넘지 않도록 한다.

📖 타히니 드레싱을 얹은 콩 샐러드

분량: 2인분   준비시간: 15분   조리시간: 없음

타히니 드레싱

　　타히니 1/4컵

　　엑스트라 버진 올리브 오일 2스푼

　　다진 마늘 1스푼

　　레몬즙 2스푼

　　소금

　　흑후추 가루 약간

샐러드

　　어린 시금치 4컵

　　부추 1/4컵

　　손질한 깍지콩 1/2컵

　　씻어서 물기를 뺀 콩나물 1컵

　　물기를 뺀 팥(통조림) 1컵

작은 그릇에 타히니, 올리브 오일, 마늘, 레몬즙, 소금, 후추를 넣어 소스를 만든다. 시금치와 부추, 깍지콩, 콩나물, 팥을 큰 샐러드 그릇에 넣고 잘 섞는다. 여기에 만들어 놓은 소스를 곁들이면 완성된다.

　　주방장의 Tip: 타히니는 참깨를 빻아서 만든 소스로 이집트 음식인 후머스hummus에 사용된다.

한국인을 위한 Tip: 타히니 대신 곱게 간 참깨를 사용해도 좋다.

▥ 카레맛 꽃상추 샐러드

분량: 2인분   준비시간: 15분   조리시간: 없음

통째로 깍둑썰기한 큰 사과 1개

물기를 빼서 깍둑썰기한 단단한 두부 1컵

다진 샐러리 1/2컵

잘게 부순 볶은 호두 1/4컵

빻은 아마씨 1/2 스푼

갈아 놓은 생강 1/2 티스푼

카레 가루 1/2 티스푼

씻어서 다듬은 꽃상추

그릇에 사과와 두부, 샐러리, 호두, 아마씨, 생강, 카레 가루, 호두 기름을 넣고 섞는다. 꽃상추를 접시에 깔고 섞은 재료들을 얹으면 완성된다.

주방장의 Tip: 견과를 구우면 그 향이 더 짙어진다. 쿠키 시트에 견과류를 평평하게 깔고 350도 정도로 오븐에서 10~15분 정도 구우면서 가끔씩 뒤집어 주면 된다.

영양학자의 Tip: 생강은 어떤 음식에 사용되든 항염증 작용을 한다. 얇게 저민 생강을 민트 줄기와 함께 깨끗한 물에 넣어 마시면 음료 대용으로 좋을 뿐아니라 따뜻하게 생강차로 마시면 소화에도 좋다.

캐슈 소스를 곁들인 새우 상추

분량: 2인분   준비시간: 20분   조리시간: 없음

캐슈 소스

    캐슈 버터 1/4컵

    코코넛 우유 1스푼

    라임즙 3스푼

    칠리 가루 1/4티스푼

쌈 재료

    익힌 새우 220g

    잘게 썬 부추 1/4컵

    갈아 놓은 당근 1/2컵

    씻어서 물기를 뺀 콩나물 1/2컵

    깍둑썰기 한 오이 1/2컵

    생강 갈은 것 1스푼 또는 말린 생강 1티스푼

    저염 소금 1/2스푼, 된장(글루텐 없는 것)

    라임즙 2스푼

    식초 1/4컵

    씻은 상추 잎 6개

그릇에 캐슈버터, 코코넛 우유, 라임즙 3스푼, 칠리 가루를 함께 섞어 소스를 준비한다. 큰 그릇에 새우와 부추, 당근, 콩나물, 오이, 참깨, 생

강, 된장, 라임즙 2스푼, 식초를 넣는다. 잘 섞은 후 양념이 스며들도록 냉장고에 20분간 보관한다. 준비해 놓은 속을 상추 잎에 싸 먹으면 된다.

주방장의 Tip: 샐러드나 쌈, 부침요리에 풍미를 더해주는 소스에 캐슈 대신 올리브 기름을 사용해도 무방하다.

한국인을 위한 Tip: 캐슈소스는 들깨 소스로 대체해도 좋다. 들깨가루 3스푼, 레몬즙 1스푼, 겨자 1스푼, 식초 1스푼, 꿀 1스푼을 잘 섞으면 고소하고 새콤한 들깨소스가 완성된다.

구운 칠면조 가슴살과 아보카도 크림을 얹은 새싹 샐러드

분량: 2회　준비시간: 20분　조리시간: 없음

아보카도 크림

껍질을 벗기고 씨를 발라낸 큰 아보카도 1개

레몬즙 1/4컵

엑스트라 버진 올리브 기름 3스푼

다진 마늘 한 쪽

소금

흑후추 가루 약간

샐러드 재료

다양한 새싹 6컵

얇게 썬 칠면조 가슴살 구이(껍질 없는 것) 150~200g

얇게 저민 빨간 양파(작은 것) 1/2개

얇게 저민 오이 피클 1개

물기를 빼서 잘게 자른 그린 올리브(씨를 뺀 것) 10개

믹서기에 아보카도와 레몬즙, 올리브 오일, 마늘, 소금, 후추를 넣는다. 여기에 정수된 물 1/4컵을 조금씩 부으면서 크림 상태가 될 때까지 돌린다. 새싹은 접시에 담고 칠면조와 양파, 오이, 올리브를 얹는다. 그 위에 준비한 아보카도 크림을 끼얹으면 완성된다.

주방장의 Tip: 이 드레싱은 뚜껑을 잘 덮어 냉장보관하면 2~3일 정도는 신선함을 유지할 수 있다.

영양학자의 Tip: 아보카도와 올리브는 단일불포화지방이 풍부하다.

한국인을 위한 Tip: 칠면조 가슴살은 닭 가슴살로 대체해도 좋다. 올리브는 불포화 지방산이 풍부한 해바라기씨로 대체할 수 있다.

저녁

▥ 연어 스테이크와 로즈마리 고구마 샐러드, 레몬 아스파라거스

분량: 2인분   준비시간: 20분   조리시간: 25분

고구마 작은 것 2개

양파 작은 것 1개

엑스트라 버진 올리브 기름 2스푼

소금

다진 마늘 한 쪽

겨잣가루 2스푼

레몬즙 1스푼

잘게 썬 신선한 로즈마리 1스푼

손질한 신선한 아스파라거스 220g

레몬껍질 1개분

110g짜리 자연산 연어 2조각

오븐을 425℃ 정도로 예열해 놓고 얇은 팬에 유산지를 깐다. 고구마는 깨끗이 씻어 양파와 함께 잘게 썰어 팬 위에 한 겹으로 얹어 놓는다. 올리브 오일을 두르고 소금을 적당히 뿌려 15분간 굽는다.

고구마와 양파가 익는 동안 마늘과 겨자가루, 레몬즙, 로즈마리를 섞어 소스를 만든다.

감자와 양파가 익으면 오븐에서 꺼낸다. 여기에 아스파라거스를 얹고 레몬 껍질 가루를 뿌린다. 그 위에 연어를 얹고 소스를 바른다.

팬을 다시 오븐에 넣어 12분간 굽는다. 살짝 눌렀을 때 껍질이 부서지면 연어가 알맞게 익은 것이다.

주방장의 Tip: 유산지는 오븐 속에서 타지 않고 눌어붙는 것을 방지해주는 특별한 종이이다. 유산지를 사용하면 팬을 씻을 필요없이 사용한 유산지만 버리면 돼서 간편하다.

영양학자의 Tip: 로즈마리는 항산화, 항염증작용을 하는 허브이다.

한국인을 위한 Tip: 연어 스테이크가 입맛에 맞지 않는 사람들을 위해 올리브 기름을 발라 구운 고등어 구이 1조각, 김치, 콩나물 현미밥 2/3공기를 추천한다. 콩나물에는 아스파라거스와 마찬가지로 아스파라

긴산이 풍부해 훌륭한 대체 식품이 될 수 있다.

라임을 곁들인 검은콩과 코코아 수프

분량: 4인분   준비시간: 15분   조리시간: 50분

엑스트라 버진 올리브 기름 2스푼

빨간 양파 작은 것 1개(잘게 썬 것)

마늘 3쪽(으깬 것)

큰 당근 1개(잘게 썬 것)

샐러리 줄기 1개(잘게 썬 것)

유기농 채소 육수 3컵(염분 함량 낮은 것)

코코아 가루 2스푼

쿠민 가루 1티스푼

검은콩 2컵

라임껍질 1개분

올리브 기름과 양파를 중간 크기의 냄비에 넣는다. 양파가 캐러멜처럼 될 때까지 약한 불에 15분 정도 익힌다. 여기에 마늘과 당근, 샐러리를 넣고 5분간 더 익힌다. 야채 육수와 코코아 가루, 쿠민cumin가루를 넣고 잘 저으며 10분간 더 익힌다. 마지막으로 검은콩과 라임껍질을 넣고 약한 불에 20분간 익히면 요리가 완성된다.

이 수프를 아루굴라 샐러드와 함께 먹으면 좋다.

주방장의 Tip: 수프나 국 요리에 코코아 가루를 사용하면 색다른 듯

을 경험할 수 있다.

영양학자의 Tip: 신의 음식이라고 알려진 코코아 가루와 초콜릿은 테오브로마 카카오Theobroma cacao라는 식물로부터 생산되는 것이다. 코코아에는 강력한 항산화작용을 하는 폴리페놀 성분과 항염증작용을 하는(OEA) 지방을 함유하고 있다.

한국인을 위한 Tip: 검은콩과 코코아 수프가 입맛에 맞지 않는 사람들에게는 녹차 현미밥을 추천한다. 녹차는 코코아와 마찬가지로 폴리페놀 성분을 함유하고 있다. 만드는 방법도 간단하다. 밥을 지을 때 사용하는 물로 녹차 우린 물을 사용하면 된다. 이때 녹차의 떫은맛을 없애기 위해 녹차 잎을 30℃ 정도의 미지근한 물에 우려내는 것이 좋다.

비네그레트vinaigrette 소스를 곁들인 아루굴라 샐러드

분량: 1컵   준비시간: 10분   조리시간: 없음

엑스트라 버진 올리브 오일 3/4컵

레몬즙 1/4컵

머스타드 2스푼

카레 가루 1티스푼

소금

흑후추 가루 약간

씻어서 손질한 아루굴라 4컵

작은 그릇에 올리브 오일과 레몬즙, 머스타드, 카레 가루, 소금, 후

추를 넣고 잘 섞는다. 신선한 아루굴라 위에 비네그레트 소스를 얹어 잘 섞으면 샐러드가 완성된다.

주방장의 Tip: 비네그레트 소스는 냉장고에서 10일 정도까지 보관이 가능하다.

한국인을 위한 Tip: 아루굴라는 청경채, 어린 열무 잎, 겨자 잎 등으로 대체해도 좋다.

꽃양배추와 캐슈를 곁들인 모로칸 치킨

분량: 4인분　준비시간: 30분　조리시간: 30분

엑스트라 버진 올리브 오일 1스푼

껍질과 뼈를 제거한 닭 가슴살 220g(가로 세로 2.5cm 크기의 정육면체로 썬 것)

작은 양파 1개(잘게 썬 것)

마늘 3쪽(으깬 것)

꽃양배추 머리 부분 2컵

물기를 뺀 병아리 콩 2컵

유기농 닭고기 육수 6컵(염분 함량 낮은 것)

꿀 2스푼

가람 마살라 1스푼

잘게 썬 캐슈 1/2개

오븐은 350도로 예열해 놓는다. 내열처리된 캐서롤(casserole, 서양식 찜냄비)에 올리브 오일을 넣고 중불로 가열한다. 여기에 닭 가슴살을 넣고 가끔씩 저어주면서 표면이 갈색이 될 때까지 5분 정도 익힌다. 닭 가슴살이 익으면 양파와 마늘, 꽃양배추, 병아리 콩, 닭 육수, 꿀, 가람 마살라를 넣고 잘 섞는다. 뚜껑을 덮고 오븐에서 25분 정도 익힌다. 먹기 전에 캐슈를 뿌려서 먹으면 된다.

주방장의 Tip: 말린 허브는 요리 초반에 넣어야 향이 증가된다. 하지만 생 허브의 경우 향을 살리기 위해서는 요리의 맨 마지막에 넣어야 한다.

영양학자의 Tip: 가람 마살라는 정향(cloves), 코리안더(coriander, 고수), 쿠민, 카다몸, 펜넬, 육두구, 흑후추 등을 섞은 향신료 가루로 식물영양소가 매우 다양하게 함유되어 있다.

한국인을 위한 Tip: 가람 마살라를 대체할 수 있는 향신료 중 한국인들에게 익숙한 것으로 카레 가루가 있다. 닭 가슴살, 당근, 양파, 마늘, 호두 등을 넣은 카레를 현미밥에 얹어 먹으면 맛있고 건강한 저녁이 완성된다.

삶은 브로콜리와 현미밥을 곁들인 인도식 수프

분량: 6인분   준비시간: 10분   조리시간: 30분

말린 노란 완두콩 2컵

코코넛 우유 400g

야채 육수 4컵(염분 함량 낮은 것)

양파 작은 것 1개(얇게 썬 것)

마늘 3쪽(으깬 것)

생강 1스푼(간 것)

카레 가루 1티스푼

소금 1티스푼

고수잎 4스푼(잘게 썬 것)

다듬어서 삶은 브로콜리 한 다발

현미밥 1컵 반

큰 냄비에 잘 씻은 완두콩과 코코넛 우유, 야채육수, 양파, 마늘, 생강, 카레가루, 소금을 넣는다. 완두콩이 말랑말랑해질 때까지 중간 불에서 약 30분간 익힌다. 여기에 잘게 썰어 놓은 고수잎을 뿌리면 완성된다. 삶은 브로콜리와 현미밥과 함께 먹으면 든든한 저녁식사가 된다.

주방장의 Tip: 이 요리는 많이 해서 얼려두었다가 나중에 먹기 좋은 음식이다.

영양학자의 Tip: 고대의 치료사들은 오랫동안 카레의 원료인 심황을 항염증제로 오랫동안 사용해왔다.

▥ 어린 청경채, 기장밥과 함께 먹는 참깨 서대기 구이

분량: 2인분   준비시간: 15분   조리시간: 55분

어린 청경채 220g

참깨 1/4컵

참기름 1스푼

110g짜리 서대기 2조각

마늘 2쪽(으깬 것)

생강 2스푼(간 것)

소금

흑후추 가루 약간

서대기에 참기름을 얇게 바른 후 참깨를 골고루 묻힌다. 프라이팬에 참기름 2티스푼을 두르고 중불로 달궈 놓는다. 서대기를 조심스럽게 팬에 내려놓고 2~3분 정도 익힌다. 겉이 바삭거리고 황금빛 갈색으로 변할 때까지 뒤집지 않고 익힌다. 한 면이 다 익었으면 다른 면도 같은 방법으로 익힌다. 살짝 눌렀을 때 껍질이 분리되면 잘 익은 것이다.

마늘과 생강을 넣은 물에 청경채를 데친 후 소금과 후추로 간을 한다. 이제 청경채, 기장밥과 함께 서대기를 맛있게 먹으면 된다.

영양학자의 Tip: 기장은 단백질과 비타민A가 풍부한 곡물로 퀴노아, 현미, 아마란스, 메밀 등과 함께 글루텐이 없는 곡물이다.

한국인을 위한 Tip: 서대기 대신 임연수나 갈치를 사용해도 좋다.

치커리와 메밀죽을 곁들인 오렌지 치킨

분량: 2인분   준비시간: 15분   조리시간: 30분

유기농 닭육수 3컵(나트륨 함량 낮은 것)

오렌지 주스 2컵(직접 짠 것)

오렌지 껍질 1개(간 것)

머스터드 2스푼

올스파이스 가루 1/4티스푼

깍둑썰기 한 신선한 무화과 5개(검은색, 녹색)

뼈와 껍질을 제거한 110g짜리 닭 가슴살 두 조각

통메밀 가루 1/3컵

줄기를 제거하고 씻어서 살짝 물기를 뺀 신선한 치커리 4컵

우선 오븐을 375℃로 예열해 놓는다. 닭육수 2컵과 으렌지 주스, 오렌지 껍질 간 것, 머스타드, 올스파이스, 무화과를 믹서기에 넣고 걸죽해질 때까지 돌린다. 닭고기를 팬에 넣은 후 무화과 소스를 발라서 30분 동안 오븐에 굽는다.

그동안 작은 냄비에 메밀가루와 남아 있는 닭육수 한 컵을 넣는다. 육수가 끓으면 뚜껑을 덮고 부드러워질 때까지 15~20분 정도 은근히 익힌다. 마지막으로 치커리는 3~5분 정도 데쳐 물기를 잘 빼놓는다.

이제 치커리를 접시에 담고 그 위에 구운 닭고기를 얹어 메밀죽과 함께 먹으면 된다.

영양학자의 Tip: 메밀은 영양가가 높다. 이 맛있는 곡물에는 섬유질, 플라보노이드 함유돼 있으며 글루텐이 없다.

한국인을 위한 Tip: 오렌지 치킨이 입맛에 맞지 않는 사람을 위해 머밀묵 비빔밥을 추천한다. 우선 메밀묵과 치커리, 미나리, 당근 등을 걸게 채 썰어 준비하고 완두콩 밥을 짓는다. 여기에 양념장(간장 3스푼, 다진 풋고추 반개, 통깨 1스푼, 고춧가루 1티스푼, 들기름 1스푼)을 비벼 먹으면 건강하고 든든한 저녁식사가 완성된다.

▦ 양고기 · 야채 카레와 현미밥

분량: 4인분   준비시간: 20분   조리시간: 50분

현미 1컵

참기름 2티스푼

중간 크기 양파 1개(얇게 썬 것)

중간 크기 파프리카 1개(1cm 너비로 자른 것)

마늘 2쪽(으깬 것)

생강 간 것 1스푼

붉은 카레소스 1/4티스푼

뼈를 제거한 양고기 450g(2.5cm 너비로 자른 것)

유기농 야채 육수 1컵(염분 함량 낮은 것)

코코아 가루 1/4컵

된장 1스푼(염분 함량 낮고 글루텐 없는 것)

꽃양배추 머리 부분 2컵

씻어서 물기를 뺀 시금치 4컵

라임즙 1스푼

고수잎 1/4컵(잘게 자른 것)

큰 프라이팬에 기름을 넣고 중간불로 가열한다. 여기에 양파와 파프
리카를 넣고 익을 때까지 볶는다. 다 익으면 마늘, 생강, 카레소스를 넣
고 잘 섞는다. 여기에 다시 양고기를 넣고 가끔씩 저어가며 3분정도 익
힌다. 저으면서 코코아 가루와 육수, 된장을 넣고 은근히 끓인다. 꽃양

배추를 넣고 불을 중약 정도로 줄여 가끔씩 저어가면서 끓인다. 양고기가 익고 꽃양배추가 부드러워지면 마지막으로 시금치와 라임즙을 넣고 시금치가 풀이 죽을 때까지 끓이면 완성된다.

이제 고수잎을 카레에 뿌리고 현미밥과 함께 먹기만 하면 된다.

즈방장의 Tip: 일반 카레소스에 고춧가루, 생강, 마늘, 레몬즙을 첨가하면 붉은 카레소스가 탄생한다.

영양학자의 Tip: 카레 같은 매운 향신료는 신진대사를 향상시킨다고 알려져 있다. 또한 위장 건강에도 좋다.

간식

제철 과일과 견과류

매일 신선한 제철 과일과 견과류를 섭취하는 것이 좋다.

보통 크기의 과일 1개 또는 한 컵 분량의 과일

견과류나 씨앗 1/4컵

아보카도와 레몬

아보카도의 껍질을 벗겨 씨앗을 제거한 후 먹기 좋게 잘라 신선한 레몬즙을 뿌리면 완성된다.

아티초크 소스를 뿌린 야채 샐러드

아티초크 알맹이 통조림 350g을 믹서기에 넣고 엑스트라 버진 올리브 오일 1티스푼과 말린 이탈리아 허브 1티스푼을 넣어 돌리면 완성된다.

한국인을 위한 Tip: 아티초크 대신 올리브 기름과 사과 식초를 2:1로 섞은 소스를 사용해도 좋다.

아마 크래커와 타히니 소스

레몬즙 2티스푼과 타히니 1스푼을 섞는다.

주방장의 Tip: 타히니 대신에 곱게 갈아 놓은 참깨를 사용해도 된다. 아마 크래커 역시 해바라기씨, 호박씨 등을 통으로 사용한 크래커로 대체할 수 있다.

다크 초콜릿 · 코코아 닙cocoa nib · 신선한 코코넛

초콜릿은 카카오 함량이 최소 70%이상이 되는 것을 선택해야 한다. 코코아 닙은 코코아 콩을 볶았을 때 껍질이 벗겨져 여러 조각으로 부서진 것을 말한다. 이 코코아 닙을 코코넛과 함께 먹으면 적당한 단맛을 가진 바삭한 간식이 된다.

마늘 올리브소스를 뿌린 야채 샐러드

분량: 6인분   준비시간: 15분   조리시간: 30~45분

껍질을 벗기지 않은 통마늘 2~3개

씨를 뺀 올리브 1/2컵

씨를 빼서 물기를 뺀 그린 올리브 1/2컵

레몬즙 1스푼

엑스트라 버진 올리브 오일 1스푼

오븐을 350℃로 예열해 놓는다. 유산지를 깐 팬 위어 통마늘을 올린 후 마늘이 밝은 갈색을 띠고 부드러워질 때까지 30~45분 정도 굽는다. 구운 통마늘을 식힌 후 한 쪽씩 분리해서 과육을 짜낸다. 이렇게 구운 마늘 과육 1/2컵을 준비해놓는다. 믹서기에 마늘 과육과 올리브, 레몬즙, 올리브 오일을 넣고 걸쭉해질 때까지 돌리면 마늘 올리브 소스가 완성된다. 이제 샐러리나 파프리카, 무 같은 야채를 소스에 찍어 먹으견 된다.

CHAPTER 21

2단계: 신진대사의 균형을 맞추고
평생 건강한 신진대사를 유지하라

2단계는 건강과 균형 잡힌 몸, 이상적인 체중으로 가는 지도에 비유될 수 있다. 당신은 2단계를 통해 신진대사를 재조정하고 식욕을 통제하는 호르몬과 세포 내 물질들의 균형을 맞춰 신경계를 진정시킬 수 있다. 또한 염증과 산화적 스트레스를 줄이고 해독작용을 향상시킬 수 있을 것이다. 당신은 2단계를 통해 이상적인 체중에 도달할 때까지 일주일마다 0.5~1.5kg을 지속적으로 감량할 수 있으며 이러한 감량속도가 유지된다.

항산화성분이 풍부하고 항염증작용과 해독작용을 하는 유기농 자연식품이 2단계의 식사계획과 요리법에 통합돼 있다. 칼로리를 계산하거나 특정 영양소의 비율을 염려할 필요가 없다. 지방이나 탄수화물의 섭취량에 대해서 고민하지 않아도 되는 것은 물론이다. 이 음식들의 주요 목적은 신진대사를 향상시키고 당신의 입을 즐겁게 하는 것이다. 2단계에는 일 때문에 바쁜 사람들을 위한 조언들도 포함되어 있다.

2단계는 초강력 신진대사 프로그램의 메인 요리와 같다. 신진대사를 조정하여 건강을 다시 찾도록 도와주는 것이다(그러면 체중감량은 덤으로 따라온다). 나는 사람들에게 결코 다이어트를 하지 말라고 한다. 사람들에게 왜 신진대사가 제대로 작동하지 않는지를 설명하고 그것을 고치는 방법을 알려줄 뿐이다. 나는 결코 숫자에 연연하지 않는다. 문제에 관심을 가질 뿐이다. 사람들이 신진대사 문제를 해결할 수 있도록 돕겠다는 것이 내가 이 책을 쓴 이유이다.

2단계의 식단과 요리법은 장기적으로 신진대사를 개선할 수 있는 올바른 방향을 제시할 것이다.

중단했던 음식 다시 먹기

2단계의 식단은 좀 더 자유롭고 편안한 것이 될 것이며 1단계에서 중단한 몇 가지 음식을 다시 먹게 될 것이다. 우리는 1단계에서 몸에 어떤 변화가 일어났는지 알아야 한다. 아마도 1단계에서 당신은 알레르기가 있거나 민감성을 있을지도 모르는 음식을 제거했을 것이다.

만약 알레르기나 민감성이 있는 음식을 다시 먹게 된다면 다음과 같은 증상이 나타날 것이다.

- 코 막힘
- 가슴 답답함
- 두통
- 머리가 멍해지는 증상

- 관절통

- 근육통

- 통증

- 피로

- 피부의 변화(여드름)

- 소화와 장 기능의 변화

가장 좋은 것은 알레르기 요소를 한꺼번에 섭취하는 것이 아니라 한 요소별로 2~3일씩 순차적으로 섭취하는 것이다. 당신은 2단계에서 글루텐, 유제품, 달걀 등의 음식들을 다시 먹으면서 몸에 어떤 반응이 일어나는지 유심히 살펴봐야 한다. 그리고 위의 증상들 중 어느 하나라드 나타난다면 12주 동안 해당 음식을 피해야 한다. 12주가 지난 후에는 다시 해당 음식을 먹어서 어떤 반응이 일어나는지 살펴봐야 한다. 음식에 대한 반응은 음식을 먹고 난 후 48시간후에 나타날 수 있다는 것을 기억하기 바란다. 여전히 반응이 나타난다면 장기적으로 해당 음식을 멀리해야 한다. 아니면 음식 알레르기를 다룰 줄 아는 의사나 영양학자의 도움을 받는 것이 좋다.

어떤 음식이 당신의 몸에 영향을 미치는지 더 잘 알 수 있는 한 가지 방법은 음식 일기를 쓰는 것이다. 이를 통해 음식과 두통, 코 막힘, 피로, 소화문제 등 신체적 증상 간의 관계를 알 수 있다. 또한 음식의 변화를 통해 기분이 어떻게 달라지는지도 알게 된다.

음식 일기를 지속적으로 쓰게 되면 매일의 음식 선택, 활동, 스트레스가 당신의 기분과 어떤 관계가 있는지 알게 된다. 일기에는 웰빙과 활력,

체중감량의 추이가 기록될 것이다. 이러한 특성들을 기록하는 것은 머릿속에 기억하려고 애쓰는 것보다 더 실용적이고 실천가능한 방법이다.

평생 건강한 신진대사 유지하기

2단계는 이상적인 체중을 달성하고 유지하기 위해서 평생토록 유지해야 하는 식생활을 찾아가는 단계이다. 준비 및 해독단계인 처음 4주 동안 대부분의 사람들이 빠른 체중감량을 경험한다.

새로운 습관들과 음식, 스트레스를 대하는 새로운 태도를 갖는 것은 우리가 배워서 몸에 익히는 제2의 본능이 될 것이다. 그리고 이를 통해 언제, 어디서, 무엇을 먹어야 몸에 좋은지를 느낌으로 확실히 알 수 있게 된다.

다음과 같은 특징을 갖는 식품을 먹으면 당신은 평생 건강한 신진대사를 유지할 수 있다. 바로 건강한 지방, 천천히 흡수되고 혈당부하가 낮으며 섬유질이 풍부한 탄수화물, 식물성 단백질과 기름기가 적은 육류, 항염증·항산화성분들과 여러 가지 식물 영양소이다. 이 식품들은 새로운 방법으로 당신의 유전자에 말을 걸고 유전자는 이에 긍적적으로 답변하게 될 것이다.

당신에게 맞는 것이 무엇인지 배워라

2단계를 실천하면서 당신은 몸의 변화를 유심히 살피고 무엇이 자신에게 맞는 것인지 찾아내야 한다. 어쩌면 당신은 그린란드 이누이트족과 비슷할지도 모른다. 그러면 건강한 지방이 더 많이 포함되어 있는 식단에 만족감을 느낄 것이다. 또는 피마 인디언과 비슷할 수도 있다. 그러면 섬유질이 풍부한 탄수화물을 더 많이 먹는 것이 당신에게 맞을 것이다. 초강력 신진대사 처방의 바탕이 되는 원리를 따르기만 한다면 당신이 이누이트족에 가깝든 피마 인디언에 가깝든, 같은 결과를 얻을 수 있을 것이다.

4주 동안 2단계 식단에 충실하면 이 원칙들이 당신의 제2의 본능이 될 것이다. 가공되지 않은 자연 그대로의 다양한 식물성 식품과 적당한 육류 단백질을 선택하기만 하면 건강과 체중감량이라는 두 마리 토끼를 잡을 수 있다.

융통성 갖기

원칙만 지킨다면 얼마든지 융통성 있게 식단을 운영할 수 있다. 아시아식이나 지중해식, 멕시코식, 중동식 식단 모두가 가능하다. 정말로 중요한 것은 어느 나라식이냐가 아니라 진짜 음식 먹는 법을 배우는 것이다. 바로 당신에게 포만감과 만족감을 주는 섬유질과 영양소가 풍부한 진짜 음식 말이다. 먹는 양 역시 제한된 것이 아니다. 당신은 자신의 필요에 맞게 1인분을 조정할 수 있다. 만약 당신이 158kg의 남성이라면 68kg에서 5kg 정도를 감량하고자 하는 여성보다는 더 많은 양의 음식이 필요할 것이다.

일단 당신이 신진대사를 재정비하고 건강한 식습관과 자기관리를 터득했다면 이제 융통성을 갖는 것이 중요하다. 왜냐하면 미각과 기분을 즐겁게 만드는 음식을 먹는 것은 정신건강에 도움이 되기 때문이다. 그것이 진한 초콜릿 케이크나 아이스크림이라고 해도 말이다. 술을 한 잔만 마시면 계속 마셔야 하는 사람도 있기는 하지만 대부분 사람들은 가끔씩 자신에게 상을 주듯이 술 한 잔 마시는 것에 만족할 수 있다. 2단계의 요리법 부분에 내가 가장 좋아하는 디저트를 포함시킨 것도 그 때문이다. 초콜릿이 들어간 후식 3가지를 포함해서 말이다. 하지만 이러한 디저트는 일주일에 한두 번 정도로 제한해야 한다. 만약 당신이 초콜릿을 좋아한다면 하루에 초콜릿 한두 조각씩을 먹을 수도 있다.

2단계 프로그램을 마치고 나면 당신은 몸이 좋아하는 음식에 끌리게 될 것이다. 그리고 그 음식은 어떤 것이든 될 수 있다. 몸의 균형을 유지하고 리듬을 찾는 것이야말로 평생 건강한 신진대사를 위한 열쇠이다. 모든 면에서 절제하는 것이 중요하지만, 절제도 절제할 필요가 있다. 스스로 즐겨야 하는 것이다. 나는 모든 독자들이 언제나 건강하고 행복하기를 바란다.

즐겨야 할 음식

가공되지 않은 자연 그대로의 유기농 식품을 다양하게 즐기기 바란다. 1단계에서처럼 2단계에서도 즐겨야 할 음식과 피해야 할 음식, 식단, 요리법을 제시할 것이다.

아래의 음식들은 2단계에서 먹게 될 음식들이다. 이들 중 몇 가지는 1단계에서 피해야 할 음식 목록에 있던 것들이다. 일단 이 음식들을 다시 먹음으로써 몸에 어떤 반응이 일어나는지 살펴봐야 한다. 특정 식품에 대한 반응이 나타나면 그 음식에 대한 알레르기가 있을지도 모르는 것이다. 그러면 그 음식을 장기간 먹지 않거나 평생 먹지 말아야 할 것이다. 이를 제외하고는 1단계에서 먹었던 음식들을 2단계에서도 모두 먹을 수 있다.

과일
- 말린 과일(아황산염 없는 것), 요리용 과일주스(가미되지 않은 100% 주스)

곡물(통곡물이나 발아곡물로 만든 제품)
- 통보리나 가공하지 않은 코리, 벌거(bulgur, 밀을 반쯤 삶아서 말렸다가 빻은 것), 통귀리나 귀리겨, 통호밀, 스펠트(spelt: 고대 로마에서 사용한 밀의 일종), 밀, 통밀, 발아밀, 밀겨, 생맥아
- 100% 통곡물과 새싹 제품들

콩
- 미소 된장, 템페(tempeh, 콩을 발효시킨 인도네시아 음식)

견과류와 씨앗
- 땅콩과 땅콩버터, 피스타치오pistachio

지방과 기름
- 아몬드 기름, 아보카도 기름, 코코넛 버터, 코코넛 기름 , 아마씨(가르나 기름), 포도씨 기름, 마카다미아 넛 기름, 올리브(검은색 · 녹색), 을

리브 기름(엑스트라 버진), 야자 기름, 호박씨 기름, 참기름, 호두기름,
엿기름

유제품(유기농 제품 선택할 것)
- 치즈(모든 종류, 가공되지 않은 것), 코티지cotage 치즈, 크림치즈, 염소
  젖, 염소젖으로 만든 치즈와 요구르트, 저지방 또는 무지방 우유, 요
  구르트, 양젖, 양젖으로 만든 치즈와 요구르트, 사워 크림

달걀
- 오메가-3 달걀

감미료
- 꿀, 아가베(agave, 용설란)즙

술
만약 당신이 술을 좋아한다면 다시 마실 수는 있지만 일주일에
3~4회, 한 잔으로 제한해야 한다. 아래를 보면 한 잔이 어느 정도
양인지 알 수 있다.

- 와인 110~140g, 맥주 340g, 라이트 맥주 450g

피해야 할 음식

다음은 2단계에서 피해야 할 음식이다. 이들 중 몇 가지는 1단계의 것과 중복되는 것도 있다. 모든 단계에서 제거해야 할 음식은 지속적으로 피해야 한다는 것을 기억하기 바란다.

곡물

- 흰쌀, 100% 통곡물이 아니거나 곡물 새싹으로 만들지 않은 제품, 밀가루 제품

가금류

- 껍질이 붙은 가금류, 가공된 가금류 제품

육류

- 소고기(사료를 먹인 것), 돼지고기로 만든 베이컨, 소시지, 햄, 모든 가공육, 간과 내장육

음료

- 카페인 음료(커피, 차, 탄산음료), 과일 음료, 인스턴트 차, 탄산음료

2단계 식단

Day 1

아침: 아몬드 버터를 바른 바나나 통호밀 토스트

간식: 제철 과일과 견과류, 씨앗

점심: 딜 계란 샐러드와 어린 시금치

간식: 레몬 후머스

저녁: 복숭아 · 키위 살사소스를 곁들인 관자구이와 메밀죽

Day 2

아침: 두유와 함께 먹는 발아곡물 시리얼과 딸기

간식: 제철과일과 견과류 및 씨앗류

점심: 그리스 샐러드 샌드위치

간식: 제철 과일과 요구르트

저녁: 블랙스트랩blackstrap 칠리와 귤 비나그레트 소스를 얹은 새
싹샐러드

Day 3

아침: 야채 달걀 스크램블과 통호밀 토스트, 모듬 과일

간식: 제철 과일과 견과류, 씨앗

점심: 연어 햄버거와 오이 · 양배추 샐러드

간식: 여행용 간식

저녁: 라즈베리와 피스타치오로 양념한 치킨과 삶은 케일, 야생쌀밥

Day 4

아침: 견과류를 넣은 콩 팬케이크와 딸기 · 바나나 소스

간식: 제철 과일과 견과류, 씨앗

점심: 검은콩 샐러드

간식: 브라질 호두바

저녁: 머스타드로 양념한 양고기와 마늘향 브로콜리

Day 5

아침: 딸기를 얹은 생강 요구르트

간식: 제철 과일과 견과류, 씨앗

점심: 퀴노아 타불레tabouleh 샐러드(중동식 야채 샐러드)

간식: 다크 초콜릿 한 조각

저녁: 케이준 양념을 한 넙치구이와 구운 고구마

Day 6

아침: 아마씨와 견과류를 뿌린 사과 귀리죽

간식: 제철 과일과 견과류, 씨앗

점심: 와사비 연어 샐러드

간식: 안티파스토antipasto(이탈리아식 전채요리)

저녁: 치킨 · 야채 파히타(얇은 전병에 야채와 고기를 싸먹는 멕시크

음식)

Day 7

아침: 딸기 스무디

간식: 제철 과일과 견과류, 씨앗

점심: 카레 칠면조 샐러드와 물냉이

간식: 아몬드 버터와 아마씨 크래커

저녁: 하이만 박사의 달걀 토마토 덮밥

2단계

아침

🥛 아몬드 버터를 바른 바나나 통호밀 토스트

분량: 1인분   준비시간: 3분   조리시간: 1분(토스터)

통호밀 식빵 2장

아몬드 버터 1스푼

0.5cm 두께로 자른 작은 바나나 1개

빵을 토스터기로 구운 후 아몬드 버터를 바르고 얇게 자른 바나나를 얹으면 완성된다.

한국인을 위한 Tip: 아몬드 버터 만드는 법-아몬드 1컵을 프라이팬에 넣고 약한 불에 15분 정도 볶는다. 볶은 아몬드를 분쇄기로 갈아 고운 가루 상태로 만든다. 여기에 올리브 기름 1/4컵을 넣고 다시 한 번 분쇄기에 돌린다. 여기에 소금이나 꿀로 간을 해서 냉장보관하면 크림 상태의 아몬드 버터가 완성된다.

📖 두유와 함께 먹는 발아곡물 시리얼과 딸기

분량: 1인분　준비시간: 5분 이하　조리시간: 없음

섬유질 함량이 풍부하고 당분이 낮은 발아곡물 씨리얼 3/4컵

가미하지 않은 두유 3/4컵

신선한 딸기 1/2컵

그릇에 씨리얼과 두유, 딸기를 넣고 섞으면 완성된다.

한국인을 위한 Tip: 시중에 나와 있는 제품 중 곡물 씨리얼 중에서 무설탕 제품을 선택하면 된다.

📖 야채 달걀 스크램블과 통호밀 토스트, 모듬 과일

분량: 1인분　준비시간: 10분　조리시간: 10분

유기농 오메가-3 달걀 2개

물 1스푼

올리브 기름 1티스푼

다양한 야채 잘게 다른 것 1컵(양파, 파프리카, 토마토, 브로콜리, 단 호박, 호박, 아스파라거스, 버섯 등)

소금(선택사항)

흑후추 가루 약간

통호밀 식빵 1장

다양한 제철과일 1컵(딸기, 복숭아, 키위, 멜론 등)

우선 준비한 물과 달걀을 잘 풀어 놓는다. 중간불로 달군 프라이팬에 올리브 기름을 두르고 야채를 넣는다. 야채가 아삭하게 익을 때까지 5분 정도 볶는다. 여기에 풀어 놓은 달걀을 붓고 계속 휘저으면서 달걀이 단단해질 때까지 익히고 소금과 후추로 간을 한다. 이제 스크램블을 통호밀 토스트, 제철 과일과 함께 먹으면 된다.

주방장의 Tip: 신선한 야채를 사용하기가 번거롭다면 야채들을 전날 밤에 잘라 얼려 놓았다가 사용해도 좋다.

영양학자의 Tip: 오메가-3가 강화된 달걀은 마트에서 구할 수 있는 '기능성 식품'이다. 이 달걀은 보통 아마씨(건강한 지방)를 먹여서 기른 닭에서 나온 것이다.

견과류를 넣은 콩 팬케이크와 딸기 · 바나나 소스

분량: 4인분(1인분에 팬케이크 3개)　　준비시간: 15분　　조리시간: 5~7분

작은 바나나 1개

신선한 딸기 2컵(얼린 것도 괜찮음)

꿀 1티스푼

물기를 뺀 부드러운 두부 1/2컵

가미하지 않은 두유 1/2컵

아마씨 빻은 것 2티스푼

아몬드 가루 3/4컵

콩가루 1/2컵

베이킹 파우더 2티스푼

소금

바닐라 엑스트랙트extract 1티스푼

유기농 오메가-3 달걀 1개

포도씨 기름 1스푼

믹서기에 바나나와 딸기 꿀을 넣고 10~15초 정도 돌리면 씹는 갓이 살아 있는 새콤달콤한 소스가 완성된다. 이제 소스를 만든 믹서기를 씻지 말고 그대로 두부와 두유, 아마씨, 아몬드, 콩가루, 베이킹 파으더, 소금, 바닐라, 달걀을 넣고 걸쭉해질 때까지 돌린다. 약한 불로 달궈 놓은 프라이팬에 포도씨 기름을 바르고 반죽을 1/4컵씩 붓는다. 반죽 표면에 공기방울이 생겨 터질 때까지 굽다가 뒤집어서 반대편도 완전히 익힌다. 소스 1/2컵과 함께 팬케이크 3개를 접시에 담으면 팬케이크 1인분이 완성된다.

주방장의 Tip: 반죽에 과일을 넣어도 좋고 아몬드 버터와 꿀을 약간 섞어 토핑으로 얹어도 좋다.

영양학자의 Tip: 항산화성분이 풍부한 꿀은 민간요법에서 많이 사용하는 식품이다. 또한 소량으로도 알맞은 단맛을 낸다.

▦ 딸기를 얹은 생강 요구르트

분량: 1인분   준비시간: 5분   조리시간: 없음

플레인 요구르트 1컵

갈아 놓은 생강 1/4티스푼

생딸기나 얼린 딸기 1컵

잘게 썬 견과류 2스푼

작은 그릇에 요구르트와 생강을 잘 넣고 섞은 후 견과류를 얹으면 완성된다.

영양학자의 Tip: 요구르트와 딸기, 견과류를 함께 먹으면 풍부한 섬유질과 미네랄을 섭취할 수 있고 소화에도 좋다.

▦ 아마씨와 견과류를 뿌린 사과 귀리죽

분량: 4인분   준비시간: 5분   조리시간: 45분

물 4컵

소금(선택사항)

분쇄한 귀리 1컵

통째로 얇게 자른 사과 2개

시나몬 가루 1티스푼

아마씨 빻은 것 4스푼

잘게 자른 호두 1/3컵

물과 소금을 냄비에 넣고 귀리를 넣으면서 천천히 젓는다. 귀리가 걸쭉해질 때까지 5분 정도 끓인다. 불을 줄이고 사과와 시나몬을 넣고 젓는다. 적당한 농도가 될 때까지 30~40분 정도 은근히 끓인다. 마지막으로 아마씨와 호두를 뿌려 마무리한다.

영양학자의 Tip: 귀리는 수용성의 점성이 있는 곡물로 섬유질이 풍부하여 LDL 같은 나쁜 콜레스테롤 수치를 낮춰준다. 또한 아마씨, 호두, 사과, 시나몬과 함께 먹으면 활력을 돋워준다.

점심

▥ 딜 계란 샐러드와 어린 시금치

분량: 2인분   준비시간: 15분   조리시간: 20분

유기농 오메가-3 달걀 4개

잘게 자른 신선한 부추 2스푼

잘게 자른 신선한 딜 2스푼

콩 마요네즈 2스푼

머스터드 2티스푼

소금

흑후추 가루 약간

씻어서 다듬은 어린 시금치 3컵

큰 사과 1개(조각 낸 것)

달걀을 완숙으로 삶아 잘게 잘라 놓는다. 여기에 부추, 딜, 마요네즈, 머스타드, 소금, 후추를 중간 크기의 그릇에 넣고 조심스럽게 섞는다. 시금치와 사과조각을 샐러드 접시에 담고 위에 에그 샐러드를 얹으면 완성된다.

영양학자의 Tip: 딜은 달걀, 생선과 같은 단백질 음식에 향과 영양을 더해줄 뿐만 아니라 섬유질과 식물영양소도 풍부하다. 또한 소화관을 진정시켜주는 작용도 한다.

한국인을 위한 Tip: 딜을 구하기 어렵다면 미나리로 대체해도 좋다.

그리스 샐러드 샌드위치

분량: 2개　　준비시간: 10분　　조리시간: 없음

그리스 요구르트 1/2컵(무가당 플레인 요구르트로 대체 가능)

잘게 자른 신선한 민트 1스푼

소금

흑후추 가루 약간

잘게 부순 페타feta(그리스식 치즈) 치즈 1/2컵

깍둑썰기한 오이 피클 작은 것 1개

잘게 자른 토마토 1개

잘게 자른 피망 4스푼

잘게 자른 빨간 양파 4스푼

검은 올리브 4개

엑스트라 버진 올리브 기름 4티스푼

오레가노 가루 1티스푼

통밀 피타pita 2개

우선 요구르트 1/2컵과 민트, 소금, 후추를 잘 섞고, 그 위에 올리브 오일, 레몬즙, 오레가노를 뿌려 소스를 준비해 놓는다. 페타 치즈와 오이, 토마토, 후추, 양파, 올리브를 중간 크기의 그릇에 담아 잘 섞는다. 피타빵의 가장자리를 잘라 주머니처럼 만든 후 샐러드르 속을 채우그 요구르트 소스를 한 숟가락 가득 뿌리면 완성된다.

한국인을 위한 Tip: 그리스식 샌드위치가 입맛에 맞지 않는 사람들을 위해 차조밥과 멸치로 국물을 낸 무국, 쇠고기·곤약 장조림, 비름나물, 김치로 구성된 한국식 식단을 추천한다. 살짝 데쳐 무친 녹색채소 나물은 샐러드를 대체할 수 있는 좋은 음식이 될 수 있다.

🍴 연어 햄버거와 오이·양배추 샐러드

분량: 2인분   준비시간: 20분   조리시간: 10분

연어 햄버거

　170g짜리 자연산 연어 통조림 1통(잘게 자른 것)

　잘게 자른 고추 1/2컵

　잘게 자른 부추 1/4컵

　잘게 자른 샐러리 1/2컵

　콩가루 1/4컵

　잘게 다진 고수잎 2스푼

유기농 오메가-3 달걀 1개

소금

흑후추 가루 약간(선택사항)

참기름 1티스푼

샐러드

잘게 자른 양배추 2컵

얇게 자른 씨 없는 오이 1개

채 썬 무 1/2컵

강낭콩 콩 1/3컵

잘게 다진 고수 잎 2스푼

켈프(kelp, 해초류의 일종)가루 1/2티스푼

식초 1/4컵

꿀 2티스푼

큰 그릇에 연어와 후추, 부추, 샐러리, 콩가루, 고수잎, 달걀, 소금, 후추를 넣어 잘 섞어 반죽을 만든다. 이것을 6개의 동그란 반죽으로 만든다. 중불로 프라이팬을 달궈놓는다. 참기름을 팬에 골고루 두르고 반죽을 올려 양쪽 면 모두 3~5분씩 굽는다. 그동안 큰 그릇에 양파와 오이, 무, 강낭콩, 고수잎, 켈프 가루, 식초, 꿀, 참기름을 넣고 잘 섞는다. 샐러드를 두 개의 접시에 나눠담고 연어 햄버거를 샐러드 위에 얹으면 완성된다.

한국인을 위한 Tip: 켈프 가루는 다시마 가루로 대체해도 좋다. 연어 햄버거가 입맛에 맞지 않는 사람들을 위해 콩비지찌개와 미역줄기 무침, 오이스박이, 고등어 구이, 흑미밥으로 구성된 한국식 식단을 추천한다.

▥ 검은콩 샐러드

분량: 2인분　　준비시간: 15분　　조리시간: 없음

검은콩 420g

해동해서 물기를 뺀 얼린 유기농 옥수수 1컵

반으로 가른 체리와 방울토마토 12개

잘게 자른 부추 1/2컵

으깬 마늘 2쪽

깍둑썰기한 파프리카 1/2컵

잘게 자른 고수잎 1/4컵

엑스트라 버진 올리브 기름 2스푼

신선한 라임즙 3스푼

쿠민 가루 1/4티스푼

모든 재료를 큰 그릇에 넣고 뚜껑을 덮어 양념이 배어들도록 2시간 정도 냉장고에 보관한다.

한국인을 위한 Tip: 쿠민 가루는 계핏가루로 대체할 수 있다. 샐러드가 입맛에 맞지 않는 사람들을 위해 검은콩밥, 콩나물국, 부추 무침, 파프리카를 얹은 감자전(간장 양념장을 만들 때 레몬즙이나 라임즙으로 상큼한 맛을 더하면 좋다), 김치로 구성된 한국식 식단을 추천한다.

퀴노아 타불레

분량: 2인분   준비시간: 10분   조리시간: 25분

씻어서 물기를 뺀 퀴노아 1/2컵

물 1컵

신선한 레몬즙 3스푼

잘게 자른 민트 3스푼

소금

흑후추 가루 약간

엑스트라 버진 올리브 오일 3스푼

잘게 자른 신선한 파슬리 1컵

잘게 자른 부추 1/2컵

깍뚝 썰기 한 토마토 2개

잘게 다진 마늘 1쪽

물기를 뺀 병아리콩 1컵(통조림)

퀴노아로 밥을 지어서 준비한다. 갓 지은 밥 위에 레몬즙, 민트, 소금, 후추, 올리브 기름, 파슬리, 부추, 토마토, 마늘, 병아리콩을 넣고 잘 섞는다. 뚜껑을 덮고 소스가 잘 배어들도록 3시간 정도 냉장보관하면 완성된다.

주방장의 Tip: 이 샐러드는 밀 대신에 퀴노아를 사용하고 병아리콩을 첨가해 전통적인 타불레를 변형한 것이다. 퀴노아 대신 기장이나 아마란스, 보리, 메밀, 현미 같은 익힌 통곡물로 대체해도 좋다. 특히 남은

곡물들을 처리할 때 좋다.

🧋 와사비 연어 샐러드

분량: 2인분   준비시간: 10분   조리시간: 없음

물기 뺀 자연산 연어 170g(통조림)

잘게 자른 부추 2스푼

깍뚝 썰기한 고추 1스푼

깍뚝 썰기한 샐러리 1스푼

생강 간 것 1티스푼

그리스 요구르트(무지방 요구르트로 대체 가능) 1/2컵

와사비 가루 1/4티스푼

잘게 다른 양배추와 청경채 2컵

중간 크기의 그릇에 연어와 부추, 샐러리, 생강, 고추, 요구르트, 와사비를 넣고 잘 섞는다. 잘게 자른 양배추와 청경채 위에 소스를 얹으면 완성된다.

🧋 카레 칠면조 샐러드와 물냉이

분량: 2인분   준비시간: 15분   조리시간: 없음

잘게 썬 익힌 칠면조 가슴살 170~220g

잘게 자른 샐러리 1/2컵

잘게 자른 빨간 양파 1/4컵

씨 없는 포도 1/2컵

잘게 자른 호두 1/2컵

무지방 요구르트 1/2컵

카레가루 1티스푼

씻어서 담은 물냉이 2단

중간 크기의 그릇에 칠면조와 샐러리, 빨간 양파, 호두, 포도, 요구르트, 카레 가루를 넣고 잘 섞는다. 샐러드를 물냉이 위에 얹으면 완성된다.

영양학자의 Tip: 카레 가루는 항염증 작용을 하는 다양한 종류의 허브와 향신료가 혼합된 것이다. 카타몸, 칠리, 시나몬, 정향, 코리안더, 펜넬, 호로파, 육두구, 후추, 샤프란, 심황 등이 그것이다.

한국인을 위한 Tip: 칠면조 샐러드가 입맛에 잘 맞지 않는다면 카레 볶음밥을 추천한다. 만드는 방법은 우선 양파, 브로콜리, 당근, 호두 등을 잘게 썰어 올리브 기름에 볶아 놓는다. 여기에 현미밥과 카레 가루를 소금과 후추로 간을 하면서 볶으면 완성된다. 이 카레 볶음밥을 채 썬 오이와 불린 미역으로 만든 냉국과 함께 먹으면 좋다.

저녁

복숭아 · 키위 살사소스를 곁들인 관자구이와 메밀죽

분량: 4인분   준비시간: 20분   조리시간: 10분

메밀가루 1컵

유기농 야채육수 3컵(염분함량 낮은 것)

잘게 다진 빨간 양파 1/2컵

해동해서 잘게 잘라 놓은 얼린 복숭아 1컵

껍질을 벗겨서 잘라 깍둑썰기 한 키위 3개

꿀 1티스푼

신선한 라임즙 1스푼

잘게 자른 고수잎 1/4컵

소금

참기름 1스푼

가볍게 물기를 제거한 신선한 조개관자 450g

어린 청경채 4개

메밀가루와 육수를 냄비에 넣고 중간 정도의 불로 끓이다가 약한 불로 15~20분 정도 은근히 끓인다. 메밀죽이 완성되면 따뜻하게 준비해 놓는다. 소스도 양파와 복숭아, 키위, 꿀, 라임즙, 고수잎, 소금을 넣고 잘 섞어 준비해 놓는다.

참기름을 두른 달군 프라이팬에 관자를 올려놓는다. 관자가 갈색이 될 때까지 2~3분 정도 굽고 다른 쪽도 3분정도 더 굽는다. 이제 청경채를 데쳐서 접시에 담는다. 준비된 메밀죽과 관자를 청경채 위에 얹고 소스 1/4컵을 끼얹으면 완성된다.

영양학자의 Tip: 키위는 섬유질과 칼륨, 비타민C가 풍부해서 샐러드 소스의 영양가를 높여준다.

한국인을 위한 Tip: 관자구이와 함께 먹는 메밀죽이 입맛에 맞지 않는다면 무를 갈아 넣은 소스에 담가 먹는 메밀국수나 갖은 야채를 듬뿍 곁들인 메밀 비빔국수를 추천한다.

▥ 블랙스트랩 칠리와 귤 비나그레트 소스를 얹은 새싹 샐러드

분량: 4인분   준비시간: 20분   조리시간: 30분

강낭콩 425g(통조림)

얼룩무늬 콩 425g(통조림)

토마토 통조림(덩어리 있는 것) 2캔

잘게 자른 샐러리 1/2컵

잘게 자른 양파 1컵

잘게 자른 마늘 2스푼

껍질을 벗겨 깍둑썰기 한 늙은 호박 1컵

깍둑썰기 한 고추 1/2컵

유기농 야채육수(염분함량 낮은 것) 2컵

당밀 2스푼

칠리 가루 3스푼

쿠민 가루 1스푼

엑스트라 버진 올리브 오일 1/4컵

신선한 레몬즙 2스푼

발사믹 식초 2스푼

소금(선택사항)

후추가루

잘게 자른 신선한 바질(다른 허브로 대체해도 좋다)

머스터드 2티스푼

다양한 새싹 8컵

콩과 토마토, 샐러리, 양파, 마늘, 늙은 호박, 고추, 육수, 당밀, 칠리, 쿠민, 소금을 큰 냄비에 넣는다. 뚜껑을 덮고 중약 정도의 불에서 야채가 완전히 익을 때까지 20분 동안 은근히 끓인다. 올리브 오일과, 레몬즙, 바질을 잘 섞는다. 큰 그릇에 새싹을 넣고 준비해놓은 소스와 함께 잘 버무린다. 이제 칠리와 새싹 샐러드를 함께 즐기면 된다.

한국인을 위한 Tip: 한국인에게 익숙하지 않은 칠리 대신 콩밥으로 만든 새싹 비빔밥과 시금치 된장국, 김치로 대체한 식단을 추천한다.

■ 라즈베리와 피스타치오로 양념한 치킨과 삶은 케일, 야생쌀밥

분량: 4인분   준비시간: 15분   조리시간: 55분

밥

야생쌀 1/2컵

물 1컵 반

소스

가미하지 않은 신선한 라즈베리 1컵(얼린 것도 상관없음)

머스터드 1스푼

신선한 레몬즙 2스푼

치킨

껍질과 뼈를 제거한 닭 가슴살 4조각(총 450g)

통곡물 빵가루 1/2컵

거칠게 빻은 피스타치오 2스푼

잘게 자른 신선한 파슬리 2스푼

백후추 가루 약간

소금

다듬어서 씻은 케일 1통(약 450g)

올리브 오일 2티스푼

야생쌀로 밥을 짓고 케일은 찜통에 쪄서 준비해 놓는다. 밥이 되는 동안 라즈베리와 머스터드, 레몬즙을 믹서기에 넣고 걸쭉해질 때까지 돌린다. 이것을 얕은 팬에 옮겨 담고 뚜껑을 덮어 놓는다.

2장의 유산지 사이에 닭가슴살을 넣고 고기망치로 두들겨 1cm 두께로 만든다. 얕은 팬을 하나 더 준비해서 빵가루와 피스타치오, 파슬리, 후추, 약간의 소금을 섞는다. 닭 가슴살을 라즈베리 소스에 담갔다가 빵가루를 골고루 묻힌다. 달궈진 큰 프라이팬에 올리브 기름을 두르고 닭가슴살을 굽는다. 이때 닭고기가 완전히 익고 빵가루가 살짝 갈색으로 변할 때까지 5분정도 중불에 굽는다. 반대쪽도 같은 방식으로 5분 동안 굽는다. 완성된 닭요리를 찐 케일과 야생쌀밥과 함께 먹으면 된다.

거스터드로 양념한 양고기와 마늘향 브로콜리

분량: 2인분   준비시간: 20분   조리시간: 10분

　　　　머스터드 1스푼

　　　　잘게 자른 신선한 로즈마리 1스푼

　　　　다진 샬롯(허브의 일종) 1스푼

　　　　통곡물 빵가루 2스푼

　　　　다진 마늘 2스푼

　　　　엑스트라 버진 올리브 기름 2스푼

　　　　잘게 자른 순무 3컵(손질 한 후 340g)

우선 오븐을 475℃로 예열한다. 작은 그릇에 머스터드와 로즈마리, 샬롯, 빵가루, 마늘 1스푼, 올리브 오일 1스푼을 넣어 반죽을 만든다. 이 반죽을 양고기에 골고루 발라 고기 주위를 덮는다. 유산지를 깐 틀 위에 고기반죽을 5cm 간격으로 놓고 양쪽 면이 알맞게 익을 때까지 각각 5분씩 굽는다. 그동안 큰 프라이팬을 중간 불로 달군다. 여기에 올리브 기름과 마늘을 넣고 순무를 넣어 올리브 기름과 마늘이 잘 묻도록 섞어 준다. 순무의 풀이 죽고 녹색이 밝아질 때까지 3~5분 정도 더 큽는다. 이것을 양고기와 함께 먹으면 된다.

한국인을 위한 Tip: 양고기가 입맛에 맞지 않는다면 오리고기를 추천한다. 다른 가금류와 달리 오리에는 불포화 지방산이 풍부하다. 신선한 야채와 함께 먹는다면 불고기나 구이 등 어떠한 요리법을 사용해도 무방하다.

▥ 케이준 양념을 한 넙치구이와 구운 고구마

분량: 2인분　　준비시간: 5분　　조리시간: 45분

고구마 재료

　　　작은 고구마 2개 씻어서 구멍을 뚫은 것

　　　파프리카 1티스푼

　　　오레가노 1티스푼

　　　백리향 1티스푼

　　　고춧가루 1/2티스푼

　　　소금

넙치 재료

　　　110~170g짜리 알래스카 넙치살 2조각

　　　씨를 빼서 얇게 채친 빨간 파프리카 1개

　　　씨를 빼서 얇게 채친 녹색 파프리카 1개

　　　잘게 자른 겨자채 1단(약 225g)

　　　올리브 오일 1스푼

우선 고구마를 400℃로 예열한 오븐에 45분정도 굽는다. 파프리카와 오레가노, 백리향, 고춧가루, 소금을 잘 섞어서 넙치살의 양면에 골고루 뿌린다. 올리브 오일을 두르고 달군 팬에 여기에 파프리카와 겨자채를 넣고 5~7분 정도 볶는다. 남아 있는 올리브 오일과 넙치를 프라이팬에 넣고 중간불로 양쪽 면 모두 갈색으로 완전히 익을 때까지 3~4분 정도 굽는다. 이제 구운 고구마와 야채를 곁들여 먹으면 된다.

한국인을 위한 Tip: 넙치구이는 임연수나 고등어 등으로 대체해도 좋다 또한 광어회도 훌륭한 대체 식단이 될 수 있다. 한 가지 잊지 말아야 할 원칙은 신선한 녹색채소와 함께 섭취하는 것이다.

▥ 치킨ㆍ야채 파히타(얇은 전병에 야채와 고기를 싸먹는 멕시코 음식)

분량: 4인분   준비시간: 20분   조리시간: 15분

통곡물이나 발아곡물로 만든 토틸라 4장(지름 25cm짜리)

신선한 라임즙 2스푼

칠리 가루 1/2티스푼

쿠민 가루 1/2티스푼

마늘 간 것 1쪽

껍질과 뼈를 제거한 후 가느다랗게 썬 닭가슴살 450g

얇게 채 썬 녹색 파프리카 1개

얇게 채 썬 빨간 파프리카 1개

얇게 채 썬 노란 파프리카 1개

얇게 썬 양파 큰 것 1가

올리브 기름 2스푼

파히티에 넣을 소스로 아보카도와 저지방 사워크림, 살사, 갈아 놓은 치즈를 따로 준비해 놓는다. 라임즙과 칠리, 쿠민, 마늘을 중간 크기의 그릇에 넣고 잘 섞는다. 여기에 닭고기를 넣어 양념이 잘 배어들도

록 뚜껑을 덮어 냉장고에 3시간 이상 보관한다. 프라이팬에 올리브 기름을 두르고 중간 정도의 불로 닭고기와 야채가 익을 때까지 15분 정도 볶는다. 준비한 재료들을 소스와 함께 또띠야에 싸서 먹으면 된다.

영양학자의 Tip: 닭고기 대신에 훈제두부나 콩을 사용하면 맛있는 채식주의 화이타를 만들 수 있다.

한국인을 위한 Tip: 화이타는 서양식 패밀리 레스토랑에서 흔히 볼 수 있는 메뉴이지만 집에서 쉽게 해먹을 수 있는 음식은 아니다. 이럴 때 조개관자, 조갯살, 새우, 숙주, 김치 등을 듬뿍 넣고 부친 해물 녹두전이 좋은 대체 음식이 될 수 있다.

▥ 하이만 박사의 달걀 토마토 덮밥

분량: 4인분　　준비시간: 5분　　조리시간: 45분

씻은 현미 1컵

물 2컵

마늘 12쪽

유기농 오메가-3 달걀 6개

올리브 오일 3스푼

잘게 자른 토마토 통조림 1통

참기름 1티스푼

타마리Tamari(달고 진한 일본식 조림 간장) 2티스푼

우스터셔Worcestershire 소스 1티스푼

신선한 시금치 12컵

마늘을 잘게 자르고 달걀을 깨서 휘저어 놓는다. 올리브 오일을 두르고 갈군 냄비에 마늘을 넣어 1분 정도 볶는다. 여기에 달걀을 넣고 달걀이 모두 익을 때까지 그대로 3~5분 정도 익힌다. 뒤집어서 반대편도 익힌다. 계란이 완전히 익으면 가로 세로 2~5cm 정도의 사각형으로 자른다. 여기에 잘게 자른 토마토와 토마토 즙, 참기름, 타마리, 우스터서 소스를 넣고 10분 정드 은근히 끓인다. 시금치는 살짝 데쳐서 준비해놓는다. 이제 현미밥 위에 계란과 시금치, 소스를 얹어 비벼 먹으면 된다.

영양학자의 Tip: 계란 노른자에는 콜린choline과 인지질phospholipd 등 다양한 영양소를 함유하고 있다. 인지질은 세포의 핵심 구성요소로 건강한 신경계를 위한 중요한 역할을 한다.

한국인을 위한 Tip: 타마리와 우스터서 소스는 큰 마트에 가면 구입할 수 있다.

간식

리몬 후머스

분량: 1과 1/4컵　　준비시간: 15분　　조리시간: 없음

물기를 뺀 병아리콩 1컨

타히니 1/4컵

다진 마늘 한 쪽

신선한 레몬즙 1/2컵

엑스트라 버진 올리브 기름 1스푼

물 2스푼

소금과 흑후추 약간(선택사항)

믹서기에 병아리콩과 타히니, 마늘, 레몬즙, 올리브 기름, 물을 넣고
진한 크림처럼 될 때까지 돌려서 소금과 후추로 간을 맞춘다. 레몬즙을
이용해 적당한 농도를 맞춘다. 완성된 소스를 신선한 야채(어린 당근, 오
이, 고추, 샐러리, 무 등)에 끼얹어 먹으면 된다.

한국인을 위한 Tip: 후머스는 빵이나 야채에 찍어 먹는 중동식 소스
로 한국인에게는 친숙하지 않은 음식이다. 대신에 쌈장(된장, 풋고추, 마
늘, 참기름, 참깨 등을 섞은)에 채소를 찍어 먹어도 좋은 간식이 된다.

제철 과일과 요구르트

분량: 1인분　　준비시간: 5분　　조리시간: 없음

플레인 요구르트 1통(225g)

제철과일 1컵: 키위, 딸기, 망고 깍둑썰기 한 것

갈아 놓은 코코넛 1티스푼

꿀 1티스푼

과일과 요구르트를 적당히 섞어서 먹으면 된다.

▥ 안티파스토

분량: 1인분   준비시간: 5분   조리시간: 없음

　　올리브 8~10개(검은색과 녹색)

　　구워서 물기를 뺀 고추 1/2컵

　　물기를 뺀 아티초크 알맹이 2개

　　물기를 뺀 야자열매 4개

　재료들을 접시이 담으면 완성된다.

　한국인을 위한 Tip: 안티페스토는 얇은 빵에 싸먹는 이태리식 샐러드로 신선한 녹색채소로 만든 샐러드라면 무엇으로든 대체가능하다. 다만 소스는 가공돼 있는 제품을 사용하지 말고 올리브 기름과 참깨가루 등을 사용하여 직접 만드는 것이 좋다. 대부분의 가공 판매되는 소스(드레싱)는 포화지방과 액상과당 함량이 높기 때문이다.

▥ 아몬드 버터와 아마씨 크래커

분량: 1인분   준비시간: 5분   조리시간: 없음

　아몬드 버터는 맛이 좋고 땅콩버터 대용으로 사용할 수 있다. 통곡물 크래커뿐만 아니라 사과조각 같은 과일에 발라 먹어도 좋다.

️ 여행용 초강력 신진대사 간식

분량: 13과 1/2컵   준비시간: 5분   조리시간: 없음

　　말린 야생 블루베리 1/2컵

　　코코아 조각 1컵

　　생 아몬드 1컵

　　생 캐슈 1컵

　　생 호두 1컵

　　껍질째 먹는 호박씨 1컵

　　껍질째 먹는 해바라기씨 1컵

중간 크기의 그릇에 모든 재료를 섞는다. 뚜껑이 있는 병에 담아 어둡고 서늘한 곳에 보관하다가 이동할 때 소량씩 담아 섭취하면 좋다.

️ 브라질 호두바

분량: 16개   준비시간: 15분   조리시간: 3분

　　포도씨 오일

　　브라질 호두 1과 1/2컵

　　껍질째 먹는 생 호박씨 1/2컵

　　얇게 자른 아몬드 1/2컵

　　껍질째 먹는 생 해바라기씨 1/2컵

　　아마씨 간 것 1/2컵

말린 유기농 크랜베리 1/3컵

계핏가루 1티스푼

발아곡물 시리얼 1과 1/2컵(섬유질 함량 높고, 설탕 적은 것)

꿀 3/4컵

아몬드 버터 1컵

23~33cm 정도 크기의 틀에 포도씨 기름을 얇게 발라 놓는다. 믹서기에 브라질 호두를 넣고 고운 가루가 될 때까지 돌린다. 여기에 흐박씨, 아몬드, 해바라기씨, 아마씨, 크랜베리, 계핏가루, 발아곡물 시리얼을 넣는다. 큰 냄비에 꿀과 아몬드 버터를 넣고 중·강 정도의 불로 거품이 날 때까지 3분정도 끓인다. 모든 재료들을 큰 그릇에 넣고 나무 주걱으로 잘 섞는다. 곧바로 섞은 재료들을 틀에 눌러 담는다. 재료들이 굳도록 냉장고에 넣어서 식힌다. 식은 재료를 16조각으로 잘라 하나씩 랩으로 포장해서 냉동보관한다.

주방장의 Tip: 이 견과류 바는 좋은 간식일 뿐만 아니라 바쁠 때 과일 한 조각과 먹으면 좋은 아침식사가 될 수 있다.

디저트

구운 과일

분량: 3인분　준비시간: 10분　조리시간: 15분

사과, 배, 복숭아, 자두, 살구 등 제철과일

발사믹 식초 1스푼

카다몸 가루 1/4티스푼

오븐을 375℃로 예열한다. 과일을 2~5cm 크기로 깍둑썰기한다. 잘라 놓은 과일이 4컵 분량이 적당하다. 얕은 오븐 틀에 과일을 넣고 발사믹 식초와 카다몸 가루를 뿌린다. 과일이 부드러워질 때까지 15분 정도 굽는다.

한국인을 위한 Tip: 카다몸 가루는 계피가루로 대체해도 좋다.

진한 핫초콜릿

분량: 1인분　　준비시간: 5분　　조리시간: 10분

두유(무가당)나 물 1컵

잘게 다진 다크 초콜릿 4~5스푼

장식을 위한 계핏가루 또는 초콜릿 가루

물이나 두유를 끓여서 1/4컵 정도를 작은 그릇에 담긴 초콜릿에 붓는다. 걸쭉하게 될 때까지 휘젓다가 뜨거운 두유나 물에 추가로 불을 약하게 한 상태에서 휘저어준다. 불을 끄고 20분 정도 그대로 놔둔다. 그리고 다시 한 번 가열한다. 여기에 계핏가루나 초콜릿 가루를 뿌리면 완성된다. 완성된 핫초콜릿은 냉장고에서 5일 정도 보관할 수 있다.

🧃 아몬드 크림과 과일 젤리

분량: 12인분   준비시간: 15분   조리시간: 2분

100% 석류주스 4컵

물 1컵

한천(우뭇가사리) 5스푼

바닐라 액스트랙트 1티스푼

신선한 블루베리 0.5L

껍질을 벗겨서 자른 망고 1/2개

껍질을 벗겨서 자른 키위 3개

아몬드 버터 1스푼

플레인 두유 1/2컵

우선 석류주스와 물을 냄비에 넣고 끓이다가 불을 중간으로 줄인 다음 한천과 바닐라를 넣고 녹을 때까지 계속해서 저어준다. 한천이 식으면 그중 반을 과일이 들어 있는 그릇에 붓고 나머지는 다른 그릇에 붓는다. 이렇게 준비한 한천을 굳을 때까지 식힌 후 과일이 들어 있는 한천을 믹서기에 넣고 아몬드와 두유를 넣어 크림처럼 될 때까지 돌린다. 이제 과일이 들어 있지 않은 젤리 위에 크림을 듬뿍 얹으면 완성된다.

아몬드 쿠키

분량: 18개   준비시간: 10분   조리시간: 20~25분

호두 기름 또는 포도씨 기름(쿠키 시트에 바를 것)

가미하지 않은 코코넛 가루 2와 2/3컵

얇게 자른 생 아몬드 1컵

아가베 과즙 1/4컵

오메가-3 계란 큰 것 4개

오븐을 325℃로 예열한 후 2장의 큰 쿠키 시트에 오일을 살짝 바른다. 큰 그릇에 코코넛과 아몬드, 아가베 즙을 넣고 잘 섞는다. 이때 계란 푼 것도 함께 잘 섞어 준다. 완성된 반죽을 스푼으로 떠서 지름 5cm 크기로 쿠키 시트 위에 올린다. 쿠키의 표면이 금색이 될 때까지 20~25분 정도 굽는다. 구워진 쿠키를 식힌 후, 잘 밀봉된 용기에 넣어서 저장하면 된다.

한국인을 위한 Tip: 아가베는 천연 단맛을 가진 선인장의 일종으로 멕시코에서 자라는 식물이다. 제과제빵 전문점에 가면 아가베 즙을 구할 수 있지만 꿀로 대체해도 무방하다.

브라우니

분량: 12조각   준비시간: 10분   조리시간: 20분

생 피칸 1컵

호두 기름 6스푼(베이킹 팬에 바를 것까지 생각해서 넉넉하게 준비)

아가베 과즙 1/2컵

유기농 오메가-3 계란 흰자 4개

코코아 가루 1/2컵

칡 가루 1/4컵

오븐을 350℃로 예열한 후 20×20cm 크기의 베이킹 팬에 호두 기름을 바른다. 믹서기에 피칸을 넣고 굵은 가루 상태가 되도록 돌린다. 이제 피칸과 호두 기름, 아가베 즙, 계란, 코코아, 칡 가루를 그릇에 넣고 잘 섞이도록 저어준다. 이렇게 만든 반죽을 기름을 타른 베이킹 팬에 붓는다. 예열해둔 오븐에 넣고 젓가락으로 찔러봤을 때 아무것도 끌어나오지 않을 때까지 20분 정도 굽는다. 완성된 브라우니를 식힌 후 12조각으로 자른다.

오렌지 당근 케이크

분량: 12조각　　준비시간: 20분　　조리시간: 50분

호두 기름

흰자와 노른자를 분리한 오메가-3 계란 6개

아가베 즙 1/2컵

잘게 자른 당근 1과 1/2컵(중간 크기 당근 6~9개)

갈아 놓은 오렌지 껍질 2스푼

얼린 오렌지 농축액 1스푼

갈아 놓은 생강 1티스푼

아몬드 가루 3컵

오븐을 325℃로 예열한 후 지름 23cm 크기의 팬의 바닥에 기름을 바른다. 계란 노른자와 아가베 과즙을 잘 섞는다. 여기에 당근 조각, 오렌지 껍질, 오렌지 농축액, 생강, 아몬드 가루를 넣고 잘 휘젓는다. 계란 흰자를 거품 낸 후 반죽에 넣고 살살 섞는다. 준비된 팬에 반죽을 붓는다. 팬을 오븐에 넣고 칼을 케이크의 중간에 넣었을 때 아무것도 묻지 않을 때까지 50분 정도 굽는다. 다 익으면 오븐에서 팬을 꺼내 15분 정도 식힌다.

🎛 마카다미아 머핀

분량: 16개   준비시간: 10분   조리시간: 15분

마카다미아 넛 버터 1컵

얇게 자른 생 견과류 1컵(다양한 종류)

코코넛 우유 1컵

가미되지 않은 코코넛 가루 2컵

오메가-3 달걀 3개

올스파이스 가루 1/2스푼

말린 유기농 과일 잘게 자른 것 1/3컵(건포도, 블루베리, 크랜베리, 망고 등)

오븐을 400℃로 예열한다. 마카다미아 버터와 견과류, 코코아 밀크, 코코넛, 달걀, 올스파이스, 과일을 중간 크기의 그릇에 넣고 잘 섞일 때까지 휘젓는다. 머핀용 유산지에 16개에 반죽을 붓고 15분 동안 구우면 완성된다.

한국인을 위한 Tip: 마카다미아 넛 버터 만드는 법은 위에서 소개한 아몬드 버터 만드는 법과 같다. 또한 올스파이스는 계피 가루로 대체해도 무방하다.

비만의 과거와 미래

나에게 지난 20년은 발견의 연속이었다. 나는 책이 아니라 환자들과 그들의 분투를 보며, 또 그들에게 질문을 하고 그들의 말을 주의 깊게 들음으로써 더 많은 것을 배웠다.

대부분의 환자들은 그들의 문제가 무엇인지 정확하게 이야기한다. 비록 정확한 원인과 해결방법은 모른다고 해도 말이다. 그들이 가지고 있는 인내와 끈기, 스스로에 대한 믿음, 건강과 활력에 대한 욕구는 내가 문제의 해답을 찾을 수 있도록 북돋워주었다.

나는 환자들의 문제를 허결할 때까지 묻고 또 물었다. 그리고 책을 읽고 자문을 구하며 온갖 연구논문을 탐독했다. 그 결과 환자의 고통과 연구결과 사이의 관계를 밝혀낼 수 있었다. 마침내 몇 가지 중요한 해결책을 찾아냈던 것이다. 그 덕분에 나는 이 책을 쓸 수 있었다.

이 책은 나의 모든 환자들을 위한 것이자, 무지로 인해 고통당하는 이들을 위한 것이다. 또한 줄어들고 있는 평균수명을 늘리고 비만으로 인한 고통을 막을 변화를 만들기 위해 쓰였다. 왜냐하면 정부의 식품정책과 식품환경의 변화는 정치적인데다 돈이 많이 들기 때문에 누구도 그 위험을 당장 감수하려 하지 않을 것이기 때문이다.

비만은 아직도 현재 진행형의 문제이며 건강과 신진대사에 관한 놀라운 발견들이 계속 쏟아지고 있다. 영양유전체학은 아직 걸음마 단계이다. 하지만 식단이 유전자에 영향을 미치는 방법과 음식이 갖고 있는 정보로 현재의 위기를 극복할 수 있다. 또한 건강을 향상시킬 수 있는 방법에 관한 연구만으로도 현재 우리가 직면해 있는 건강 위기와 비만 문제에 극적인 변화를 불러오기에 충분하다. 우리의 아이들에게 질병과 짧은 수명이라는 유산을 물려줄 수는 없는 것이다.

우리는 현재 건강, 문명, 경제, 행복을 위협 당하고 있다. 그러나 내가 굳게 믿는 것이 있다. 그것은 최근에 친구 마이클 쉐인Michael Shane에게 들었던 말과도 같다.

"어떤 문제든 그 문제를 풀 수 있는 정보는 세상에 널려 있다."

책을 쓰는 일은 아이를 키우는 일과 비슷하다. 그것은 마치 아이들이 내게 주는 것과 같은 기쁨과 고통을 준다. 또한 아이를 키울 때 많은 사람들의 손을 필요로 하듯 책을 쓰는 일에도 크든 작든 수백 명의 사람들이 관여한다.

이 책을 쓰는 데 도움을 준 사람들이 있다. 이들은 인체의 미스터리를 풀기 위해서 헌신한 과학자들과 나를 믿고 체중감량과 건강에 대한 해답을 찾으려고 노력한 환자들을 말한다. 그들은 자신들이 생각하는 것 이상으로 내게 많은 가르침을 줬다.

편집자인 베스 웨럼Beth Wareham과 사이몬&슈스터Simon & Schuster 사의 지지자들은 처음부터 끝까지 도움을 아끼지 않았다. 마크 스톡만Marc Stockman은 이 책의 정보들이 모든 사람들에게 유용한 것이 될 수 있도록 지치질 줄 모르는 열정으로 나를 도왔다. 그리고 제프 리디치Jeff Radich는 지금까지 그래왔듯이 의학계의 변화를 지속적으로 포착하고 그것을 대중에게 전달하기 위해 노력할 것이다. 스펜서 스미스Spencer Smith는 뛰어난 유머와 인내로 의학계의 메시지를 다듬을 수 있도록 도왔으며 나의 어머니 루스Ruth는 이 책에 쓰인 용어가 모든 사람들이 이해할 수 있도록 명확하게 쓰였는지 확인하기 위해 한 단어 한 단어 살펴주셨다.

나를 도와준 사람들은 족히 100명은 넘지만 여기에 그 이름을 모두 언급하지 못해 유감이다. 물론 그분들은 내가 정말로 그들에게 감사하고 있다는 것을 알고 있을 것이다. 하지만 특별히 나에게 영감과 도움, 지원을 아끼지 않은 몇 사람은 꼭 언급해야겠다. 기능의학협회의 친구들과 모든 요리법을 검사하고 맛을 봐주신 이들에게 감사한다. 로리 에릭슨Laurie Erickson은 요리법을 위해 값진 열정과 도움을 주었다.

영양학자이자 내게 영감을 준 캐시 스위프트Kathie Swift가 없었다면 내 아내는 이 책에 대해 다른 반응을 보였을 것이다. 캐시는 내게 이 책을 쓸수 있도록 영감을 준 사람이다. 환자들과 음식에 대한 지칠 줄 모르는 도움과 헌신은 언급하기 힘들 정도로 많다. 그녀에게 감사한다.

마지막으로 가장 소중한 나의 가족은 내가 책을 쓰면서 어려움을 겪을 때 함께 해주었다. 내가 하는 일에 대한 가족들의 사랑과 믿음이 없었다면 이 책을 완성할 수 없었을 것이다. 나의 가족 피어Pier, 레이첼Rachel, 미샤Misha, 토르Thor, 에이스Ace, 맥스Max에게 감사한다.

허브와 보충제 "왜 살이 빠지지 않을까?" 다이어트를 시도해 본 사람이라면 한 번쯤 갖는 의문이다. 실제로 한의원에 찾아오는 분들이 내게 가장 많이 던지는 질문이기도하다. 재미있는 것은 내가 뭐라고 대답도 하기 전에 이분들 스스로 답을 내놓는다는 것이다. 그중에서 가장 많은 답은 '운동도 하고 많이 먹지도 않는데, 아무래도 살이 찌는 처질인 것 같아요'이다. 이 말은 맞는 말이기도 하고 틀린 말이기도 하다. 어떻게 보면 모든 인간은 '살이 찌는 체질'이기 때문이다. 나는 이 책을 통해 이 사실을 확실히 깨달았다.

몸에 지방을 축적하려는 것은 인간의 유전자에 새겨진 생존본능기라는 사실을 말이다. 따라서 인간에게는 '살이 찌는 본능'이 있다고 갈하는 것이 옳을지도 모른다. 그렇다면 살이 찐 채로 살아야 한다는 것일까? 그것은 아니다. 본능을 자극하지 않는 방법을 터득하면 된다. 많은 사람들이 살을 빼려면 적게 먹어야 한다고 믿는데 이것은 오히려 본능을 자극하는 방법일 뿐이다. '살이 찌는 본능'을 달래는 방법은 얼마나 먹느냐가 아니라 무엇을 먹느냐에 달린 것이다.

그동안 수많은 다이어트 관련 서적을 읽었지만 이처럼 식생활을 바로 잡아야겠다는 의지를 불러일으키는 책은 없었다. 이 책은 이렇게 하면 살이 찐다는 식으로 엄포를 놓지 않는다. 단지 해로운 식품이 우리 몸속에서 어떻게 작용하는지를 과학적으로 설명해주고 있다. 세포 사이를 오가는 물질들의 움직임까지도 놓치지 않는다. 이 과정에서 등장하는 전문용어들이 다소 어렵게 느껴질 수도 있다. 하지만 3일 만에 잊어버리는 엄포보다 더 오랫동안 머릿속에 남아 우리의 식생활을 바꿔준다. 건강해지고 덤으로 살까지 빠지는 식생활로 말이다.

이 책의 3부에 나오는 식단은 이러한 식생활의 변화를 현실로 만들어준다. 개중에는 우리나라 사람들의 입맛에 맞지 않는 것도 있다. 이 부분에 대해서는 따로 팁을 달아 놓았지만 저자도 말했듯이 식단에 너무 얽매일 필요는 없다. 가공되지 않은 자연식품만 고수한다면 초강력 신진대사는 우리 모두의 것이다.

이 책의 번역작업은 힘들지만 얻은 것도 많은 작업이었다. 나에게 "왜 살이 빠지지 않을까?"라고 물어오는 분들에게 해줄 수 있는 답을 해줄 수 있게 되었기 때문이다. 이 책을 읽는 모든 분들이 스스로 이 질문에 대한 답을 찾고 평생 건강한 삶을 살 수 있기 바란다.

허브와 보충제[*]

허브와 보충제*

허브 요법

허브의 질과 효과를 결정하는 요소는 다양하다. '어떤 토양에서 자랐는가'부터 시작해서 추수와 운반, 저장, 가공, 복용형태와 복용량에 이르기까지 모든 것어 영향을 받는다. 이렇게 영향을 미치는 요소가 많다보니 좋은 허브를 구한다는 것은 쉬운 일이 아니다. 그래서 좋은 허브를 얻으려면 그만큼 많이 공부해야 한다.

아샤간다Ashwagandha

인도에서 나는 허브로 주로 스트레스 감소와 면역력 향상을 위해 사용되며 강장제로 쓰이기도 한다. 하루에 150mg씩 1~2회 정도 복용하는 것이 좋다.

캡사이신Casaicin

고추에 함유돼 있는 성분으로 콜레스테롤을 감소시키고 혈압을 낮추는 효과가 있다. 때로 관절염을 위한 국부 진통제로 사용되기도 한다. 실제로 국부 연고의 성분으로 사용된다. 고추캡슐이나 고추성분이 들어 있는 약은 염증 치료를 도와줄 수 있다. 보충제의 복용량은 보통 스코빌 지수(Scoville Heat Unit: 고추추출물 1㎖의 매운맛을 희석할 수 있는 물의 양)로 결정되는 데 10만 SHU가량의 캡사이

---

* 옮긴이 주: 허브와 보충제를 복용할 때는 반드시 전문가 및 한의사와 상의하기를 바란다.

신을 복용해야 하는 경우도 있다. 청양고추의 스코빌 지수는 4천~1만 2천 SHU 정도이다.

계피

최근의 연구에 의하면 계피를 1~2g 정도 복용하면 당뇨를 앓는 사람들의 혈당을 정상화하는 데 강력한 도움을 줄 수 있다고 한다. 계피는 캡슐 형태의 보충제로도 섭취할 수 있다. 토스트에 뿌려먹는 방법은 도움이 되지 않는다.

코코아

코코아에는 최근에 항산화성분과 항염증성분의 왕으로 등극한 폴리페놀과, 사랑에 빠지면 우리 뇌에서 분비되는 물질과 비슷한 작용을 하는 페닐에틸아민phenylethylamine이 함유되어 있다. 또한 신진대사를 활성화하는 특별한 지방인 OEA의 원천이기도 하다. 한마디로 다크 초콜릿은 우리의 몸과 마음에 모두 좋은 것이다.

효소(브로멜라인과 단백질 가수 분해 효소)

브로멜라인은 가장 잘 알려진 항염증효소이다. 이것은 파인애플 줄기에 함유돼 있으며 외상이나 근육상처, 천식, 관절염, 대장염 같은 염증에 도움이 된다. 하루에 600mg을 식사 사이에 나눠서 복용하며 캡슐 하나당 최소한 2000GDU는 되는 것이 좋다.

호로파

호로파 씨는 가루로 만들어 다른 보충제에 비해 많은 양을 복용하면 혈당과 혈중지방 수치를 낮출 수 있다. 물론 더 적은 양을 섭취해도 도움이 된다. 혈당문제가 있는 사람들에게는 좋은 허브이다.

생강

생강은 매일 우리가 먹는 음식에 첨가제로 사용하면 좋다(그렇다고 생강 쿠키나 생강 맥주를 만들라는 것은 아니다). 이것은 혈중 콜레스테롤을 낮추고 메스꺼움을 막아줄 뿐만 아니라 강력한 항염증작용을 한다. 신선한 생강을 요리할 때 사용하거나 매일 500mg짜리 캡슐 2~4개를 복용하면 좋다. 아니면 진저롤(gingerol: 생강의 매운 성분)이 5% 함유된 추출물을 복용하는 것도 좋다. 하지만 역시 가장 쉬운 방법은 요리할 때마다 생강을 사용하는 것이다.

인삼

인삼(한국산 또는 중국산)

화기삼(미국 인삼)

인삼이 인슐린과 혈당을 통제하고 면역력과 부신기능을 향상시키며 스트레스 대응력을 키워줄지도 모른다는 몇 가지 연구결과가 있다. 인삼 추출물 200mg을 하루이 두 번 먹으면 좋다.

녹차

녹차는 중국에서는 물처럼 마시는 음료이다. 폴리페놀이라고 불리는 성분과 플라보노이드의 한 종류인 에픽갈락토카테킨epigallactocatechin이 함유돼 있어 간이 해독작용을 향상시키며 콜레스테롤과 염증, 산화적 스트레스를 줄인다. 또한 암과 심장질환 예방에 도움이 된다. 뿐만 아니라 열을 내는 성질이 있어 신진대사를 향상과 체중감량에 도움이 될 수 있다.

녹차페놀 복용량은 하루에 240~320mg이 좋다. 폴리페놀 함량이 80%가 되는 것과 에픽갈락카테킨 몰식자산염(EGCG)함량이 55%인 보충제를 찾아보는 것도 좋다.

감초

중동인들과 그리스인, 미국 원주민들은 수백 년 동안 감초를 약초로 사용해왔다. 이것은 감초의 주된 화학성분인 글리시리진glycyrrhizin이 강력한 항염작용을 한다. 또한 부신의 균형을 맞추고 바이러스에 대항하는 성질을 갖고 있다. 정크푸드 타입의 감초에는 이러한 성분들이 들어 있지 않다. 하루에 3~6캡슐을 복용하는 것이 좋지만 고혈압이나 부종이 있는 사람이라면 주의해야 한다. 저혈압과 거지럼증이라는 증상으로 나타나는 부신소모(adrenal exhaustion)를 가진 사람이 아니라면 고혈압이나 부종 같은 부작용에 주의해야 한다. 하지만 이런 경우는 거의 없다. 복용량은 하루에 900mg이다.

실리마린(큰엉겅퀴)

실리마린은 큰엉겅퀴로 알려져 있기도 하다. 이것은 간질환에 사용된 오래된 허브요법으로 몇몇 연구에서 알코올성 간염과 전염성 간염을 가진 사람들의 간 기능을 향상시키는 것으로 나타났다. 항산화성분인 글루타티온 합성을 증가시키고 간조직 재생률을 높임으로써 간기능을 향상시킨다. 표준 복용량은 하루에 70~210mg이다. 연구를 통해 검증된 독일제 보충제를 추천한다.

퀘르시틴(과일과 채소 껍질)

퀘르시틴은 바이오플라보노이드의 왕이다. 양파나 마늘, 과일에 함유되어 있는 이 강력한 식물 바이오플라보노이드는 항염작용과 항히스타민 작용을 한다. 이것은 비만세포(히스타민을 포함하고 있는 특별한 백혈구)의 히스타민 분비를 억제하는 작용을 하기도 하고 음식과 환경 알레르기에도 도움이 될 수 있다. 음식 알레르기가 있는 경우 식사하기 15분 전에 500mg을 섭취하면 음식에 대한 반응을 줄여줄 수 있다.

홍경천

이것은 비교적 최근에 등장한 강장제로 북극의 뿌리(Arctic root)라고 불린다. 이것은 부작용이 거의 없고 서서히 활력을 증진시켜주며 스트레스에 대한 저항력을 키워준다. 홍경천분말 함량이 3%인 보충제 100mg~200mg을 하루에 두 번 먹는 것이 좋다.

가시오가피

이 북극의 강장제는 러시아 우주비행사들이 우주공간의 스트레스 속에서 그들의 정신과 면역기능을 향상시키기 위해서 사용하곤 했다. 이것은 중국산이나 미국산 인삼보다 자극이 적고 정기적으로 사용하면 면역과 부신강화에 매우 좋을 수 있다. 추출액 200mg 정도를 하루에 2~3회 정도 섭취하는 것이 좋다.

심황

심황은 노란색 향신료로 보통 카레나 노란쌀에 사용된다. 이것은 염증과 산화적 스트레스에 대항하는 데 강력한 도움이 될 수 있고 다양한 염증에 효과가 있다. 활성형의 커큐민(curcumin, 심황의 색소)을 하루에 400~1,200mg 정도 복용하는 것이 좋다.

보충제

신진대사에 다양한 방법으로 도움을 주는 보충제들이 많이 있다. 우리 몸이 작동하는 데는 몇 가지 특별한 물질들이 필요하고 몸이 안 좋아 졌을 때(병에 걸렸거나 비만인 경우) 몸의 요구를 따라잡으려면 이러한 물질들이 더 많이 필요하기 때문이다. 각 장마다 보충제에 대해서 반복해서 언급하기보다는 특정 보충제가 가장 유용하게 쓰일 수 있는 장에서 집중적으로 다뤘다. 몇몇 특별한 보충제가 염증과 산화적 스트레스를 줄이고 미토콘드리아의 기능을 향상시키며 해독작용을 돕는다는 것을 기억하기 바란다.

아세틸 L-카르니틴acetyl L-carnitine

이것은 중요한 아마노산 중 하나로 지방을 미토콘드리아로 옮겨서 연소되드록 한다. 미토콘드리아에 유전적 군제(당뇨나 인슐린 저항성)를 가지고 있는 사람들은 이 영양소의 도움을 받을 수 있다. 이것은 노화과정 중 미트콘드리아의 활동을 향상키시고 손상을 예방하는 것으로 알려져 있다.

- 하루에 500~2000mg을 섭취한다.

알파-리포산

알파-리포산은 강력한 항산화성분이자 혈당을 낮춰주고 당뇨 합병증을 예방하는 신진대사 증진물이다. 이것은 비타민C와 비타민E, 베타카로틴을 포함한 항산화성븐이 재사용되는 것을 돕는다. 또한 미토콘드리아의 항산화작용에 중요한 역할을 하며 에너지 신진대사 향상을 돕는다.

- 하루에 2번 100~300mg씩을 섭취하면 인슐린 저항성 개선에 도움이 된다.

아미노산: 단백질의 기본 구성단위

몇몇 아미노산은 미토콘드리아의 에너지 생산 주기에 중요한 역할을 한다. 또한 해독작용도 돕는다. 따라서 아미노산을 충분히 공급해주는 것은 중요하다. 때로는 코충제가 도움이 될 수 있다.

아미노산 가루를 매일 몇 g씩 먹거나 다음 보충제를 섭취하라.

- 하루에 두 번씩 타우린 500mg과 글리신 500mg을 섭취하면 해독작용을 도울

수 있다.

- 필수적인 아미노산인 '아르기닌'은 동맥 확장을 돕고 혈액의 흐름을 원활하게
  하며 혈압을 낮춘다. 또한 인슐린 저항성에 도움이 될 수도 있다. 복용량은 하
  루에 500~2000mg이다.
- 마그네슘과 조합한 아스파르트산(aspartic acid)을 하루에 200~400mg 섭취
  하면 미토콘드리아의 에너지 생산을 도울 수 있다.

비타민B 군

비타민B의 필요성은 스트레스와 함께 증가한다. 비타민B는 스트레스 호르몬의
신진대사를 향상시켜 스트레스 호르몬을 없앨 수 있도록 돕는다. 비타민B는 보통
종합비타민에 포함되어 있지만 추가적으로 섭취하면 스트레스가 많은 시기에 도
움이 될 수 있다.

바이오플라보노이드(귤, 파인애플 껍질, 포도씨, 녹차)

바이오플라보노이드는 식물의 중요한 구성요소이자 색소(전부 4,000여 종
이 있다)로 식물의 색을 결정한다. 비타민C 보충제를 섭취하면 바이오플라보노
이드의 산화와 파괴를 예방할 수 있다. 바이오플라보노이드가 풍부한 유사한 혼
합물에는 감귤류 식품, 은행, 월귤나무 열매, 콩에 함유되어 있는 제니스테인
genistein, 레드와인(레스버라트롤), 녹차(카테킨) 등이 있다. 이들은 모두 식단
에 포함되거나 보충제로 섭취해 염증과 산화적 스트레스를 줄일 수 있다.

중요한 몇 가지 바이오플라보노이드를 소개하겠다.

- 쿼르시틴: 바이오플라보노이드의 왕. 양파와 마늘에 함유되어 있는 이 강력한
  식물 바이오플라보노이드는 항염작용과 항히스타민 작용을 한다. 이것은 비만
  세포(히스타민을 포함하고 있는 특별한 백혈구)의 히스타민 분비를 억제하는
  작용을 하기도 하고 음식과 환경 알레르기에도 도움이 될 수 있다. 음식 알레
  르기가 있는 경우 식사하기 15분 전에 500mg을 섭취하면 음식에 대한 반응을
  줄여줄 수 있다.
- 피크제놀 또는 포도씨 추출물: 이것은 프로안토시아니딘이라고 불리는 강력한
  항염증, 항산화 작용을 하는 바이오플라보노이드를 함유하고 있다. 복용량은
  하루에 50~300mg이다.
- 루틴: 이것은 강력한 바이오플라보노이드로 혈관의 염증에 도움이 된다.

코엔자임Q10

코엔자임Q10은 미토콘드리아의 에너지 생산과 관련해서 중요한 물질 중 하나이며 신진대사를 향상시킨다. 또한 항산화작용을 하기도 한다. 스타틴이라고 불리는 콜레스테롤 치료제를 섭취하는 사람들은 코엔자임Q10 수치도 떨어지게 되는데 왜냐하면 우리 몸이 콜레스테롤을 생산하는 과정에서 코엔자임Q10도 생산하기 때문이다. 또한 파킨슨 병에 걸리면 미토콘드리아가 독소에 의해 손상되게 된다. 이때 코엔자임Q10을 다량 복용(하루에 1,200mg)하게 되면 어떤 부작용도 없이 파킨슨 병의 진행을 멈추거나 느리게 만들 수 있는 것으로 알려져 있다.

- 하루에 50~1,200mg을 복용하라.

크레아틴creatine 가루

크레아틴은 아미노산이 한 종류로 미토콘드리아의 에너지 생산에 사용되는 간백질의 기본 구성단위이다. 크레아틴은 보통 보디빌더들이 근육량을 늘릴 때 사용한다. 최근의 연구에 의하면 근육실조증이나 ALS(루게릭 병)처럼 근육이 손실되는 질병에 크레아틴을 사용하면 근육의 증가와 보존에 효과가 있는 것으로 나타났다. 크레아틴은 근육과 체력을 키우는 데 사용될 수 있고 미토콘드리아의 에너지 대사를 도울 수 있다.

- 하루에 2~4g을 복용하라.

디 리보스(D-Ribose)

이 당분은 세포에서의 ATP 생산과 에너지 생산의 원료가 된다. 디 리보스는 카르니틴, 코엔자임Q10, 마그네슘과 함께 미토콘트리아가 더 많은 에너지를 생산할 수 있도록 돕는다. 디 리보스는 가루 형태로 생산된다.

- 디 리보스 가루 5g을 물과 섞어 하루에 1~2회 먹으면 된다.

고농축 비타민C

대부분의 포유동물들이 스트레스 상황에서 비타민C를 자체적으로 생산하지 간 인간에게는 그러한 능력이 없다. 따라서 비타민C를 추가로 섭취하면 스트레스 상황에서 부신과 면역체계의 기능을 지원할 수 있다. 어떠한 독소든 독소를 섭취하게 되면 비타민C 필요량이 증가하게 된다. 또한 비타민C 수치가 높을수록 납이나 수은 같은 중금속의 배출이 더 활발해진다는 증거도 있다.

- 가루나 캡슐, 알약의 형태로 하루에 1,000~4,000mg을 섭취하면 해독작용을 향상시킬 수 있다. 비타민C 섭취로 인해 대변이 묽게 나올 수 도 있는데 만약 그렇다면 복용량을 줄이거나 복용을 중단해야 한다.

GLA 또는 감마리놀렌산(달맞이꽃 기름)

이것은 우리 몸이 생산할 수 없는 가장 좋고 필수적인 오메가-6 지방 중 하나이다. 감마리놀렌산은 염증을 줄이는 데 도움이 되고 혈압과 콜레스테롤 수치를 낮추는 데 도움이 된다. 뿐만 아니라 당뇨를 앓는 사람들의 지방대사를 향상시킨다. 달맞이꽃 기름을 1~2g 정도 섭취하는 것은 필수적인 지방산을 얻는 좋은 방법이다.

- 하루에 두 번 달맞이꽃 기름 1~2g을 섭취하면 염증을 줄이고 신진대사를 향상시킬 수 있다.
- 감마리놀렌산 보충제 500~1,000mg을 하루에 2번 섭취하라.

마그네슘

마그네슘은 최고의 이완 미네랄이다. 스트레스를 받으면 더 많은 양의 마그네슘이 소변으로 배출된다. 마그네슘이 부족하면 우리는 안 아픈 곳이 없게 된다. 두통, 변비, 심계항진, 근육경련, 과민성 등을 유발하는 것이다. 따라서 마그네슘을 추가적으로 섭취하는 것은 많은 사람들에게 중요하다.

- 당신에게 변비가 좀 있다면 마그네슘 구연산염 150mg을 하루에 1~2회 정도 섭취하라. 위가 민감하고 설사가 있는 편이라면 마그네슘 글리시네이트 150mg을 하루에 1~2회 정도 섭취하도록 해라. 만약 마그네슘을 섭취하고 설사를 하게 된다면 복용량을 줄이면 된다.

N-아세틸시스테인(NAC)

아미노산의 일종인 N-아세틸시스테인은 유황을 함유하고 있는 물질로 우리 몸이 글루타티온 생산에 핵심적인 부분을 담당한다. 실제로 이것은 응급실에서 타이레놀 과다복용이나 간기능 부전을 치료할 때 사용한다. 또한 병원에서 엑스레이 촬영을 하거나 혈관조영 염료를 사용한 환자들의 신장기능을 보호하는 데도 사용한다. 왜냐하면 이러한 시슬이 신장에 손상을 입힐 수 있기 때문이다. 이것을 보충제로 섭취하면 미토콘드리아를 보호하는 중요한 항산화성분 중의 하나인 우리 몸의 글루타티온 합성을 촉진한다.

- 하루에 500~2,000mg을 섭취한다.

NADH

이것은 우리 몸에서 생산되는 또 다른 미세 물질로 미토콘드리아의 중요한 에너지 생산과정에서 고갈될 수 있는 것이다. 이것은 만성 피로 증후군(미토콘드리아가 중독되고 제 기능을 못하는 상태)을 가진 환자들에게 효과적으로 사용돼 왔다. 이것은 카페인과 같은 활력충전과 기분전환의 역할을 하지간 신경과민 현상은 없다.

- 하루에 5~20mg을 섭취한다.

PGX 뜨는 곤약 섬유질

이것은 위에서 지방과 당분, 수분을 흡수하는 점성이 매우 강력한 섬유질이다. 그래서 어떤 음식을 먹든 혈당부하를 낮춰준다. 나는 환자들을 통해서 곤약이 체중감량을 촉진하고 혈당과 콜레스테롤 수치를 낮추는 안전한 방법이라는 것을 발견했다.

- 식사 전에 2~4캡슐 정도를 복용한다.

프로바이오틱

이것은 요구르트처럼 발효된 음식에서 발견되는 것이다. 하지만 락토바실러스lactobacillus 아시도필러스acidophilus, 락토바실러스 람노오스rhamnosis, 비피더브-테리아bifidobacteria를 포함한 프로바이오틱을 적당히 포함한 보충제를 찾아야 한다. 프로바이오틱은 장내세균총을 정상화함으로써 고도한 면역반응을 정상화시켜준다. 그리고 천식, 습진, 비염, 염증성 장질환 같은 염증성 질환에 효과가 있는 것이 입증되었다. 프로바이오틱은 위장과 관련된 임파조직(GALT의

균형을 맞추는 역할도 한다. 프로바이오틱은 건강식품점의 냉장코너에 가면 구할
수 있다.

- 50~100억 개의 살아 있는 미생물을 포함하고 있는 캡슐을 찾아라. 염증이 심
  할 경우에는 더 많은 양을 섭취하기도 한다.

아연

아연은 우리 몸의 거의 모든 기능에 중요한 역할을 한다. 부신의 정상적인 기능
뿐만 아니라 스트레스 호르몬을 조절하고 면역체계를 지원한다. 아연은 세계에게
가장 많이 결핍되어 있는 영양소이기도 하다. 종합비타민을 복용하면 기본적인 필
요는 충족시킬 수 있겠지만 스트레스를 많이 받는다면 더 많은 양이 필요하다.

- 하루에 15~30mg 정도의 아연을 추가로 섭취한다. 가장 좋은 아연의 형태는
  아연 구연산염과 피콜린산picolinate, 아스파르트산 또는 킬레이트이다.

머리말

1. Eckel R, 'The dietary approach to obesity: Is it the diet or disorder?', 〈JAMA(Journal of the American Medical Association)〉, 2005:293(1): 96~97p.

2. Hyman M. 'Paradigm shift: The end of "normal science" in medicine. Understanding function in nutrition health, and disease', 〈Altern Ther Health Med〉, 2004년 9~10월; 10(5).

3. Mokdad AH. 'Actual causes of death in the United States, 2000', 〈JAMA〉 2004년 291:1238~1245p.

4. Fontaine KR, Redden DT, Wang C. Westfall AO, Aiilson DB, 'Years of life lost due to obesity', 〈JAMA〉, 2003년 1월 8일;289(2): 187~193p.

5. Sarlio-Lahteenkorva S, Rissanen A, Kaprio J, 'A descriptive study of weight loss maintenance:6 and 15 year follow-up of initially overweight adults', 〈Int J Obes Relat Metab Disord〉, 2000년 1월;24(1):116~22p.

6. Dansinger ML, Gleason Ja, Griffith JL, Selker HP, Schaefer EJ. 'Comparison of the Atkins, Ornish, Weight Watchers, and Zone diets for weight loss and heart disease risk reduction: a randomized trial', 〈JAMA〉, 2005년 1월 5일;293(1): 43~53p.

7. Eckle RH, 《The dietary approach to obesity: Is it the diet or the disorder?》

8. Planck M, 《Scientific Autobiography and Other Papers》, trans. F. Gaynor(New York: Philosophical Library, 1949), pp.34~34.

9. Satyanarayan K, Shokes DA, 'A molecular injury-response model for the understanding of chronic disease', 〈Molecular Medicine Today〉, 1997년 8월;3(8):331~34p. Review.

10. First WH, 'Shattuck Lecture: Health care in the 21st century', 〈NEJM〉, 2005년 1월 20일;352(3).

2. 칼로리에 대한 오해

1. Ludwig D, 'Dietary glycemic index and obesity', 〈J Nutr〉, 2000년;130: 280S~283S.

2. Greene P, 'Pilot 12-week feeding weight loss comparison: Low fat vs. low carbohydrate diets', Abstract 95. Presented as the North American Association for the Study of Obesity's 2003 Annual Meeting.

3. Ludwig D, 'High glycemic index foods, overeating and obesity', 〈Pediatrics〉, 1999년;102(3):26p.

4. Kaput J, Rodriguez RL, 'Nutritional genomics: the next frontier in the postgenomic era', 〈Physiol Genomics〉, 2004 1월 15일;16(2): 166~177p.

3. 지방에 대한 오해

1. Taubes G, 'The soft science of dietary fat', 〈science〉 2001년 3월30일;291: 2536~2545p.

2. Willett W, 'Dietary fat is not a major determinant of body fat', 〈Am J Med〉, 2002년;113(9B);47S-59S.

3. Foster GD, 'A randomized trial of a low carbohydrate diet for obesity', 〈NEJM〉, 2003년;348: 2082~2090p. / Samaha FF, 'A low carbohydrate as compared with a low-fat diet in revere obesity', 〈NEJM〉 2003년;348: 2074-2081p.

4. Olshansky SJ, Passaro DJ. A potential decline in life expectancy in United States in the 21st century. NEJM. 2005: 352(11): 1138~1145.

5. De Lorgeil M. 'Mediterranean alpha-linolenic acid rich diet in secondary pre vention of coronary heart disease', 〈Lnacet〉, 1994년;343: 1454-1459p.

6. Knoops KT, de Groot LC, Kromhout D, Perrin AE, Moreiras-Varela O, Menotti A, van Staveren WA, 'Mediterranean diet, lifestyle factors, and 10-year mortality in elderly European men and women:the HALE project', 〈JAMA〉 2004년 9월 22일;292(12):1433~1439p.

7. Mensink RP, Zock PL, Kester A, Katan MB, 'Effects of dietary fatty acids and carbohydrates on the ratio of serum total to HDL cholesterol and on serum lipids and apolipoproteins: A meta-analysis of 60 controlled trials', 〈Am J Clin Nutr〉 2003년;77: 1146~1155p.

8. Evans RM, Barish GD, Wang YX, 'PPARs and the complex journey to obesity',〈Nat Med〉, 2004년 4월;10(4): 355~361p. Review.

9. Bray GA, Lovejoy JC, Smith SR, DeLany JP, Lefevre M, Hwang D, Ryan DH, York DA. 'The

influence of different fats and fatty acids on obesity, insulin resistance and inflammation', 〈J Nutr〉, 2002년;132(9):2488~2491p.

10. Chambrier C, Bastard JP, Rieusset J, Chevillotte E, Bonnefont-Rousselot D, Therond P, Hainque B, Riou JP, Laville M, Vidal H, 'Eicosapentaenoic acid induces mRNA expression of peroxisome proliferator- activated receptor gamma', 〈Obes Res〉, 2002년;10(6): 518~525p.

11. Kang K, Liu W, Albright KG, Park Y, Paraza MW, 'Trans-10,cis-12 CLA inhibits differentiation of 3T3-L1 adipocytes and decreases PPAR gam-ma expression', 〈Biochem Biophys Res Commun〉, 2003년;-303(3)-: 795~799p.

4. 탄수화물에 대한 오해: 저탄수화물 식사는 당신을 날씬하게 만들어 준다

1. Bagnulo J. Cutting through the Carbohydrate Confusion, 〈Alternative Therapies in Health and Medicine〉, 9-10월 2005년;11(5) 18~20p.

2. Boyce VL, Swinburn BA, 'The traditional Pima Indian diet:Composition and adaptation for use in a dietary intervention study', 〈Diabetes Care〉, 1993년 1월;16(1):369~371p.

3. Olshansky SJ, Passaro DJ, Hershow RC, Layden J, Carnes BA, Brody J, Hayflick L, Butler RN, Allison DB, Ludwig DS, 'A potential decline in life expectancy in the United States in the 21st century', 〈NEJM〉, 2005년 3월17;352(11): 1138~1145p.

4. Ludwig DS, Pereira MA, kroenke CH, Hilner JE, Van Horn L, Slattery ML. jacobs DR Jr, 'Dietary fiber, weight gain, and cardiovascular disease risk factors in young adults', 〈JAMA〉, 1999년 10월 27일;282(16): 1539~1546p.

5. 스모 선수에 대한 오해: 식사를 거르는 것은 체중감량에 도움이 된다.

1. Wyatt HR, 'Long-term weight loss and breakfast in subjects in the National Weight Control Registry', 〈Obesity Res〉, 2002년 2월;10(2): 78~82p.

2. Farshchi HR, Taylor MA, Macdonald IA, 'Deleterious effects of omitting breakfast on insulin sensitivity and fasting lipid profiles in healthy lean women', 〈Am J Chin Nutr〉, 2005년 2월;81(2):388~396p.

6. 프랑스인에 대한 오해

1. Nestle M, 《Food politics: How the food industry influences nutrition and health》, University of California Press, 2002년.

2. Rozin P, 'The ecology of eating:Smaller portion sizes in france than in the United States help

explain the French paradox', 〈Psychol Sci〉, 2003년 9월;14(5):450~457p.

3. Samara JN, 'Patterns and trends in food portion sizes, 1977-1998', 〈JAMA〉, 2003년: 289: 450
~453p.

4. Mokdad AH, Marks JS, Srroup DE, Gerberding JL, 'Actual causes of death in the United states
2000', 〈JAMA〉, 2004년 3월 10일;291(10): 1238~1245p, Review.

5. Gershon M, 'The second brain: A groundbreaking new understanding of nervous disorders of
the stomach and intestine', 〈Perennial〉, 1999년.

6. David M, 《The Slow Down Diet: Eating For Pleasure, Energy and Weight Loss》, Healing Arts
Press, 2005년.

7. 국가 정책에 대한 오해

1. Nestle M, 'The Ironic Politics of Obesity', 〈Science〉, 2003년 2월 7일;299p.

2. Gallo AE, Food advertising in the United states. In Frazao E,ed., 'America's Eating
Habits: Change & Consequences', Washington, D.C.: USDA, 1999년, pp.173~180.

3. Egan T, 'Failing farmers learn to profit from federal aid', 〈The NewYorkTimes〉, 2000년 12월
24일: A1,A20.

4. Mokdad AH, 'Actual causes of death in the United States, 2000', 〈JAMA〉, 2004년;291:1238~
1245p.

5. Cordain L, Eaton SB, Sebastian A, Mann N, Lindeberg S, Watkins BA, O'Keefe JH, Brand-Miller J,
'Origins and evolution of the Western diet: Health implication for the 21st century', 〈Am J Clin
Nutr〉, 2005년 2월;81(2): 341~354p, Review.

9. 식욕을 조절하라

1. Studer M, Briel M, Leimenstoll B, Glass TR, Bucher HC, 'Effect of different antilipidemic agents
and diets on mortality: A systematic review', 〈Arch Intern Med〉, 2005년 4월 11일;165(7): 725
~730p, Review.

2. Pereira MA, Swain J, Goldfine AB, Rifai N, Ludwig DS, 'Effects of a lowglycemic load diet on
resting energy expenditure and heart disease risk factors during weight loss', 〈JAMA〉, 2004년
11월 24일;292(20): 2482~2490p.

3. Vuksan V, Seivenpiper JL, Owen R, Swilley JA, Spadafora P, Jenkins DJ, Vidgen E, Brighenti
F, Josse RG, Leiter LA, Xu Z, Novokmet R, 'Beneficial effects of viscous dietary fiber from
Konjac-mannan in subjects with the insulin resistance syndrome: results of a controlled

metabolic trial', 〈Diabetes Care〉, 2000년 1월;23(1): 9~14p.

4. Juntunen KS, Laaksonen DE, Poutanen KS, Niskanen LK, Mykk?nen HM, 'High-fiber rye bread and insulin secretion and sensitivity in healthy post menopausal women', 〈Am J Clin Nutr〉, 2003년 2월;77: 385~391p.

5. Ludwig DS, 'The Glycemic index: physiological mechanisms relating to obesity, diabetes, and cardiovascular disease', 〈JAMA〉, 2002년 5월 8일;287(18): 2414p.

6. Bray GA, Nielsen SJ, Popkin BM, 'Consumption of high-fructose corn syrup in beverages may play a role in the epidemic of obesity', 〈Am J Clin Nutr〉, 2004년 4월;79(4):537~543p, Review.

7. Brownell KD, Horgen KB, 《Food fight: The inside story of America's obesity crisis and what we can do about it. New York》, McGraw-Hill, 2003년.

8. Smith JD, Terpening CM, Schmidt SO, Gums JG, 'Relief of fibromyalgia symptom following discontinuation of dietary excitotoxins', 〈Ann Pharmacother〉, 2001년 1월: 35(6): 702~706p.

9. Lavin JH et al, 'The effect of sucrose-and aspartame-sweetened drinks on energy intake, hunger and food choice of female, moderately restrained eaters', 〈Int J Obes〉, 1997년;21: 37~42p.

10. Tordoff MG, Alleva AM, 'Oral stimulation with aspartame increases hunger', 〈Physiol Behav〉, 1990년;47: 555~559p.

11. Sharma RP, Coulombe Restio A Jr, 'Effects of repeated doses of aspartame on serotonin and its metabolite in various regions of the mouse brain', 〈Food Chem Toxicol〉, 1987년;25(8):565~568p.

12. Camfield PR, et al, 'Aspartame exacerbates EEG spike-wave discharge in children with generalized absence epilepsy:A double-blind controlled study', 〈Neurology〉, 1992년;42: 1000~1003p.

13. Walton RG, et al. 'Adverse reactions to aspsrtame:Double-blind challenge in patients from a vulnerable population', 〈Biol psychiatry〉, 1993년;34(1-2):13~17p.

14. Van Den Eeden SK, et al. 'Aspartame ingestion and headaches: A randomized, crossover trial', 〈Neurology〉, 1994년;44: 1787~1793p.

15. Lipton RB, et al. 'Aspartame as a dietary trigger of headache', 〈Headache〉 1989년; 29(2) 90~92p. (http://www.dorway.com/peerrev.html)

16. Fashchi HR, Taylor MA, Macdonald IA, 'Beneficial metabolic effects of regular meal frequency on dietary thermogenesis, insulin sensitivity, and fasting lipid profiles in

healthy obese women', 〈Am J Clin Nutr〉, 2005년 1월;81(1):16~24p.

17. Jenkins DJ, Wolever TM, Vuksan V, Brighenti F, Cunnane SC, Rao AV, Jenkins AL, Buckley G, Patten R, Singer W, et al, 'Nibbling versus gorging: Metabolic advantages of increased meal frequency', 〈NEJM〉, 1989년;321(14): 929~934p.

18. Farshchi HR, Taylor MA, Macdonald IA, 'Deleterious effects of omitting breakfast on insulin sensitivity and fasting lipid profiles in healthy lean women',〈Am J Clin Nutr〉, 2005년 2월;81(2):388~396p.

19. De Castro JM, 'The time of day of food intake influences overall intake in humans', 〈J Nutr〉, 2004년 1월;134(1): 104~111p.

10. 스트레스를 정복하라

1. Chaouloff F, Laude D, Merino D, Serruier D, Elghozi JL, 'Peripheral and central consequences of immobilization stress in genetically obese Zucker rats', 〈Am J Physiol〉, 1989년 2월;256(2Pt2): R435~442.

2. Tull ES, Sheu YT, Butler C, Cornelious K, 'Relationships between perceived stress, coping behavior and cortisol secretion in women with high and low levels of internalized racism, 〈J Natl Med Assoc〉, 2005년 2월;97(2): 206~212p.

3. Landen M, Baghaei F, Rosmond R, Holm G, Bjorntorp P. Eriksson E, 'Dyslipide mia and high waist-hip ratio in women with self-reported social anxiety', 〈Psychoneuroendocrinology〉, 2004년 9월;29(8): 1037~1046p.

4. Rosmond R, Dallman MF, Bjorntorp P, 'Stress-related cortisol secretion in men:relationships with abdominal obesity and endocrine, metabolic and hemodynamic abnormalities', 〈J Clin Endocrinol Metab〉, 1998년 1월;83(6):1853~1859p.

5. Marniemi J, Kronholm E, Aunola S, Toikka T, Mattlar CE, Koskenvno M, Ronnemaa T, 'Visceral fat and psychosocial stress in identical twins discordant for obesity', 〈J Intern Med〉, 2002년 1월;251(1): 35~43p.

6. Pawlow LA, O'Neil PM, Malcolm RJ, 'Night eating syndrome: Effects of brief relaxation training on stress, mood, hunger, and eating patterns', 〈Int J Obes Relat Metab Disord〉, 2003년 8월;27(8): 970~978p.

7. Vicennati V, Ceroni L, Gagliardi L, Gambineri A, Pasquali R, 'Comment: Response of the hypothalamic-pituitary-adrenocortical axis to high-protein/fat and highcarbohydrate meals in women with different obesity phenotypes', 〈J Clin Endocrinol Metab〉, 2002년 8월;87(8): 3984

~3988p.

8. Kristal A, Littman A, Benitex D, White E, 'Yoga practice is associated with an attenuated weight gain in healthy, middle-aged men and women', 〈Altern Ther Health Med〉, 2005년;11(4): 28~33p.

9. Nguyen Y, Naseer N, Frishman WH, 'Sauna as a therapeutic option for cardiovascular disease', 〈Cardiol Rev〉, 2004년 11-12월;12(6): 321~324p.

11. 염증을 잠재워라

1. Visser M, 'Elevated C-reactive protein levels in overweight and obese adults',〈JAMA〉, 1999년 12월 8일:282(22): 2131~2135p.

2. Mozaffarian D, Pischon T, Hankinson SE, Rifai N, Joshipura K, Willett WC, Rimm EB, 'Dietary intake of trans fatty acids and systematic inflammation in women', 〈Am J Clin Nutr〉, 2004년 4월 79(4): 606~612p.

3. Pradhan AD, 'C-reactive protein, interleukin 6, and risk of developing type 2 diabetes mellitus', 〈JAMA〉, 2001년 7월 18일:286(3):327~334p.

4. Liu S, Manson JE, Buring JE, Stampfer MJ, Willett WC, Ridker PM, 'Relation between a diet with a high glycemic load and plasma concentration of high-sensitivity C-reactive protein in middle-aged women', 〈Am J Clin Nutr〉, 2002년 3월;75(3)492~498p.

5. Evans RM, Barish GD, Wang YX, 'PPARs and the complex journey to obesity', 〈Nat Med〉, 2004년 4월;10(4): 355~361p, Review.

6. Esposito K, Pontillo A, Di Palp C, Giugliano G, Masella M, Marfella R Giugliano D, 'Effect of weight loss and lifestyle changes on vascular inflammatory markers in obese women: A randomized trial', 〈JAMA〉, 2003년 4월 9일;289(14): 1799~1804p.

7. Ajani UA, Ford ES, Mokdad AH, 'Dietary fiber and C-reactive protein:findings from national health and nutrition examination survey data', 〈J Nutr〉, 2004년 5월;134(5):1181~1185p

8. Jenkins DJ, 'Effects of a dietary portfolio of cholesterol-lowing foods vs. lovastatin on serum lipics and C-reactive protein', 〈JAMA〉, 2003 Jul 30;290(4): 502~510p.

9. Smith JK, 'Long-term exercise and atherogenic activity of blood mononuclear cells in persons at risk of developing ischemic heart disease', 〈JAMA〉, 1999년 5월 12일;281(18): 1722~1727p.

10. Church TS, 'Reduction of C-reactive protein levels through use of a multivita min', 〈Am J Med〉, 2003년 12월 15일;115(9): 702~707p.

11. Chambrier C, Bastard JP, Rieusset J, Chevillotte E, Bonnefont Rousselot D, Therond P, Hainque

B, Riou JP, Laville M, Vidal H, 'Eicosapentaenoic acid induces mRNA expression of peroxisome proliferator-activated receptor gamma', 〈Obes Res〉, 2002년 6월;10(6)518~525p.

12. LoVerme J, Fu J, Astarita G, La Rana G, Russo R, Calignano A, Piomelli D, 'The nuclear receptor peroxisome proliferator-activated receptor-alpha mediates the anti-inflammatory actions of palmitoy-lethanolamide' 〈Mol Pharmacol〉, 2005년 1월;67(1): 15~19p. Epub 2004년 10월 1일.

13. .Sies H, 'Cocoa polyphenols and inflammatory mediators', 〈Am J Clin Nutr〉, 2005년 1월; 81(1 Suppl.): 304S~312S, Review.

14. '체중 감량'에 도움이 되는 초콜릿(코코아 함량 70% 이상)을 살 수 있는 사이트를 찾을 것.

15. Isolauri E, Rautava S, Kalliomaki M, 'Food allergy in irritable bowel syndrome: new facts and old fallacies', 〈Gut〉, 2004년;53(10): 1391~1393p. / Atkinson W, Sheldon TA, Shaath N, Whorwell PJ. 'Food elimination based on IgG antibodies in irritable bowel syndrome: A randomized controlled trial', 〈Gut〉 2004년;53(10): 1459~1464p.

12. 산화적 스트레스를 예방하라

1. Evans JL, Goldfine IO, Maddux BA, Grodsky GM, 'Oxidative stress and stressactivated signaling pathways: A unifying hypothesis of type 2 diabetes', 〈En docrine Reviews〉, 23(5): 599~622p.

2. Engelhart, et al, 'Dietary intake of antioxidants and risk of Alzheimer disease',〈JAMA〉, 2002년 1월 26일;287(24): 3223~3229p.

3. Sies H, Schewe T, Heiss C, Kelm M, 'Cocoa polyphenols and inflammatory mediators', 〈Am J Clin Nutr〉, 2005년 1월;81(1): 304S~312S.

4. Scalbert A, Johnson IT, Saltmarsh M, 'Polyphenols: Antioxidants and beyond',〈Am J Clin Nutr〉, 2005년 1월;81(1)200215S~217S.

13. 칼로리를 에너지로 전환하라

1. Heilbronn LK, Ravussin E, 'Calorie restriction and aging:Review of the literature and implications for studies in humans', 〈Am J Clin Nutr〉, 2003년 9월;78:361~369p.

2. Petersen KF, Dufour S, Befroy D, Garcia R, Shulman GI, 'Impaired mitochondrial activity in the insulin-resistant offspring of patients with type 2 diabetes', 〈NEJM〉 2004년;350:664~671p.

3. Lowell BB, Shulman GI, 'Mitochondrial dysfunction and type 2 diabetes', 〈Science〉, 2005년 1월 21일;307(5708): 384~387p.

4. Levine JA, Lanningham-Foster LM, McCrady SK, Krizan AC, Olson LR, Kane PH, Jensen MD,

Clark MM, 'Interindividual variation in posture allocation: Possible role in human obesity', 〈Science〉, 2005년 1월 28일;307(5709): 584~586p.

5. Tremblay A, Simoneau JA, Bouchard C, 'Impact of exercise intensity on body fatness and skeletal muscle metabolism', 〈metabolism〉, 1994년 7월;43(7): 814~818p.

6. Hagen TM, Liu J, Lykkesfeldt J, Wehr CM, Ingersoll RT, Vinarsky V, Bartholomew JC, Ames BN, 'Feeding acetyl-L-carnitine and lipoic acid to old rats significantly improves metabolic function while decreasing oxidative stress', 〈Proc Natl Acad Sci USA〉, 2002년 2월 1일; 99-(4);-1870~1875p. 정오표: 〈Proc Natl Acad Sci USA〉, 2002년 5월 14일;99(10): 7184p.

14. 갑상선을 보호하라

1. Tuzcu A, Bahceci M, Gokalp D, Tuzun Y, Gunes K, 'Subclinical hypothyroidism may be associated with elevated high-sensitive C-reactive protein (low grade inflammation) and fasting hyperinsulinemia', 〈Endocr J〉, 2005년 2월;52(1): 89~94p.

2. Persky VW, Tueyk ME, Wang L, Chatterton R Jr, Barnes S, Erdman J Jr, Sepkovic DW, Bradlow HL, Potter S, 'Effect of soy protein on endogenous hormones in postmenopausal women', 〈Am J Clin Nutr〉, 2002년 9월;76(3):695p.

3. Toscano V, Conti FG, Anastasi E, Mariani P, Tiberti C, Poggi M. Montuori M, Monti S, Laureti S, Cipolletta E, Gemme G, Caiola S, Di Mario U,Bonamico M, 'Importance of gluten in the induction of endocrine autoantibodies and organ dysfunction in adolescent celiac patients'. 〈Am J Gastroenterol〉 2000년 7월;95(7):1742~1748.

4. Ellingsen DG, Efskind J, 'Effects of low mercury vapour exposure on the thyroid function in chloralkali workers', 〈J Appl Toxicol〉, 2000년 11-12월;20(6):483~489p.

5. Galletti PM, Joyet G, 'Effect of fluorine on thyroidal iodine metabolism in hyperthyroidism', 〈J Clin Endocrinol Metab〉, 1958년 10월-;18(10)-: 1102~1110p.

6. WJ, Pan Y; Johnson AR, et al, 'Reduction of chemical sensitivity by means of heat depuration, physical therapy and nutritional supple-mentation in a controlled environment', 〈J Nutr Env Med〉, 1996년;6: 141~148p.

7. Pelletier C, Imbeault P, 'Tremblay A. Energy balance and pollution by organo-chlorines and polychlorinated biphenyls', 〈Obes Rev〉, 2003년 2월;4(1): 17~24p, Review.

8. Bland J, 'Nutritional Endocrinology, Normalizing Hypothalamus-Pituitary-Thyroid Axis Function', 2002년 Seminar Series Syllabus.

9. Cooper DS, 'subclinical Hypothyroidism', 〈NEJM〉, 2001년 7월 26일;345: 260~265p.

10. Gaby AR, 'Sub-laboratory hypothyroidism and the empirical use of Armour thyroid', 〈Altern Med Rev〉, 2004년 6월;9(2)157~179p.

11. Goglia F, 'Biological effects of 3,5-diiodathyronine (T(2))', 〈Bio-chemistry(Moscow)〉, 2005년 2월;70(2)164~172p.

15. 간을 보호하라

1. Baillie-Hamilton PF, 'Chemical Toxins: A hypothesis to explain the global obesity epidemic', 〈J Altern Complement Med〉, 2002년 4월;8(2): 185~192p, Review.

2. U.S. Centers for Disease Control and Prevention(CDC), 'Second National Report on Human Exposure to Environmental Chemicals', (www.-cdc.gov/exposurereport/ 2nd/)

3. Pelletier C, Imbeault P, Tremblay A, 'Energy balance and pollution by organochlorines and polychlorinated biphenyls', 〈Obes. Rev〉, 2003년 2월;4(1):17~24p, Review.

4. Tremblay A, Pelletier C, Doucet E, Imbeault P. 'Thermogenesis and weight loss in obese individuals: A primary association with organochlorine pollution.', 〈Int J Obes Relat Metab Disord〉, 2004년 7월;28(7): 936~939p.

5. Imbeault P, Tremblay A, Simoneau JA, Joanisse DR, 'Weight loss-induced rise in plasma pollutant is associated with reduced skeletal muscle oxidative capacity', 〈Am J Physiol Endocrinol Metab〉, 2002년 3월;282(3): E574~E579.

6. Duke University Integrated Toxicology Program, National Institute of Environmental Health Sciences, 'Obesity: Developmental Origins and Environmental Influences', (www.niehs.nih. gov/mulimedia/qt/dert/obesity-/agenda.htm.)

7. Beattie JH, Wood AM, Newman AM, Bremner I, Choo KH, Michalska AE, Duncan JS, Trayhurn P, 'Obesity and hyperleptinemia in metallothionein (- I and- II) null mice', 〈Proc Natl Acad Sci USA〉 1999년 1월 6일;95(1)-: 358~363p.

8. Masuda A, Miyata M, Kihara T, Minagoe S, Tei C, 'Repeated sauna theraphy reduces urinary 8-epi-prostaglandin F(2alpha)', 〈Jpn Heart J〉, 2004년 3월;45(2):297~303p.

9. Biro S, Masuda A, Kihara T, Tei C, 'Clinical implications of thermal therapy in lifestyle-related diseases', 〈Exp Biol Med (Maywood)〉, 2003년 11월;228(10):1245~1249p, Review.

신진대사 비만 OUT

펴 냄	2014년 3월 20일 1판 1쇄 박음	2014년 3월 30일 1판 1쇄 펴냄
지 은 이	마크 하이만 · 캐시 스위프트
옮 긴 이	진용희 · 윤혜영
펴 낸 이	김철종
펴 낸 곳	(주)한언
등록번호	제1-128호 / 등록일자 1983. 9. 30
주 소	서울시 종로구 삼일대로 453(경운동) KAFFE 빌딩 2층 (우 110-310)
	TEL. 02-723-3114(대) / FAX. 02-701-4449
책임편집	김희선
디 자 인	이찬미
홈페이지	www.haneon.com
e - m a i l	haneon@haneon.com

ISBN 978-89-5596-680-0 13510

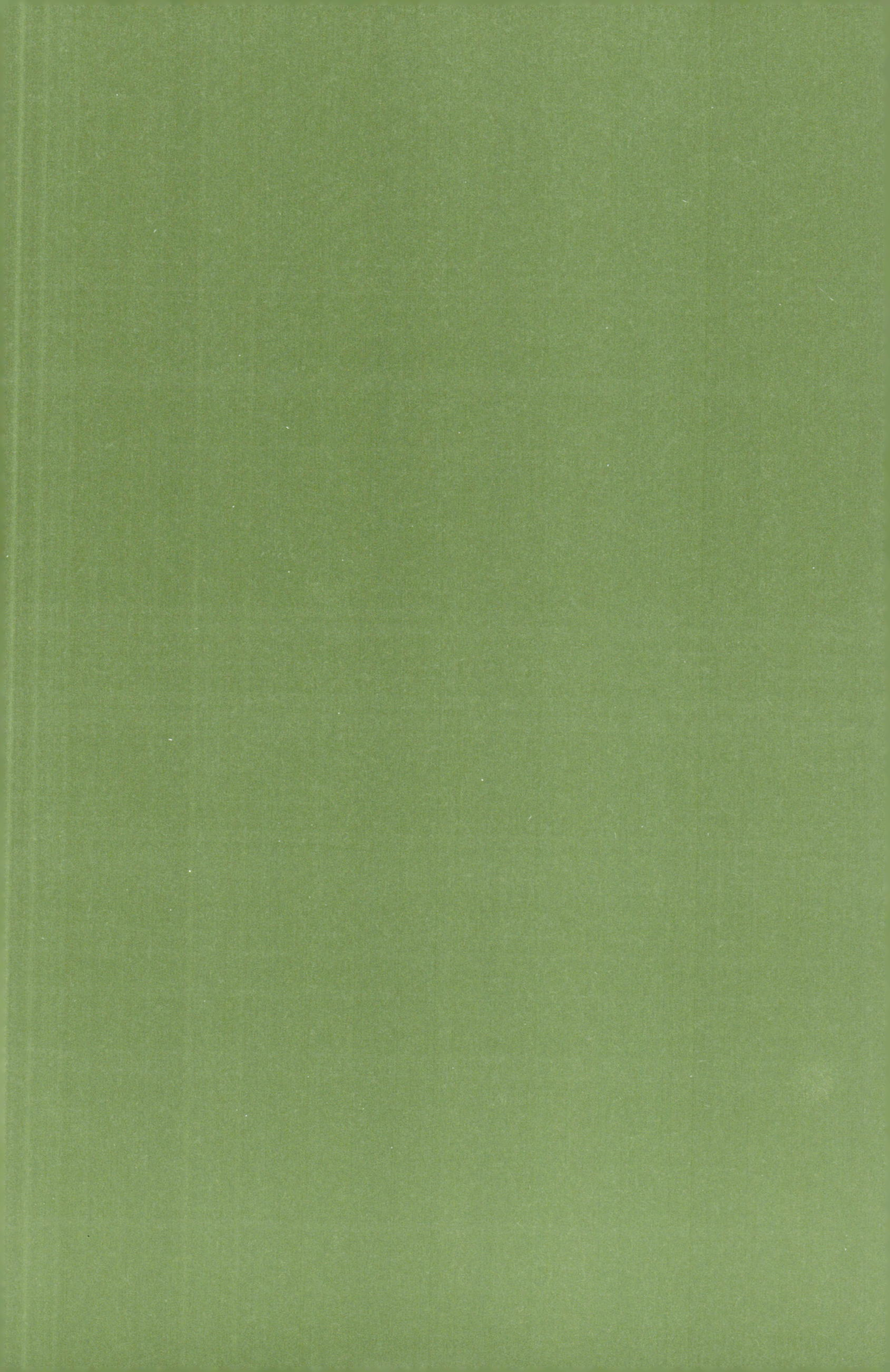